The Best Feng Shui Alignment

Incorporating Heaven, Human

And Earth Energy

For

Maximum Happiness and Fulfillment

by

Dr. Paul Yan

ISBN: 0-7596-3504-8

This book is printed on acid free paper.

1stBooks – rev. 01/03/02

The contents in this book come from the compilation and interpretation of the traditional Chinese Feng Shui literature. Its value and truth should be judged at the reader's discretion. The author and publisher cannot be held responsible for accident, injury, or any damage to persons or property resulting from its use.

As we all live in a fast-speed, high-tech society today. To balance love, work and health and live in natural harmony is no more an easy job for most of us. Therefore we need more knowledge, we need help from the ancestors. Nobody is too late to learn. Let us open this old treasure box from the East.

Acknowledgments

I want to express my warm and sincere thanks to Donna Douglas, Rosemary Bredeson, Katherlyn Lee, Germaine Parra and Henri A. Forget who have spent enormous time editing this book. I would like to doubly thank Jaene Graye for all the charts and illustrations throughout this book. This book would not have been written without the combined effort of all of you!

It is ultimate important to say that the love and encouragement from my wife Grace, daughter Melissa and son Albert has made me, an ordinary person, feel extraordinary about my career and about myself, because they have changed my life. Great thanks also go to Melissa for the beautiful poem she has contributed to this book. I am sure that soon she will realize her dream of becoming a great author.

Preface

There are dozens of ways to practice Feng Shui as registered in the Oriental countries. Through thousands of years' observation, Feng Shui has experienced good and bad times. Like everything else in science and art, Feng Shui needs to be modified, improved and elevated. In order to comprehend Feng Shui in a better way, study of Feng Shui classics becomes a must. Among the classics, natal energy is the number one factor to consider. In the meantime, we do not want to pay less attention to the study on heaven and earth energy as well.

The Four Pillars also called the Eight Words or "Ba Tzi" in Chinese, is a very ancient form of Chinese astrology. It is a profound system for analyzing natal energy. Traditionally, Chinese custom did not provide outsiders access to the information. It was considered part of the "heaven secret," and the methodology was seldom told. Most of the Feng Shui masters love to combine this system with Feng Shui in their practice, because it furnishes us with the most important information on the human energy level. Although Feng Shui has a lot to do with earth energy, however, without knowing a person's natal condition and its interaction with the living environment, Feng Shui could be meaningless. Therefore, to grasp its essence and then incorporate it closely in Feng Shui practice becomes a great advantage for Feng Shui professionals. The Four Pillars astrology is so profound that it may take a student a lifetime to learn all of its intricacies. Many practitioners say that it is easy to get in the door, but hard to find the way out. I agree. I believe a good system can only show its power in the hands of a skillful practitioner.

After thirty-two years of practice and research, I have come up with a system, which has been developed through my practice, and is now used by my students. This simple system, combined with other material, has helped many of my students to reach a professional level, while considerably shortening the learning period. By following the principles in the Four Pillars, the system gives you the keys to the Eastern philosophy, the Taoist concepts, and the astrological readings. It provides Westerners a shortcut to go through the most sluggish path, which usually scares off the majority of learners. Once you get it, you can align the heaven and earth energies in a precise way that maximizes Feng Shui application to its ultimate personalized level. Now, this book offers the simplest, yet practical methodology many people dream about.

It is a pleasure for me to share this profound knowledge with readers around the world. I hope the value within this book can enable the readers to analyze individual cosmic conditions primarily, which is necessary for higher-level Feng Shui practice today. Moreover, I hope this book also provides readers ways and fundamentals towards lifetime learning. As the core of the book, a comprehensive heaven-human-earth energy alignment is introduced. By incorporating the natal energy needs into the Feng Shui practice, from self-cultivation to the environmental treatment, and from the reading of one's constitutional status to the study of year and month energy, we are upgrading the Feng Shui lore to meet the demands people have today. The opportunity to create the best Feng Shui alignment for more satisfying living is within reaches. Tuck the good energy in, and say good-bye to bad Feng Shui. Let us enjoy life more in a way that is truly natural!

Table of Contents

Chapter One The Feng Shui Building Blocks 1

Chi, Yin-Yang, and the Five Elements...2
The Energy Movement..7
    The Cycle of Nourishing...7
    The Cycle of Controlling...7
    The Mitigation...8
The Secrets of a High-energy Player 9
The Selected Feng Shui Classics 11

Chapter Two The Human Energy 28

Part 1: The Natal Energy 28
    Introducing the Four Pillars Astrology..28
    The Heavenly Stems and Earthly Branches 31
    The Fastest Way to Plotting A Natal Chart 35

Part 2: The Natal Energy Analysis 42
    The Preliminary Energy Calculations 42
    The Seasonal Modifications 45
    The Important Energy Influences..47
    The Five Stem Pairs 47
    The Six Branch Pairs...49
    The Trio Union of the Branches 49
    The Quartet..51
    The Clash 51
    The Friction...52

Part 3: The Principle of Balance..53
    The Quantitative Balance 53
    Yin-Yang Balance 54
    The Energy Requirement Chart...55

Part 4: The Special Energy Groups 57

Chapter Three The Heaven Energy Influence 64

Energy: The Big Picture 64
What Is "SSSPA"?..65
The Year, Month and Day Reading..66
Timing Is Everything...67

Chapter Four The Earth Energy..70

Watch the Outdoors Sha Chi 70
Interior Feng Shui and Beyond 71
    The Eight Houses Style 71
    Door and Foyer 81
    Bedroom 82
    Family Room 84
    Living Room 84
    Kitchen 85
    Bathroom 88

Chapter Five Become A High-energy Player in Life 90

Heaven-Human-Earth Energy Alignment 90
Feng Shui and Well-being 91
Detect Energy Problems on Three Levels 96
Turn Deficiency Into Balance 106
    To Enhance the Fire Energy 106
    To Design the Earth Energy 109
    To Maximize the Metal Energy 112
    To Attract the Water Energy 114
    To Multiply the Wood Energy 116

Selected Reference 120

Appendix: The Pillar Calendar (1923 – 2011) 121

Index 213

Chapter One

The Feng Shui Building Blocks

There is a gift from our universe
That deciphers the unbreakable law of nature.
Although its shape is indefinable,
Its energy flows within our beating pulses.
Each day.
Each night.

Its face is hidden within the shadows,
And its spirit lights the flames that are reflected inside our
Smiles and tears.

It survives within the murmuring waters.
It dances within the whirl of the wind,
And whispers secrets to the trees.
It embraces the earth,
And shields the soul.

It is everywhere.
Here.

Everything here exists through
A delicate balance.
To reign as king,
We must understand that balance.

For history,
And the present,
And the future,
This will be forever known as...
~Feng Shui~

——————— By Melissa Yan

Chi, Yin-Yang, and the Five Elements

To learn Feng Shui, it is important to develop penetrating senses and have comprehensive reading on Feng Shui related subjects. Over a couple of years' concentration, one will be able to interpret subtle energy signals, which could be easily neglected before. Through the reading of a Four Pillars chart, a personal crucial element(s) can be determined. We call it energy required; yet it is not the final analysis in the system. This is the most important step in Feng Shui alignment. The personal element creates the linkage to the geographical directions, the physical features, and the timing factors in our lives. Making adjustments in these aspects may cure life and health problems. Just as everyone can share air and sunshine, so it is with the natural healing involving Feng Shui. The 21st century is a time for us to discover more energy secrets. Only after studying and self-testing the system, can we get the right answer. It has been a job of many Chinese astrologers to make interpretations from the Four Pillars, and apply the natal solution in the lifestyle and living environment. Now it has become a popular practice in the West as well. To use Feng Shui in a house means to solve existing or potential energy problems. We need tools to carry out this job. The Feng Shui building blocks provided below can become the best at your disposal.

Chi

Now, let us study the origin of Feng Shui. The Chinese people believe there is a dynamic force, called chi. Chi governs the universe. Chi is the earth's pulse, the heaven's breath, and the current of the cosmos. Without chi, there would be no mountains, trees, valleys, flowers, animals, or human beings.

Chi is constantly changing. You can detect it by reading its two basic components: Yin and Yang. Yin and Yang exist everywhere; they are opposite, but omnipresent forces. That comes from the basic concept of Tao. Tao, in Chinese, means the way. Things or events develop this way. The Chinese consider it the universal law.

Yin -Yang

Yin and Yang are the two opposite properties that exist in one entity, no matter how small or how large the item or phenomenon is. Like summer and winter, day and night, mountain and valley, fire and water, war and peace, male and female, within virtually anything, you can discover Yin and Yang. Here are the main features they have:

2

Yin is considered restful, cool, light, watery, dark, diffusion, gentle, inactive, conservative, inside, and downward. It implies female, even numbers, winter, night, slowness, quietness, dark, or shady places, nutrients, and energy reserve in the body.

Yang is active, warm, heavy, dry, bright, active, emotional, aggressive, outside, and upward. It implies male, odd numbers, summer, day, quickness, loudness, brightness, and the biological function of our body.

Yin and Yang properties must be kept in good balance, that is 50/50, in a dynamic system to generate peace and harmony, such as in the universe, or in our bodies. As long as the fluctuation of the percentage does not move beyond 30/70, no matter which side is larger, is considered a normal situation, indicating that the chi can move around smoothly. Things are changing constantly, following the change of the Yin-Yang ratio. The closer it is to 50/50, the more stable they can stay. The further away from the middle, the more volatile the condition becomes. Therefore, to identify the Yin-Yang ratio for a home or for any living environment is primary in Feng Shui inspection. Once the harmony of Yin and Yang is destroyed, that means the ratio jumps out of the safety zone of 30/70, and a problem is likely to appear. Once Yin (or Yang) is in excess, meaning its energy becomes more than 70%, it tends to trigger a reverse movement by pulling the Yang (or Yin) property back. The higher it reaches, the quicker the change will happen. Therefore, our universe is not peaceful, the energy swing to the season changes, land erosion and formation, flows of oils and water underneath the earth, economic progression and recession, etc. They are all manifestations of Yin and Yang. <u>A fluctuating harmony and an eternally conflict is called **Tai Chi.**</u> Tai Chi simply means that all things in the universe change unceasingly, expressing the perpetual exchange of Yin and Yang. That is the law of nature, reflecting the truth of energy in things and phenomena everywhere.

The Five Elements

We have discussed that chi has two components Yin and Yang. Chi also has five agents, or five manifestations, known as the five elements. The five elements are Metal, Wood, Water, Fire, and Earth. Different cultures have different ways of explaining the energies. Chinese people believe that the world is made up of these five distinct agents representing different materials or manifestations of energy. They all, like Yin and Yang, have their natural features, and can be found everywhere. Moreover, they have their own Yin and Yang properties as counterparts coexisting in one entity. At the beginning, you may think the ways described unusual, but after a short practicing time, you will feel different.

Metal can be either material or spiritual. It is the child of Earth and the mother of Water. It destroys Wood, and is drained by Water. Things that are round represent Metal, or anything arched in shape, white, gold, or silver in color, west and northwest in direction. It is malleable but strong, hard but fragile. Its quality is condensing. It is symbolized by power, authority and government and law enforcement. Its energy reaches a high level in the fall of the year. It is manifested by decisive and stubborn attributes in personality, correlates to lungs, the large intestine, and colon in organs. It is found in things such as machines, cars, coins, wires, computer hardware, weapons, or jewelry, mirrors and cookware, etc.

Water can be either material or spiritual. Water is the child of Metal therefore it drains Metal. It is the mother of Wood, but destroys Fire. Things that are wavy and irregular in shape, black or blue in color represent Water. It has a changeable and movable characteristic. Winter and north enhance its energy to a high level. It is found in rivers, streams, lakes, traffic or any kind of flow. It is cold and smooth in nature, therefore it is comparatively Yin in nature. It represents flexibility, humor and softness in personality. It is associated with body fluids, kidneys, reproductive organs, and one's bladder. A stream of thinking and income, or any Water features, such as a fountain, aquarium, lava lamp, etc., are all Water rich items.

Wood is the child of Water and the mother of Fire. It has the power to conquer Earth. Things that are narrow and columnar in shape, or green and emerald in color represent it. It is straight, expandable and penetrating. Its peak energy is found in spring and in the east and southeast. Wood can be manifested in persons with probing minds who think deeply with a serious attitude toward learning, logic and investigation, or people who are straightforward. It represents growth, aggressiveness, creativity and uprightness. It is associated with the liver and gallbladder in our bodies. We find Wood in schools, furniture, papers, clothes, plants and decorations.

Fire is the child of Wood and the mother of Earth. Yet, it can destroy Metal. Things that are top-pointed in shape, hot in nature, or red, orange and purple in color represent it. It is found in anything that is quick and fiery too, therefore is comparatively Yang in nature. Its energy increases in summer or in the south. It is associated with fast speed and brightness. Spiritually we can see Fire in inspiration, quick actions, enthusiasm and strong emotions. It has a correlation to the function of the heart, psychological behavior and the small intestine. Materially we find the Fire component in love and exciting scenes, electricity, a stove, and burning candles, etc.

Earth is the child of Fire and the mother of Metal. It controls Water naturally. It is represented by things that are square and flat in shape, yellow or brown in color. It gets strength in center, southwest, and northeast locations and directions, and is concentrated in April, July, October, and January. In spirituality it refers to nurturing, stability, loyalty and conservatives. It has a correlation with the function of the immune system, stomach, and spleen in our bodies. Therefore, we can detect atmosphere contains Earth nature inside temples and churches, or find Earth component in clay or porcelain pots, as well as in yellow chrysanthemums, boxy cabinets or brown carpets.

Here are more to come for your practice, Just expand your imagination in all directions while adhering to each element's basic makeup physically and spiritually.

The Metal element can be found in buildings with an arched elevation or roof, oval tables or furniture. It is also an major element in hardware stores, Metal equipment, white painted wall, golden or silver decorations, western and northwestern cities and the doors or windows facing those directions. Jobs that related to mechanics, military, law enforcement and management requires restrictions and disciplines, therefore, are full of Metal.

The Wood element is found in tall buildings, furniture stores, vertical blinds or stripes in design, in green or jade curtains, clothes or flooring, in research work or teaching career, in herbal or fabric shops. Eastern and southeastern sections of a home usually gain more Wood, especially when there is a door or window. Facing those directions can help enhance the Wood too. Spiritually people in research terms, detectives, investigative agent or teachers usually carry more Wood energy.

The Water element is found in buildings with wavy roofs or walls, in sinks, water tanks, fountains, rivers, streams, black furniture or upholstery. If you work in a travel agency or a sales company, you are close to Water, because there are "flows" involved. Travels need a lot of transportation and sales require information. Moreover, a city or a room in the north carries Water, no matter how north it is. This element is also rich among speakers and comedians, because their tongues are witty.

The Fire element is found in sharp pointed structures, such as roofs, arrows, spiky leaves and the sun's rays. Fire is also available in red carpets or clothes, in stoves or ovens. We can experience Fire in a dance club, or a gym. Singers, movie stars, models, or people who work at beauty salons are in the Fire career, because they make people excited. No matter where a house is located, a door, a window or even the corner of a room in the south, they are all naturally attached to the Fire element by direction. Ministers, people who motivate, and celebrities are people with Fire, because they inspire others.

The Earth element is found in low flat structures, such as ranch houses. Yellow furniture or upholstery represents it. It is the main element of the chinaware or porcelain products. People who live in the middle states, such as Tennessee, New Mexico or Texas take advantage of Earth. People who invest in the lands, or have a job of landscaping, in nonprofit groups, hospitals or clinics are close to Earth. We also believe that any caregivers, including doctors and nurses, should be more Earthy than the others, simply because they are required to be more careful and responsible.

Undoubtedly we often find combinations of different elements. Therefore, to identify the major elements is what we want to do. In short, these are the three major aspects worthy of our attention. A complete list of each element is available in Chapter Five.

1) Human Energy: look into the current energy profile by filling a special questionnaire; then calculate the value of each element as directed. The current physical condition has a correlation to the general energy status too, therefore, we have this covered in the diagnosis of deficiency in Chapter Five. The natal energy study involves chart plotting and energy analysis is explained in Chapter Two. After figuring out what has missed in the Four pillars, we understand why personalities, careers and family have such great influences toward one's happiness and fulfillment. It is the quality of the energy alignment that matters.

2) Heaven Energy: examine climates and time-related energies in years, seasons, months, days and even hours to grasp this second level. Although we can do nothing to change this powerful, universal energy, but we can read, and the most important - to plan ahead to ride the good and avoid the bad times for major moves. We will discuss this in detail in Chapter Three.

3) Earth Energy: in Chapter Four we access the directions, locations, lots, neighbors, as well as the objects on the Earth, such as structures, roads, illumination, colors, shapes, speed, air, temperature, decorations and floor plans unravel a new way for us to perceive the world. This is where Feng Shui focuses. The Eight Houses, a popular Feng Shui style, is also introduced to you in this chapter. With easy-to-use graphics, you can pinpoint your high-energy directions at a glance. Moreover, we will have a room-by-room tour inside a home to discuss good and bad signs.

After becoming familiar with the elemental manifestations, we let go our imaginations to travel a distance that cover thousands of things. Generally speaking, out of millions of things in the world we live in, there are only three aspects of energy for us to look into, heaven, human, and earth. That is the key to the best Feng Shui alignment. With science blended in art, we have a high-level, effective Feng Shui approach available. Time flies, let us spend it on things that mean the most to us.

The Energy Movement

The five elements have a very close relationship among themselves. Let us take a closer look at them. These two cycles keep interacting all the time: the cycle of nourishing and the cycle of controlling (See Illustration 1).

The Cycle of Nourishing

Grantor and Offspring: The nourishing element is called Grantor, and the element being nourished Offspring. For example, Water is the Grantor of Wood and Wood is the Offspring of Water.

Grantor	Offspring
Water nourishes	Wood,
Wood generates	Fire,
Fire creates	Earth,
Earth protects	Metal,
Metal produces	Water, and Water nourishes Wood again....

The Cycle of Controlling

Ruler and Subordinate: The ruling element is called Ruler, and the element being ruled Subordinate. For example, Water is the Ruler of Fire, and Fire is the Subordinate of Water.

Ruler	Subordinate
Water puts out	Fire,
Fire melts	Metal,
Metal controls	Wood,
Wood checks	Earth,
Earth absorbs	Water, and Water puts out Fire again ....

7

Illustration 1

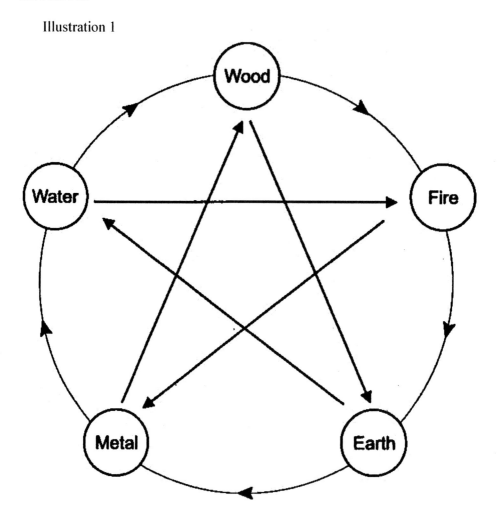

The Mitigation

Mitigation is considered the most effective way to smooth out an energy conflict. By placing a mitigating element between a pair of opposite elements (found in the controlling circle), the energy of the ruler can be transferred to the subordinate. We have five mitigating elements in total; they have all been printed bold below. Here are the functions they have:

Ruler	Mitigating Element	Subordinate
Metal	—Water	—Wood

(**Water** weakens Metal while nourishing Wood.)

Water	—Wood	—Fire

(**Wood** weakens Water while feeding Fire.)

Fire	—Earth	—Metal

(**Earth** weakens Fire while enhancing Metal.)

Wood	—Fire	—Earth

(**Fire** weakens Wood while supporting Earth.)

Earth	—Metal	—Water

(**Metal** weakens Earth while nourishing Water.)

In short, to identify a mitigating element between a pair of conflicting ones, we need to first locate the ruler, then to determine what the offspring of the ruler is. That offspring has the mitigating power. For instance, in the Water and Fire conflict, Water is the ruler, Wood is its offspring, therefore Wood is the mitigating element we are looking for. Why? Because Wood drains Water (ruler) and enhances Fire (subordinate) simultaneously.

These two cycles and mitigation are very important in Feng Shui fundamentals. They provide the insights to Feng Shui energy. Now we can use the law of energy movement to strengthen or to weaken an element for the purpose of achieving balance, both inside or outside.

The Secrets of a High-energy Player

It is fun to apply the energy laws into two different games; one is to enhance the weak, and other is to curtail the strong. Let us understand the theory first, later on a group of practical methods will be introduced in Chapter Five.

1. To enhance the weak

a) **Use Kin to sum up.** Just as siblings or good friends may give you a hand when you are in trouble, the function of a kin element is to assist, to share, and to enforce the energy in need.

Kin: The same kind of energy to the focal element is called kin.

> To increase Water, use Water.
> To reinforce Wood, use Wood.
> To sustain Fire, use Fire.
> To strengthen Earth, use Earth.
> To uphold Metal, use Metal.

b) Use Grantor, the nourishing element, <u>to support</u> a weak offspring.

Like a nurturing mom, who takes care of her children wholeheartedly, the grantor's function is to encourage, to support, and to give.

> Such as: To support Water, use Metal.
> To replenish Wood, use Water.
> To nourish Fire, use Wood.
> To enhance Earth, use Fire.
> To expand Metal, use Earth.

To sum up (S) and to support (S) are the two natural ways to make a weak element strong. They can be applied in a separate or combined way.

2. To curtail the strong

There are three ways to weaken an element: to drain (D), to destroy (D) and to dissolve (D), called 3Ds. Working together with double S, an overall energy balance can be achieved. This is a vivid picture of our life; forming and dissipating stay together, expanding and decreasing follow each other. In our world we can make millions of changes from time to time.

Use the Offspring of a strong element <u>to drain</u>. Like children to parents, to trade their lovely smiles, nice hugs, and wonderful achievements, parents happily pay so much attentions, and use up great amount of resources. The function of an offspring is to drain, and to keep the focal element busy.

> To drain Water, use Wood.
> To deprive Wood, use Fire.
> To exhaust Fire, use Earth.
> To keep Earth busy, use Metal.
> To take away Metal, use Water.

b) Use the Ruler to <u>destroy</u>. This is the most direct and harsh way to cut. Like an enemy or a competitor, the ruler's function is to curtail, to destroy, and to control.

To destroy Water, use Earth.
To cut Wood, use Metal.
To control Fire, use Water.
To curtail Earth, use Wood.
To ruin Metal, use Fire.

c) Use the Subordinate <u>to dissolve.</u> Like surfing on the Internet for several hours without getting valuable information, distracting and time-consuming things dissolve people's energy.

To dissolve Water, use Fire.
To distract Wood, use Earth.
To divert Fire, use Metal.
To wear out Earth, use Water.
To confuse Metal, use Wood.

These five methods: **to Sum up, to Support, to Drain, to Destroy, and to Dissolve** (SS & 3Ds) are the tools for solving a variety of energy problems. First, we have to identify a problem, then work on it. How to make a correct diagnosis inside and outside our bodies, then utilize good Feng Shui available to reverse an existing or hidden problem becomes a hot topic. The theory we have just discussed will be of great value for all of us today and tomorrow. By blending traditional Feng Shui approach with Eastern astrology and body-mind-spirit healing, we can maximize the power of Feng Shui to improve health and longevity, to develop good relationships, and to reach ultimate fulfillment. It is the time to lay a solid foundation now.

The Selected Feng Shui Classics

On Yin-Yang Rules

The most essential description of Yin-Yang was registered in ***"Huang Di Su Wen."***

Dr. Paul Yan

Translation 1

"The Yin-Yang concept is the law of the universe, the principle in every thing. It is the reason of all changes and the mystical force behind destruction and prosperity. Therefore, it is the sacred sign from heaven."

Interpretation

This paragraph summarizes the function of Yin-Yang. In the final analysis, the secret within the nutshell of changes in everything is whether Yin-Yang balance, harmony, and chi flow can be maintained. Yin and Yang are two counterparts existing in a single subject. On one side, the strong part consumes (destroys) the weak, and on the other side it provides a chance for the suppressed to come back. When the imbalance becomes more serious, a reversing process will occur; the weak one will become the strong and the strong weak. A Chinese proverb says: **"Failure is the mother of success."** What a precisely described and universally approved philosophy it is!

Translation 2

"Because of Yin and Yang, in the universe we live in there is sun and moon, there is heaven and earth, summer and winter, men and women, day and night...."

—— *From "Yellow Emperor's Feng Shui for Home"*

Interpretation

Yin and Yang occur in everything in the world in which we live. Therefore, one can detect energy movement in terms of Yin and Yang in one gigantic universe, as well as hundreds or thousands of small things. This philosophy makes survival of human beings and the world possible. By following the balancing law of Yin and Yang, our lives become harmonious. Punishment follows when violation of the law happens.

On Residential Feng Shui

In *"Yang Tsai Sher Su,"* one of the important books on practical Feng Shui, we can find this valuable information:

Translation 3

"To choose a good place to live, you should first read the chi of the land, including mountains and rivers. Among all kinds of chi, the coming flow of chi has the strongest influence on a human's life. If there is a major inauspicious sign from the land, no matter how good the interior Feng Shui is, the Feng Shui for the dwelling has a problem."

"It doesn't matter where the chi comes from, a good home site usually sits on a flat and spacious lot with a nice size front yard. A house is deemed auspicious to be surrounded by waterways and have traffic on the sides."

Among the auspicious signs for home registered in the book, we have: "square shape, beautiful elevation and good floor configuration."

Here are some negative indications in Feng Shui for us to watch out for: "Lots too high, too wide, too small, slanted, or having missing corners denote Feng Shui problems."

Interpretation

These paragraphs cover the significant Feng Shui signs outside a dwelling, including lot, land formation, mountains (including neighboring structure) and waterways (including traffic). They belong to the earth factors in Feng Shui, and the closer they are, the more significant the impact they have.

On "Wind" And "Water"

Translation 4

"A Yin-Yang balanced land form has winding paths, mountains on both sides, deep and rich soil and healthy plants."

"To harness the wind and to gather the water (is the purpose of doing Feng Shui)."

——— From *"Zuang Su"*

Interpretation

Two basic terms of Feng Shui are "wind" and "water." Let us comprehend their meaning correctly: "Wind" refers to nature's manifestations of chi above the ground. To harness the "wind" is to keep the good energy coming from heaven, earth and human. The earth energy in the classics deals a lot with the environmental requirements. *"Zuang Su"* asserts that a typical armchair position

13

is not enough to qualify a good home site; the waterways, mountains, soil, trees, etc. must be studied as well. Water covers the energy from the land, including the traffic or any other communication channels.

Today many new things have been added to the definition of "wind and water." In addition to what the classics have asserted, "wind" has a correlation to climate, people, culture, spiritual level, policy, faith, family value, fashions and news. It represents a combination of heaven and human energy. "Water" has a correlation to things or phenomena with spreading and flowing features, including landscape, neighboring structures, pool, drainage and sewer, layout, traffic, social ties, cash flow, economic trend, and information channels. It reflects the blend of earth and human energies. In short, anything that physically or psychologically influences life quality carries "wind and water."

On Home Sites

The following descriptions on good home sites are registered in the *"Yang Tsai She Su,"* a book written by Wang Jun Rong during the Ming Dynasty. He was from the Form School, because the Four Gods - Dragon, Tiger, Phoenix, and Tortoise represent the basic concept of that school, and are addressed throughout the book. The nine exterior energy settings translated below denote good Feng Shui.

Translation 5 (See Illustration 2.)

#1 If you see waterways on both sides of the house, it is a sign of great happiness and prosperity, and good energy can stay for generations;

#2 If you see a mountain in the rear, that is a sign of great income and the occupants can enjoy good health too;

#3 If you see the "Four Gods" outside a house: Dragon on the left, Tiger on the right, Tortoise in the rear and Phoenix in the front, that is a symbol of unity for the occupants. They have a chance to become famous. It is also a sign of high social standing and long-term prosperity;

#4 If you see a hill in the back and a pond in the front of a house, and the land is higher in the northwest, that is a noble and prosperous setting for the residents. Once the good fortune comes, it will stay.

#5 If you see a house has a body of water in the southwest and a hill in the northwest, it represents wealth and fame;

#6 If you see a house has a mountain in the rear and a small hill in the front, a waterway comes from the east and the traffic goes towards the west, that is a great setting. It implies that the residents may gain prestigious positions;

#7 If you see a south-facing house has a wide and gentle waterway which runs from north to south nearby, and hills on both eastern and western sides merge in the front, this home attracts high-rank positions;

#8 If you notice the right side of a house has a "White Tiger" that links to the mountain in the north, and a river or stream with clean, gentle water on the left, that is also a good sign for achieving a high position at work;

#9 If you see a waterway in the front, and the house is in its inside curve, that is a great sign of attaining great achievements in study and career.

Dr. Paul Yan

Illustration 2

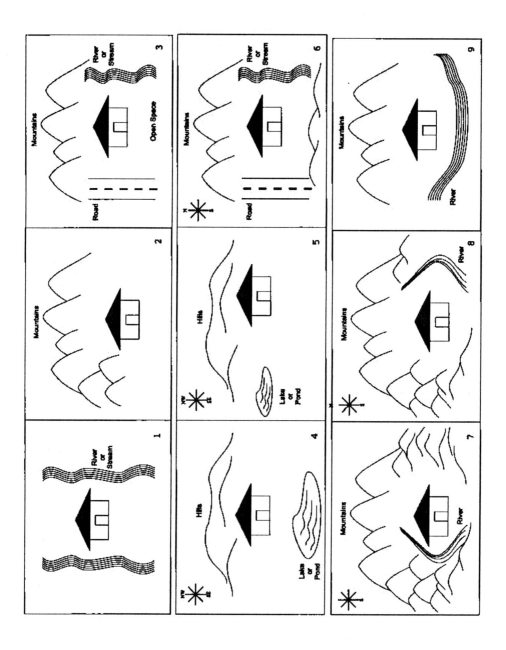

Interpretation

The principles of these good home sites still apply in our lives today. Three thousand years ago, there were no high buildings, electricity towers, water pipes, sewer system, automobiles and highways. Therefore, how we classify all these products of modern civilization into the terms of mountain, hill, waterway and pond as described in the classics becomes quite confusing. Here is a list of the classifications.

Structures or things which carry the function of mountain or hill:

- landscape, elevation whichever is higher than the level of the house
- neighboring building, electricity towers
- decorative garden design of rocks, bricks
- piles of soil, cement, or any other heavy, solid material
- detached garage, warehouse, doghouse...

Structures or things which carry the function of waterway or pond:

- road, street, driveway
- bus and subway stations
- sewers, ditches, drainage
- layout of garden design
- swimming pool, fish pond, fountains...

The traffic speed near your house influences the quality of "water." Usually gentle and winding traffic around the house is good, a symbol of protective and prosperous chi. Traffic that is fast and runs straight towards or away from house is bad, symbolizing rushing, or hostile chi.

Example:

If a house is facing the southeast, the lot is elevated in the northwest, with the neighboring houses sitting behind and a fishpond in the front. A good home site is presented. The features described match the requirement of the good setting #4. Therefore, that is a sign of prosperity.

Dr. Paul Yan

Introducing the most famous book of classical genre written for Feng Shui, "Yellow Emperor's Feng Shui for Homes"

The most famous book for Feng Shui for the house of the classical genre is a book called *"Yellow Emperor's Feng Shui For Homes,"* written during and after the Tang Dynasty by a man named Huang Di. The term *Yellow Emperor* (*Huang Di*) is not the name of a particular person. In fact, during the Tang Dynasty *Huang Di* was a term reserved for high level officers of the military. These high-level officers are known for their lack of time and busy schedules. Therefore, the man who wrote this book could possibly be using a pen name to draw forth attention, respect, and recognition. In this book, a couple of famous authors were mentioned, such as Li Chun Feng and Lu Chai, who were famous during the Tang Dynasty. Therefore, it seems that this book *"Yellow Emperor's Feng Shui For Homes"* was a book filled with collaborations of various authors instead of just one man named Huang Di.

Evaluation of Feng Shui according to the house direction, location, number of residents, overall surrounding environment and the appropriate time for renovation are the major contents in this book. Although some of the methods in this book are outdated and should be disregarded, its value endures for further research. For renovation or redesigning of a home, this book provides good information on groundbreaking time and ways to look for lucky home sites. Many descriptions in the book have linkage with nature. Nature is a very important aspect in Feng Shui. Choosing a house that is accessible to nature's chi means close to the support from earth and heaven. Now let us examine the details.

Interpretations of Selected Readings

The definition of a Yang house and a Yin house

Definitions: Yang houses have the Yang directions in the back, including Chien, Chen, Kan, and Ken four Bagua directions. The Yin houses sit opposing Kun, Sun, Li, and Tui directions. The guidelines to determine how far the range that covers Yang and Yin direction are as follows. By using a compass, pay attention to the starting point of 322.6 degrees northwest. Starting from there, the Yang directions go clockwise, make a semicircle of 180 degrees to reach the spot at 142.5 southeast. It covers part of the northwest, north, northeast, east, and part of the southeast regions. The Yin directions start at 142.6 degrees southeast, make a semicircle of 180 degrees continuously to reach 322.5 degrees northwest.

18

It covers part of the southeast, south, southwest, west, and part of the northwest regions.

There is a principle that should not be violated when seeking a house: when seeking a Yang house, it is not appropriate to have its door also in the Yang direction. The principle holds true for a Yin house, meaning when seeking a Yin house, one must not choose a Yin house with a door also in the Yin direction. In other words, the Yin and Yang must be balanced. For example, when choosing a Yang house it is inappropriate to have the door in the north or east (Yang directions). It is also believed inharmonious to have a door in the south or west (Yin directions) for a Yin house.

The Five Good and Five Bad Energy Indications

The five positive indications below imply good energy, which brings forth strength and success to the residents. On the other hand, the five negative indications imply deficient energy, which may deteriorate the residents' energy and attract bad luck.

The five positive energy indications of a house are:

a) Relatively small doors (indicating the positive chi can be harnessed inside),

b) Well-maintained surroundings such as gardens, yard, etc.,

c) Small home which is full of life, such as a good number of people, livestock, etc.,

d) Waterway heading toward the southeast direction,

e) Convenient water supply and a hygienic environment

The five negative energy indications of a house are:

a) Relatively large doors (indicating financial risks),

b) Untamed or inappropriately maintained surroundings, such as garden, patio...

c) Large size with few people living inside, no livestock, or one seldomly visited by guests,

d) Small size structure on a huge lot,

e) Improper stove location, inconvenient water supply, or lack of cleanliness

Comments

These five positive and five negative classical indications are worth investigating. The Feng Shui yardstick may remain the same in our modern living. Although the meaning of some items have been obviously expanded, such as water supply may also refer to plumbing system, stove to fireplace, livestock to pets, and maintenance to remodeling, etc.

Feng Shui and Metaphysics

It is said in the classics "...because of the house, a human being can survive and live with abundant health, wealth, and meaning in their life...; because of the human being, the house can come into being. The human being and the house must come together in a harmonious way that would link the heaven and, the earth, and change destiny." The human being and the house must merge into one. Belief in Feng Shui and metaphysics must interlock. Feng Shui is a more practical approach, whereas metaphysics only serves as an information source. Metaphysics involves a more integrated investigation. The way to combine metaphysics and Feng Shui is to have a clear view in perceiving the cosmic energy flow externally and internally.

The description of a house and its surroundings

We can give a humanized description to a house and its surrounding:

- The landscape functions as a body.
- The traffic or waterway functions as the blood vessels.
- The earth functions as the muscles and skin.
- The plants and flowers can be viewed as a person's hair.
- The house itself is the clothing.
- The door functions as a hat.
- The windows are the accessories.

By understanding these concepts, we visualize a house as a human being. We may then begin to distinguish a lucky house from an unlucky one. For example, a house with attractive clothing that lacks a strong body (nice landscape) is not a very lucky home. All aspects of the exterior and the interior must be robust and attractive to qualify as an energetic home.

The months that should be avoided when remodeling

According to *"Yellow Emperor's Feng Shui for Homes,"* if the front door

- facing the east, avoid February, March, and April;
- facing the south, avoid May, June, and July;
- facing the west, avoid August, September, and October;
- facing north, then avoid November, December, and January.

Comments

To prevent potential bad influence, a list of the months when one must avoid constructions is according to the door directions. The value of this information is yet to be tested.

Introducing the outdoors Feng Shui signs in the *"Ten Aspects for Residential Feng Shui"*

From the book, *"Ten Aspects For Residential Feng Shui"* there is a list of important things relevant to the exterior Feng Shui:

- Let us pay attention to the land formation around the house. If the east side is lower than the west, it implies prosperity and good luck to the residents.

- If the front of a house ascends and the back slopes, it is a bad sign of losing protection in health and relationships; but, if the land slopes toward the front and rises in the back, that is a good sign.

- Looking at the walls on both sides of the door, if the right side is higher than the left, it likely invites success for the elder child.

- A residential place should not be close to any temples or churches. It is believed that the straight lines coming from the street or building corners represent bad chi. Living close to a government building, a jail or located at an intersection on a busy street is also deemed inappropriate.

- It is also recommended to examine the botanical signs around the house. If trees and flowers are healthy, that is a good Feng Shui sign. If they are either dead or untamed, it can invite bad luck.

- If the tree branches are stretching out to embrace the house, it depicts positive Feng Shui. However, too much shadiness is a threat to the Yang energy.

- A lot that has missing corners in the east or west may not affect Feng Shui much. However, a missing corner in the north or south may become problematic. For instance, a missing corner in the north or northeast indicates arguments, and in the south, lacks of energy.

- If the house is wider at the north and south directions, but narrower at the east and west, it indicates good luck. However, if the situation is reversed, it is shorter in the north and south, but longer in the east and west direction, it depicts potential Feng Shui problems.

- If a house has sufficient sunshine, and shows clean and spacious, that is good Feng Shui.

- A pond or lake newly made nearby a home is a bad sign for babies. The farther the distance it is from the home, the less impact it has.

- Protruding corners (called "Secret arrows") from outside aiming at the entrance depict Feng Shui problems.

- If the backyard dips and the front door hit by the raging chi from the street, a bad Feng Shui sign is obvious.

- A square or a rounded lot has better Feng Shui than a triangular one with a narrow backyard.

- If there is a pond or lake in the west, it might become a bad sign. Two or more ponds or lakes represent tears and weeping.

- If there is small hill, or a small, rounded-top structure in front of the house, that is a sign of good luck.

- Check the walls on both sides of the door. If either side is smaller, it may affect a harmonious relationship.

- Illness may occur if there is a thick tree trunk in front of the entrance.

- More than one raging chi from the street toward the entrance depicts a serious Feng Shui problem, especially to old people.

- A door in the northeast may become a "ghost door." To get rid of the potential negativity, the door area should be bright, clean and free of clutter.

- If three doors are on the same line, it delineates the good fortune may be in jeopardy.

- Pay attention to garden designs. If there is a path on the left side, then the right side may need to protect the chi from scattering by creating a flower-bed, or planting shrubs. The same suggestion is good for the path on the right.

- If there are any piles of soil or rocks with sharp angles, then the angles must face toward the street, not the house.

Introducing the Indoor Feng Shui Signs in *"Ten Aspects For Residential Feng Shui"*

"Ten Aspects for Residential Feng Shui" has registered a lot of indoor Feng Shui information. Some of it still has significant meaning in our modern life.

The Good Feng Shui Signs:

- A house has the total door of an even number.

- No doors are on the west.

- One common entrance in one dwelling is appropriate.

- If you stand at the door, facing out, keep the traffic or driveway on the left symbolizes the green dragon is activated. It is believed to bring good luck to the residents.

- If you stand in the middle of the house, facing the front door, the kitchen on the left side is more favorable than on the right.

The Bad Feng Shui Signs:

In our modern living, to avoid the following negative signs means to be closer to the good earth energy:

- If there is a bad chi coming from the right side of the house, then it indicates the white tiger is active, so the residents had better watch out for setbacks or accidents. To eliminate or block the sha chi (bad energy) becomes urgent.

- Building a small shack or hut behind your home might cause bad Feng Shui influence.

- If a new home is under construction right in front of your home, it is a negative sign if the streets are obscured to the entrance of your home.

- If a house is facing the south, and hills, mountains, large trees block the direction, or other structures are located in that direction, this setting indicates bad Feng Shui, because those objects deplete the incoming natural energy to the house.

- If there is T-formation traffic pattern in the front, of which the house is hit by the long, straight "leg", it is a symbol of rushing chi.

- Missing corners in the south and north sections may induce life problems. Nevertheless, remedies are available by enhancing the corresponding Bagua energy in different ways. (Read the details in Chapter Five.)

- When tearing down part of an old home for remodeling, it is wise not to tear down the middle portion of the house. It is believed that the chi which supports the home stays in the middle.

- A straight driveway running from the entrance to the streets is suspicious. A gentle and winding one is preferred instead.

- It is not recommended to have a driveway or garage located behind your house. A driveway either located in the front or on the sides is preferred.

- North and south alignment represents the connection of heaven and earth, therefore no obstacles should be maintained in that direction.

- The "white tiger" is believed to reside in the southwest and "ghosts" in the northeast as indicated in the classics, therefore it is wise not to have a driveway or garage located in those directions. If you already have one over there, keep it clean and tidy.

- Windows and doors should be properly sealed. If leaks are found, then the chi of the house may seep out, which could influence the health and prosperity of the residents.

Introducing *"The Burying Sites,"* a Feng Shui book for the Yin-domain Feng Shui

Yin-domain Feng Shui is the opposite of Yang-domain Feng Shui. All the houses and building are in the Yang category, while the Yin category has only one thing, that is the burying sites - the graveyards. In **"The *Burying Sites"*,** there is a particular passage worth mentioning. It reads: "...chi makes things alive. Death occurs when chi is scattered.... Shen Chi represents good Feng Shui. This chi is preserved inside the bones of the human beings. After death, we bury the bones to allow the Shen Chi to accumulate and grow, therefore a rising chi can be expected over the time. This mystical chi would then again travel to the children so they may restore the original Shen Chi in their bodies. That is why chi can be passed on from generation to generation." This concept is more adaptable to the Western Feng Shui, as most Westerners believe that the body's soul survives after the person is deceased.

Conclusion:

The classical Feng Shui literature tells us a lot on the fundamentals, such as chi, Yin-Yang, Bagua, good and bad Feng Shui signs. As a collection of the ancient art of living, we respect it because it represents the observation and wisdom accumulated throughout hundreds, even thousands, of years by countless number of ancestors. Feng Shui is always criticized by a group of science-oriented people due to the superstition it has involved. It is not a good practice to follow blindly what has been said in the classics. Therefore, to get rid of what is deemed deceptive or obsolete and renew the essential becomes the right attitude. Practicing Feng Shui on a three-level alignment is considered a great new concept, an exciting, practical blend of science and art.

Finding a home which meets all the Feng Shui principles is very difficult. Applying whichever is recommended naturally and incorporate required energies from different levels provides the key to happiness and success. It is difficult to change a person's habitual energy pattern in a matter of a few months. Nevertheless, the new millennium Feng Shui presents a tougher challenge than the classical; that is, to understand personal needs, and change from the inside out. Restoring the inner balance through mental training and self-control is important. Finally, we have to catch Feng Shui timing and create good Feng Shui environment too, because time-space connects to everything on the earth! It is just too important to miss.

With good Feng Shui, the home becomes a paradise on earth. The classics give us challenges, not just on the controversial contents regarding the living environment we have today, but also on our attitude toward learning and updating this valuable lore.

Chapter Two

The Human Energy

Part 1: The Natal Energy

Introducing the Four Pillars Astrology

Using either Eastern or Western astrological systems one can investigate natal energy. The Four Pillars is the only one that shares the same backbones of Feng Shui. It adheres to the same principles and works hand-in-hand with Feng Shui like a twin. Therefore, people call the Four Pillars system the twin of Feng Shui. The Four Pillars system has existed in China as one of the most effective and accurate systems for energy evaluation and destiny reading for over 2,500 years, as far back as the Han Dynasty. For generations, kings in China have used this system to select high-ranking officials, and business people to choose the right timing for ventures. Millions of people love to use this system to check their destiny indications. The astrologers believe it is the most powerful system in the East. Because it reflects the natal, the constitutional condition of each individual. Feng shui, on the other side, is the environmental energy available after birth, which impacts peoples' lives in many ways. We believe that everyone is unique, so there is no identical destiny in the world. Not only the natal, but also the Feng Shui are the driving forces behind each one's life. It is true even among twins.

The Four Pillars help to interpret the heaven, human, and earth energy levels in an accurate way. What are the three major aspects of energy? The heaven level, also called heaven luck, is the time-relevant factor of the year, month, day and hour. In our imagination heaven represents mighty power, is limitless and full of mysteries. This constitutes the first piece of the puzzle in the destiny study. Feng Shui is the second piece; it deals with the geographical directions, locations, and the inherent properties of everything on the earth that has relationship to human beings. The energy of the human beings completes the last piece of the puzzle. On this level, we have to focus on physical and spiritual conditions, personality traits, love and life expectations, etc. The Chinese believe that birth time and birthplace are the outcome of a blended energy from heaven and earth. Therefore, the study of this very special moment - when a baby comes into this world, can reveal the inside energy as well as the destiny secrets. That is what the natal chart is all about.

As these three pieces are all important, we do not want to overlook any one. The contents in this chapter will lay a foundation for the heaven-human-earth energy alignment and we are going to wrap up the entire system in the last chapter. Look, it is a true new millennium practice for everyone: by discovering the correlation between Feng Shui and the natal energy opens the door to the possibility of more exciting applications. Everyone can use he best alignment to enhance energy, attract good luck and speed up the healing process of some illnesses. What is more important than good health, prosperity and happiness? Test out this system yourself.

There are five major factors that affect a person's life, as the Chinese traditionally believe. They are 1) natal energy condition, 2) luck cycles (They are the time factors that make the energy renewal in the Four Pillar system, which is not addressed in this book.), 3) Feng Shui, 4) knowledge, and 5) philanthropy. Among them, natal energy and luck are predetermined. The Four Pillars provides us access to the needed information. Feng Shui is the study of earth energy as defined in the classics. Knowledge and philanthropy belong to the human energy, because their quality varies according to the result of one's learning and education. Why are there many levels in a society, from the wealthiest people to the helpless, poor, from the godsend to the tragedies and from the most splendid to the most miserable lives? I believe all the answers can be found in those five factors. The new-concept Feng Shui is formed and moving toward the same direction to cover all these intrinsic key points to a quality life.

During the Tang Dynasty (AD 618-906), the Taoist thinkers ruled the society in China. Taoism was the most popular philosophy in the country. The representatives of Taoism were pioneers in every field, including astronomy, astrology, geology, alchemy, and medicine, etc. The social foundation established by the Taoists was so solid, that later on it became a religion in China for centuries. According to the Taoism, the concept of Yin and Yang has formed the "motherboard" of our life, while the five essential elements - Metal, Water, Wood, Fire and Earth, create the "software" for playing the energy game. We all can make a better living on the world we live in, but how? A person is made of a unique combination of the five elements, and is designed in a special format. Undoubtedly, using the Four Pillars opens our vision to the New World that links life to nature and to the planetary movements simultaneously.

The Taoist perceives man and his environmental influence as two energy systems, micro and macro, which can not be separated from each other. The law of nature demands that a human being, as part of nature, follow the principles of nature. People believe that if something can survive thousands of years, then it must have some truth in it. We, as human beings, can not create the universe. It is the universe that creates us. Regardless of whether attention has been paid to it or not, the energy, called chi in Chinese, works within and with us day and night. It is changing from time to time, and affects our thinking and behaving for as long as we live.

Through thousands of years of observation and correction, a variety of methodologies used to access Feng Shui have been established. Feng Shui, also called Kan Yu in Chinese, represents a blend of geomancy, astrology, geography, climate, transcendent sense, and divination. Now, practitioners have added psychology, intuition, education, ethics, environmental protection, and interior design onto the list, therefore deepening and widening its scope.

"What is the value of the Four Pillars in the twenty-first century?" The answer is, Feng Shui needs new blood and to be updated. By knowing heaven, human and earth energies first and then aligning them closely, we can explain why there is good luck versus bad fate. By connecting spirituality to the divine, time-related factors (heaven energy), the power of love, great endurance and sacrifice start to show. An integrated Feng Shui concept is to contemplate energy in such a way that none of the major factors will be neglected. The Four Pillars method has been successfully introduced to the West very recently. Now let us explore the sea of new Feng Shui to fetch the pearls within it.

People have frequently asked the following questions:

- Why it is so easy for some people to have good luck, while others experience misfortune?

- Why are some people working so hard, but still struggling, while others can achieve financial success with seemingly little effort?

- Why do only a few out of hundreds of students achieve great success in society later on, despite having the same education, and having been in the same class?

- Why do some people find the jobs they love before they graduate from college, but the others do not have such chances for their entire life?

Questions such as these can be explained in this way: there is a big difference in both the natal and living energy (Feng Shui). To improve the overall quality of life, one needs to find the Feng Shui remedy in a personalized way, not just using general approaches such as universal Bagua. The Four-Pillars + Feng-Shui outperforms many other styles and is loved by people in many countries.

The Four Pillars **provides us information on the predictable — the destiny, enables us to work on Feng Shui easily — the adjustable energy surrounding** us, and eventually makes our body, mind and spirit renewed from time to time.

The Heavenly Stems and Earthly Branches

A pillar is a sign of energy. Every two words make one pillar; therefore, eight words make four pillars. In each pillar, the top word is called the heavenly stem and the bottom one the earthly branch. We have 22 words to memorize: 10 stems and 12 branches.

A binomial is formed by one heavenly stem stacking on one earthly branch. Sixty pairs are formed when ten stems match twelve branches in all possible ways. Therefore, every sixty years, sixty months and sixty days we have a new cycle of binomials, which constitutes a stream of time. With four cycles simultaneously running all the time, billions of different Four Pillars are formed. Each one is a new beginning, either of a life or an event. The binomials of a person's birth year, month, day and the hour, arranged from right to the left, form four pillars, so it is called Four Pillars, and the energy profile reflects a person's constitution at time of birth.

Each stem or branch has its elemental belonging. That is why each one carries a different function to the system. For example, stem Jia and branch Zi make binomial Jia-Zi. Jia has wood and Zi water in it. The study of the interactions among these four binomials enables us to visualize someone's cosmic flow and find ways to deal with any energy disorder.

The heavenly stems are believed to be the symbols of energy force from the heaven. They create the top part of binomials. The lunar calendar has registered all the binomials of the year, month, day and hour from one hundred years ago to decades beyond. Each heavenly stem contains a single element. Starting from the very beginning, including every two words in an energy group, we have five groups: Jia and Yi are in the Wood group; Bing and Ding, Fire; Wu and Ji, Earth; Geng and Xin, Metal; Ren and Kui, Water. The difference between the first and second stems is Yang and Yin. The property of the first one is Yang, and the second, Yin. In the chart below, we have put them in sequence. Pay attention to the different spellings of the same word - they can confuse us easily such as, Jia is the same stem as Chia.

Illustration 3

Heavenly Stems Yin/Yang, Elements & Features

Jia (Chia)*	Yang Wood - big and solid
Yi (I)*	Yin Wood - small and flexible
Bing	Yang Fire - hot and brilliant
Ding	Yin Fire - warm and bright
Wu	Yang Earth - dry and erect (different from the branch Wu)
Ji	Yin Earth - damp and concave
Geng (Keng)*	Yang Metal - hard and practical
Xin (Hsin)*	Yin Metal - soft and artistic
Ren	Yang Water - rush and heavy
Kui (Qui, Gui)*	Yin Water - gentle and light

* Different spellings for the same stems

The ten stems manifest five energies in different ways. Studying their manifestations in seasons gives us a clear picture, make energy analysis corresponding to their nature properties in an easier way.

The energy configuration of the season:

	Spring	Summer	Fall	Winter	In Between
Strong	Wood	Fire	Metal	Water	Earth
Weak	Metal	Water	Wood	Fire	

According to the law of nature, wood gains great energy in spring, but declines in fall. Fire reaches its peak in summer, but diminishes in winter. Metal becomes strong in fall, gets weaker in spring. Water reaches its maximum in winter and declines in summer. Earth increases its energy between seasons four times throughout a year, after the 5th to 7th of January, April, July, and October respectively. (Read the Pillar Calendar to get familiar.)

Each stem has its unique scope of description according to its nature. Imagine Jia is a large tree and Yi small plant; Bing is the heat from the sun and Ding the man-made fire or light; Wu represents hills and mountains, but Ji flat land or swamp; Geng denotes strong pieces of metal, such as axes, but Xin, jewelry. Ren represents a large body of water, such as sea or waterfall, and Kui just moisture or small, gentle waterways. They also carry special spiritual and physical meanings.

The Elements of the Earthly Branches

The earthly branches are symbols of the energy force from the earth. They compose the bottom part of binomials. All the earthly branches of month and hour are fixed; in fact, the elements involved in them are more complicated than the stems. Some branches carry only one element, just as the heavenly stems do; they are Zi-Water, Mao-Wood and You-Metal. Some branches have multiple elements. The branches that carry two elements are Wu-Fire & Earth, Hai-Water & Wood. The branches with three elements are Chou-Earth, Water & Metal, Yin-Wood, Fire & Earth, Chen-Earth, Water & Wood, Si-Fire, Earth & Metal, Wei-Earth, Wood & Fire, Shen-Metal, Water & Earth, and Shu-Earth, Fire & Metal. A complete list of all elements in the earthly branches is provided below. **The underlined are the major elements; they carry more energy than the others do.** It is worth mentioning that when you make the energy calculation, give more weight to these major elements, especially when they appear in the months. Caution: do not get confused by the multiple spellings in the branches also.

Illustration 4

Earthly Branches Yin/Yang, Element(s) (Stem Involvement)
(The **underlined** is the **major** element.)

Zi (Tzu)*   Yin/<u>Water,</u> (Kui)
Chou   Yin/<u>Earth,</u> Yin/Metal, Yin/Water (Ji, Xin & Kui)
Yin   Yang/<u>Wood,</u> Yang/Fire, Yang/Earth (Jia, Bing & Wu)
Mao   Yin/<u>Wood,</u> (Yi)
Chen   Yang/<u>Earth,</u> Yin/Wood, Yin/Water (Wu, Yi & Kui)
Si (Ssu)*   Yang/<u>Fire,</u> Yang/Earth, Yang/Metal (Bing, Wu & Geng)
Wu (Wuu)*   Yin/<u>Fire,</u> Yin/Earth (Ding & Ji) (different from stem Wu)
Wei   Yin/<u>Earth,</u> Yin/Wood, Yin/Fire (Ji, Yi & Ding)

33

Dr. Paul Yan

Shen	Yang/<u>Metal</u>, Yang/Water, Yang/Earth (Geng, Ren & Wu)
You (Yu)*	Yin/<u>Metal</u> (Xin)
Shu (Xu, Hsu)*	Yang/<u>Earth,</u> Yin/Fire, Yin/Metal (Wu, Ding & Xin)
Hai	Yang/<u>Water</u>, Yang/Wood (Ren & Jia)

* Different spellings for the same branches

As we previously stated, a binomial is a symbol of time. Each year has a lunar symbol. For example, to find elements that are involved in year 2000, check the Pillar Calendar in the Appendix. We can catch the binomial Geng-Chen on the first line. Then we know that Geng carries Yang Metal solely and Chen Yang Earth, plus a little Yin Water and Yin Wood, just by looking at the conversion table on the Pillar of Destiny worksheet below. (Illustration 5)

The Fixed Earthly Branches

For a smooth sailing in the sea of the Four Pillars, we need to become familiar with the fundamentals. Because all these branches are kept cycling forever, we can find them registered in every twelve years, twelve months, twelve days and twelve hours. The conversions from branches to the solar months and hours are listed below for a quick comparison.

Branches	Solar Months/Days	Solar Hours
	From to	from to
Yin	2/4, 5 ~3/5,6,	3 ~ 5 AM
Mao	3/5, 6 ~ 4/5, 6	5 ~ 7 AM
Chen	4/5, 6 ~ 5/5, 6	7 ~ 9 AM
Si	5/5, 6 ~ 6/6, 7	9 ~ 11 AM
Wu	6/6, 7 ~ 7/7, 8	11 ~ 1 PM
Wei	7/7, 8 ~ 8/7, 8	1 ~ 3 PM
Shen	8/7, 8 ~ 9/7, 8	3 ~ 5 PM
You	9/7, 8 ~ 10/8, 9	5 ~ 7 PM
Shu	10/8, 9 ~ 11/7, 8	7 ~ 9 PM
Hai	11/7, 8 ~ 12/7, 8	9 ~ 11 PM
Zi*	12/7, 8 ~ 1/5, 6	11 ~ 12 PM & 12 ~ 1AM
Chou	1/ 5, 6 ~ 2/4, 5	1 ~ 3 AM

* Zi covers both the first and last hour of a day.

34

The Fastest Way to Plotting A Natal Chart

Most of the Chinese believe that it not only takes time to study, but also requires talent to plot a pillar chart quickly. The world is changing, and so does the methodology in the study of the Four Pillars. Before, we needed a chart to convert the lunar to the solar calendar. Some skillful practitioners do finger calculations to plot a chart in minutes. However, that requires a lot of practice. Today, it has never been so easy to plot a pillar chart as quickly as the skillful practitioners do. Thanks to the Pillar Calendar, it has made the conversion from solar to lunar obsolete. With a few glances, we can find the binomials of the birth year, month and day we are looking for. After having the last check for the hour binomial on another chart, bingo, the job is done. Here is a demonstration; you may work on a piece of paper to check the result.

Illustration 5 Worksheet

Pillars of Destiny

Name: _____

Year of Birth: _____

Month of Birth: _____

Day of Birth: _____

Time of Birth: _____

Heavenly Stem	Element	Earthly Branch	Element
Jia	(Yang) Wood	Zi	Water
Yi	(Yin) Wood	Chou	Earth, Metal, Water
Bing	(Yang) Fire	Yin	Wood, Fire, Earth
Ding	(Yin) Fire	Mao	Wood
Wu	(Yang) Earth	Chen	Earth, Wood, Water
Ji	(Yin) Earth	Si	Fire, Earth, Metal
Geng	(Yang) Metal	Wu	Fire, Earth
Xin	(Yin) Metal	Wei	Earth, Wood, Fire
Ren	(Yang) Water	Shen	Metal, Water, Earth
Gui	(Yin) Water	You	Metal
		Shu	Earth, Fire, Metal
		Hai	Water, Wood

	Birth Hour	Birth Day	Birth Month	Birth Year
Heavenly Stems				
Element				
Earthly Branches				
Element (1)				
Element (2)				
Element (3)				

Wood: _____ _____ %

Fire: _____ _____ %

Earth: _____ _____ %

Metal: _____ _____ %

Water: _____ _____ %

A _____ ◯◯ _____ %

B _____ ◯◯◯◯ _____ %

Example #1

Mr. A, was born on 2/3/63 at 8:00 PM. To plot a chart for him, first we need to find the binomials at the right place on the Pillar Calendar. The proper order is to locate the year first, then the day, followed by the month, and finally the hour. Here we explain the procedure in detail. (Illustration 6)

To get the binomial of the year:

Mr. A was born on 02/03/1963 at 8 P.M. in New York, USA. Although finding the year 1963 is not hard, it is easy to neglect checking the season. Spring is the season that represents the beginning of a New Year. Spring began at 9:08 P.M. Feb. 4, in 1963. Mr. A's birthday was Feb. 3, 1963, therefore he was not born in lunar 1963. He was born on the last day in lunar 1962, the Year of Tiger. All the information is available in the calendar of 1963, except the year binomial for 1962 which remains in the calendar of 1962, that is **Ren-Yin.** (Look at the Calendar below.)

To get the binomial of the day:

This is a straight reading. By looking at the spot where the third day of February is in the second left vertical column, we have **Ding-Chou.**

To get the binomial of the month:

Still focusing on the same column of February, read carefully the information in the top square; we know that the lunar January of 1963 started 02/04/1963 at 21:08 (9:08 P.M.). So, Mr. A's birth month must be the lunar December of 1962; the corresponding binomial **Kui-Chou** is listed in the top flat square.

Illustration 6

Year

1962 The Year of the Tiger (Ren Yin)

Geng Zi	Xin Chou	Ren Yin	Kui Mao	Jia Chen	Yi Si	Bing Wu	Ding Wei	Wu Shen	Ji You	Geng Shu	Xin Hai
Xin Chou	Ren Yin	Kui Mao	Jia Chen	Yi Si	Bing Wu	Ding Wei	Wu Shen	Ji You	Geng Shu	Xin Hai	Ren Zi
1/6	2/4	3/6	4/5	5/6	6/6	7/7	8/8	9/8	10/9	11/8	12/7
3:35	15:13	9:36	14:34	8:16	12:31	23:16	9:34	11:16	3:57	6:35	23:06

Day	JAN	FEB	MAR	APR	MAY	JUNE	JULY	AUG	SEPT	OCT	NOV	DEC
1	Ji Hai	Geng Wu	Wu Shu	Ji Si	Ji Hai	Geng Wu	Geng Zi	Xin Wei	Ren Yin	Ren Shen	Kui Mao	Kui You
2	Geng Zi	Xin Wei	Ji Hai	Geng Wu	Geng Zi	Xin Wei	Xin Chou	Ren Shen	Kui Mao	Kui You	Jia Chen	Jia Shu
3	Xin Chou	Ren Shen	Geng Zi	Xin Wei	Xin Chou	Ren Shen	Ren Yin	Kui You	Jia Chen	Jia Shu	Yi Si	Yi Hai
4	Ren Yin	Kui You	Xin Chou	Ren Shen	Ren Yin	Kui You	Kui Mao	Jia Shu	Yi Si	Yi Hai	Bing Wu	Bing Zi
5	Kui Mao	Jia Shu	Ren Yin	Kui You	Kui Mao	Jia Shu	Jia Chen	Yi Hai	Bing Wu	Bing Zi	Ding Wei	Ding Chou
6	Jia Chen	Yi Hai	Kui Mao	Jia Shu	Jia Chen	Yi Hai	Yi Si	Bing Zi	Ding Wei	Ding Chou	Wu Shen	Wu Yin
7	Yi Si	Bing Zi	Jia Chen	Yi Hai	Yi Si	Bing Zi	Bing Wu	Ding Chou	Wu Shen	Wu Yin	Ji You	Ji Mao
8	Bing Wu	Ding Chou	Yi Si	Bing Zi	Bing Wu	Ding Chou	Ding Wei	Wu Yin	Ji You	Ji Mao	Geng Shu	Geng Chen
9	Ding Wei	Wu Yin	Bing Wu	Ding Chou	Ding Wei	Wu Yin	Wu Shen	Ji Mao	Geng Shu	Geng Chen	Xin Hai	Xin Si
10	Wu Shen	Ji Mao	Ding Wei	Wu Yin	Wu Shen	Ji Mao	Ji You	Geng Chen	Xin Hai	Xin Si	Ren Zi	Ren Wu
11	Ji You	Geng Chen	Wu Shen	Ji Mao	Ji You	Geng Chen	Geng Shu	Xin Si	Ren Zi	Ren Wu	Kui Chou	Kui Wei
12	Geng Shu	Xin Si	Ji You	Geng Chen	Geng Shu	Xin Si	Xin Hai	Ren Wu	Kui Chou	Kui Wei	Jia Yin	Jia Shen
13	Xin Hai	Ren Wu	Geng Shu	Xin Si	Xin Hai	Ren Wu	Ren Zi	Kui Wei	Jia Yin	Jia Shen	Yi Mao	Yi You
14	Ren Zi	Kui Wei	Xin Hai	Ren Wu	Ren Zi	Kui Wei	Kui Chou	Jia Shen	Yi Mao	Yi You	Bing Chen	Bing Shu
15	Kui Chou	Jia Shen	Ren Zi	Kui Wei	Kui Chou	Jia Shen	Jia Yin	Yi You	Bing Chen	Bing Shu	Ding Si	Ding Hai
16	Jia Yin	Yi You	Kui Chou	Jia Shen	Jia Yin	Yi You	Yi Mao	Bing Shu	Ding Si	Ding Hai	Wu Wu	Wu Zi
17	Yi Mao	Bing Shu	Jia Yin	Yi You	Yi Mao	Bing Shu	Bing Chen	Ding Hai	Wu Wu	Wu Zi	Ji Wei	Ji Chou
18	Bing Chen	Ding Hai	Yi Mao	Bing Shu	Bing Chen	Ding Hai	Ding Si	Wu Zi	Ji Wei	Ji Chou	Geng Shen	Geng Yin
19	Ding Si	Wu Zi	Bing Chen	Ding Hai	Ding Si	Wu Zi	Wu Wu	Ji Chou	Geng Shen	Geng Yin	Xin You	Xin Mao
20	Wu Wu	Ji Chou	Ding Si	Wu Zi	Wu Wu	Ji Chou	Ji Wei	Geng Yin	Xin You	Xin Mao	Ren Shu	Ren Chen
21	Ji Wei	Geng Yin	Wu Wu	Ji Chou	Ji Wei	Geng Yin	Geng Shen	Xin Mao	Ren Shu	Ren Chen	Kui Hai	Kui Si
22	Geng Shen	Xin Mao	Ji Wei	Geng Yin	Geng Shen	Xin Mao	Xin You	Ren Chen	Kui Hai	Kui Si	Jia Zi	Jia Wu
23	Xin You	Ren Chen	Geng Shen	Xin Mao	Xin You	Ren Chen	Ren Shu	Kui Si	Jia Zi	Jia Wu	Yi Chou	Yi Wei
24	Ren Shu	Kui Si	Xin You	Ren Chen	Ren Shu	Kui Si	Kui Hai	Jia Wu	Yi Chou	Yi Wei	Bing Yin	Bing Shen
25	Kui Hai	Jia Wu	Ren Shu	Kui Si	Kui Hai	Jia Wu	Jia Zi	Yi Wei	Bing Yin	Bing Shen	Ding Mao	Ding You
26	Jia Zi	Yi Wei	Kui Hai	Jia Wu	Jia Zi	Yi Wei	Yi Chou	Bing Shen	Ding Mao	Ding You	Wu Chen	Wu Shu
27	Yi Chou	Bing Shen	Jia Zi	Yi Wei	Yi Chou	Bing Shen	Bing Yin	Ding You	Wu Chen	Wu Shu	Ji Si	Ji Hai
28	Bing Yin	Ding You	Yi Chou	Bing Shen	Bing Yin	Ding You	Ding Mao	Wu Shu	Ji Si	Ji Hai	Geng Wu	Geng Zi
29	Ding Mao		Bing Yin	Ding You	Ding Mao	Wu Shu	Wu Chen	Ji Hai	Geng Wu	Geng Zi	Xin Wei	Xin Chou
30	Wu Chen		Ding Mao	Wu Shu	Wu Chen	Ji Hai	Ji Si	Geng Zi	Xin Wei	Xin Chou	Ren Shen	Ren Yin
31	Ji Si		Wu Chen		Ji Si		Geng Wu	Xin Chou		Ren Yin		Kui Mao

Month   Day

1963 The Year of the Rabbit (Kui Mao)

Ren Zi	Kui Chou	Jia Yin	Yi Mao	Bing Chen	Ding Si	Wu Wu	Ji Wei	Geng Shen	Xin You	Ren Shu	Kui Hai
Kui Chou	Jia Yin	Yi Mao	Bing Chen	Ding Si	Wu Wu	Ji Wei	Geng Shen	Xin You	Ren Shu	Kui Hai	Jia Zi
1/6	2/4	3/6	4/5	5/6	6/6	7/8	8/8	9/8	10/9	11/8	12/8
9:27	21:08	15:17	20:19	13:52	18:15	4:45	15:18	17:12	9:41	11:32	4:11

Day	JAN	FEB	MAR	APR	MAY	JUNE	JULY	AUG	SEPT	OCT	NOV	DEC
1	Jia Chen	Yi Hai	Kui Mao	Jia Shu	Jia Chen	Yi Hai	Yi Si	Bing Zi	Ding Wei	Ding Chou	Wu Shen	Wu Yin
2	Yi Si	Bing Zi	Jia Chen	Yi Hai	Yi Si	Bing Zi	Bing Wu	Ding Chou	Wu Shen	Wu Yin	Ji You	Ji Mao
3	Bing Wu	Ding Chou	Yi Si	Bing Zi	Bing Wu	Ding Chou	Ding Wei	Wu Yin	Ji You	Ji Mao	Geng Shu	Geng Chen
4	Ding Wei	Wu Yin	Bing Wu	Ding Chou	Ding Wei	Wu Yin	Wu Shen	Ji Mao	Geng Shu	Geng Chen	Xin Hai	Xin Si
5	Wu Shen	Ji Mao	Ding Wei	Wu Yin	Wu Shen	Ji Mao	Ji You	Geng Chen	Xin Hai	Xin Si	Ren Zi	Ren Wu
6	Ji You	Geng Chen	Wu Shen	Ji Mao	Ji You	Geng Chen	Geng Shu	Xin Si	Ren Zi	Ren Wu	Kui Chou	Kui Wei
7	Geng Shu	Xin Si	Ji You	Geng Chen	Geng Shu	Xin Si	Xin Hai	Ren Wu	Kui Chou	Kui Wei	Jia Yin	Jia Shen
8	Xin Hai	Ren Wu	Geng Shu	Xin Si	Xin Hai	Ren Wu	Ren Zi	Kui Wei	Jia Yin	Jia Shen	Yi Mao	Yi You
9	Ren Zi	Kui Wei	Xin Hai	Ren Wu	Ren Zi	Kui Wei	Kui Chou	Jia Shen	Yi Mao	Yi You	Bing Chen	Bing Shu
10	Kui Chou	Jia Shen	Ren Zi	Kui Wei	Kui Chou	Jia Shen	Jia Yin	Yi You	Bing Chen	Bing Shu	Ding Si	Ding Hai
11	Jia Yin	Yi You	Kui Chou	Jia Shen	Jia Yin	Yi You	Yi Mao	Bing Shu	Ding Si	Ding Hai	Wu Wu	Wu Zi
12	Yi Mao	Bing Shu	Jia Yin	Yi You	Yi Mao	Bing Shu	Bing Chen	Ding Hai	Wu Wu	Wu Zi	Ji Wei	Ji Chou
13	Bing Chen	Ding Hai	Yi Mao	Bing Shu	Bing Chen	Ding Hai	Ding Si	Wu Zi	Ji Wei	Ji Chou	Geng Shen	Geng Yin
14	Ding Si	Wu Zi	Bing Chen	Ding Hai	Ding Si	Wu Zi	Wu Wu	Ji Chou	Geng Shen	Geng Yin	Xin You	Xin Mao
15	Wu Wu	Ji Chou	Ding Si	Wu Zi	Wu Wu	Ji Chou	Ji Wei	Geng Yin	Xin You	Xin Mao	Ren Shu	Ren Chen
16	Ji Wei	Geng Yin	Wu Wu	Ji Chou	Ji Wei	Geng Yin	Geng Shen	Xin Mao	Ren Shu	Ren Chen	Kui Hai	Kui Si
17	Geng Shen	Xin Mao	Ji Wei	Geng Yin	Geng Shen	Xin Mao	Xin You	Ren Chen	Kui Hai	Kui Si	Jia Zi	Jia Wu
18	Xin You	Ren Chen	Geng Shen	Xin Mao	Xin You	Ren Chen	Ren Shu	Kui Si	Jia Zi	Jia Wu	Yi Chou	Yi Wei
19	Ren Shu	Kui Si	Xin You	Ren Chen	Ren Shu	Kui Si	Kui Hai	Jia Wu	Yi Chou	Yi Wei	Bing Yin	Bing Shen
20	Kui Hai	Jia Wu	Ren Shu	Kui Si	Kui Hai	Jia Wu	Jia Zi	Yi Wei	Bing Yin	Bing Shen	Ding Mao	Ding You
21	Jia Zi	Yi Wei	Kui Hai	Jia Wu	Jia Zi	Yi Wei	Yi Chou	Bing Shen	Ding Mao	Ding You	Wu Chen	Wu Shu
22	Yi Chou	Bing Shen	Jia Zi	Yi Wei	Yi Chou	Bing Shen	Bing Yin	Ding You	Wu Chen	Wu Shu	Ji Si	Ji Hai
23	Bing Yin	Ding You	Yi Chou	Bing Shen	Bing Yin	Ding You	Ding Mao	Wu Shu	Ji Si	Ji Hai	Geng Wu	Geng Zi
24	Ding Mao	Wu Shu	Bing Yin	Ding You	Ding Mao	Wu Shu	Wu Chen	Ji Hai	Geng Wu	Geng Zi	Xin Wei	Xin Chou
25	Wu Chen	Ji Hai	Ding Mao	Wu Shu	Wu Chen	Ji Hai	Ji Si	Geng Zi	Xin Wei	Xin Chou	Ren Shen	Ren Yin
26	Ji Si	Geng Zi	Wu Chen	Ji Hai	Ji Si	Geng Zi	Geng Wu	Xin Chou	Ren Shen	Ren Yin	Kui You	Kui Mao
27	Geng Wu	Xin Chou	Ji Si	Geng Zi	Geng Wu	Xin Chou	Xin Wei	Ren Yin	Kui You	Kui Mao	Jia Shu	Jia Chen
28	Xin Wei	Ren Yin	Geng Wu	Xin Chou	Xin Wei	Ren Yin	Ren Shen	Kui Mao	Jia Shu	Jia Chen	Yi Hai	Yi Si
29	Ren Shen		Xin Wei	Ren Yin	Ren Shen	Kui Mao	Kui You	Jia Chen	Yi Hai	Yi Si	Bing Zi	Bing Wu
30	Kui You		Ren Shen	Kui Mao	Kui You	Jia Chen	Jia Shu	Yi Si	Bing Zi	Bing Wu	Ding Chou	Ding Wei
31	Jia Shu		Kui You		Jia Shu		Yi Hai	Bing Wu		Ding Wei		Wu Shen

To get the binomial of the hour:

To find the matching heavenly stem for the hourly branch, we need to take two steps. The first is to find the column where the day stem belongs; then to pinpoint the small, flat square where the hour branch and the day stem meet. In that square, we get Geng; because Mr. A was born on the day of **Ding- Chou**, of which Ding is the heavenly stem. Moving horizontally from the hour Shu (the earthly branch, representing the time energy between 7 to 9 in the evening) on the left to the fourth column with stem Ding (or Ren) on the top, we will not miss Geng. Geng is the heavenly stem, make a pair with Shu, the hour binomial **Geng-Shu** is found. (p.39)

The Hour Binomial Chart

Birth hours' Earthly Branches	Heaven Stem of the Day				
	JIA JI	YI GENG	BING XIN	DING REN	WU KUI
12 am -1 am ZI	Jia	Bing	Wu	Geng	Ren
1 am -3 am CHOU	Yi	Ding	Ji	Xin	Kui
3 am -5 am YIN	Bing	Wu	Geng	Ren	Jia
5 am -7 am MAO	Ding	Ji	Xin	Kui	Yi
7 am -9 am CHEN	Wu	Geng	Ren	Jia	Bing
9 am -11 am SI	Ji	Xin	Kui	Yi	Ding
11 am -1 pm WU	Geng	Ren	Jia	Bing	Wu
1 pm -3 pm WEI	Xin	Kui	Yi	Ding	Ji
3 pm -5 pm SHEN	Ren	Jia	Bing	Wu	Geng
5 pm -7 pm YOU	Kui	Yi	Ding	Ji	Xin
7 pm -9 pm SHU	Jia	Bing	Wu	Geng	Ren
9 pm -11 pm HAI	Yi	Ding	Ji	Xin	Kui
11 pm -12 am ZI	Bing	Wu	Geng	Ren	Jia

It's time for us to put the four binomials together for Mr. A. The plotting process for the pillar chart is complete as shown below. We have pillars ranging from the left to the right, in the sequence of hour, day, month and then year. Mr. A's destiny chart reveals the natal energy structure for him, no matter what he may do after birth, this energy structure still plays a major role in his life. Here is his chart:

Hour	Day	Month	Year
Geng	Ding	Kui	Ren
Shu	Chou	Chou	Yin

Please take out another worksheet, as we have one more to practice. The chart we are going to plot will be handy for the energy analysis later.

Example #2:

Mr. L was born at 11:30 P.M. on 08/09/33. To set the pillars for the year we can quickly choose the binomial of 1933 in the calendar. The binomial of a year becomes valid until the spring starts (2/4 or 2/5). In this case, Mr. L's birthday was in August, therefore, Kui-You is the right pillar. Write it down on the right side of the worksheet, in a classical Chinese way like this: **Year of Kui-You.**

In searching for the binomial of 08/09, first we need to find the ninth day on the left side of the chart, then moving horizontally to the right until meeting the column of August. In the flat square, we find Ding-Wei. Write it down in the birthday space next to the month pillar: **Day of Ding-Wei.**

To set the pillar for the month look at the column of August on the same page of 1933. The time on which the climate changes is indicated in the top square. As a rule, we take the binomial above that square for people born before the climate change and the binomial below for the people born afterward. The climate was changed at 8:26 AM on August the 9th, and Mr. L was born at 11:30 P.M., many hours past that time. Therefore, Mr. L's month binomial should be **Geng-Shu**, the lower one. If his birth time were before 8:26 A.M., we would have chosen the binomial Ji-Wei. It is the same month binomial that appears in the box for the previous month, July, and has been carried over to August. Now the pillar chart should look like this:

Day   Month Year
Ding   **Geng**   **Kui**
Wei   **Shen**   **You.**

To set the pillar for the hour a special chart is needed. Check the Hour Binomial Chart to find the right binomial. Because the earthly branches of the hour are fixed in the left column of the chart, the only part you need to look at is the heavenly stem. In order to find the right stem for an hour, the first step is to find the column where the stem of the day is. Special attention needs to be paid to the hour Zi. It has two different time frames; one is between 12 A.M. to 1 A.M. when the day starts, and another is 11 P.M. to 12 A.M. when the day ends, although they carry different heavenly stems.

Mr. L was born at 11:30 P.M. (written as 23:30), so just check the square where the hour 11:30 P.M., **Zi** (move from the left) and his birthday stem **Ding** (from the top) meet. That is **Ren**. As the earthly branch, it sits right under the hour range in each small box on the left, just pick one that fits. Simply stack Bing on top of Zi, and Bingo, an hour binomial **Bing-Zi** is formed.

In a lunar way, instead of twenty-four hours in a day, there are only twelve. Every two hours form one branch; twelve branches make a day.

Let us look at the work we have done for Mr. L:

Hour	Day	Month	Year
Ren	**Ding**	**Geng**	**Kui**
Zi	**Wei**	**Shen**	**You**

The two pillar charts we have plotted have quite a few tricks involved. They are chosen for the purpose of demonstration. The chance to plot the "borderline" case as the first one is rare. Practice makes perfect. How about having a test drive now?

Part 2: The Natal Energy Analysis

The Preliminary Energy Calculations

The Rule of Calculation

To calculate natal energies is to identify the time and geographical related factors that formed at the moment of a child's birth. It is the magic of mighty nature, putting three energy pieces, heaven (time), earth (location) and a new life (human), together in such way that it becomes energy trend for a person's lifetime. This is where the study of Feng Shui alignment begins.

Because there are eight words in a chart, and each word carries an equal amount of weight, therefore, each word has 12.5 % of value. What we need to do next is to put all the elements a chart has into five different groups. After adding the value of the same element from both the stems and the branches, we have the base value for each group. And after completing the five groups, a preliminary calculation is done.

The elemental value of each stem is 12.5%, because only a single element is involved. However, the branches have different numbers of elements; we, therefore, have three ways to calculate corresponding to three scenarios:

a) Single element branch carries 12.5% value; for example Zi has 12.5% Water, Mao has 12.5% Wood, and You has 12.5% Metal.

42

b) If a branch has two elements, the major element has 8.75%, and the minor one 3.75%, totaling 12.5%. For example, Wu has 8.75% Fire and 3.75% Earth, Hai has 8.75% Water and 3.75% Wood.

c) If a branch has three elements, the major element possesses 7.5%, and the two minor ones have 2.5% each. These branches are Chen, Shu, Chou, Wei, Yin Si and Shen. For example, in Chen, the Earth value is 7.5%, while Water and Wood have only 2.5% each.

Energy Evaluation

After the percentages of the five elements have been figured out, a element which carries 15 to 25% value is considered balanced, below 15% is weak, above 25% is strong, below 5% is extremely weak, and over 35% is extremely strong. For an accurate analysis, the energies must also be evaluated as follows:

Combine two elemental strengths next to each other in the Nourishing Circle to form a group: When we examine an element, combining the value of that element with its grantor is to get a broad picture, not limiting our thinking to the value of a single one only. For instance, if a single element is weak (< 15%), but its group energy is above 40%, then it is not a weak element. If a single element seems strong (> 25%), but its group strength is below 40%, then it is still a weak one. Within two elements in a group, there are a mother and a child. The one whose position is in the front (clockwise) is the mom (See the illustration of Nourishing Cycle). If we take Fire, which represents the day stem in Mr. L's case, for an example, it is the child of Wood, which is its mom. Their combined energy is called **Group A** (as indicated in the middle right on the Four Pillars worksheet). The rest of the three elements make up **Group B**, representing the energies on the opposite side. Here is the evaluation summary:

	Very Weak	Weak	Balanced	Strong	Very Strong
Single	< 5	< 15	15 to 25	> 25	> 35
Group	< 20	< 40	40 to 50	> 50	> 70

Let us use Mr. L's case to calculate energies. He was born on August 9, 1933, at 11:30 P.M., so according to the Pillar Calendar, his natal chart has been plotted as shown below.

Hour	Day	Month	Year
Ren	Ding*	Geng	Kui
W	F	M	W —elements in stems
Zi	Wei	Shen	You
W	E/F/D	M/W/E	M —-elements in branches

(Abbreviations: W = Water, D = Wood, F = Fire, E = Earth, M = Metal)
* The day stem is also called **Day Master or Self**. Mr. L's day stem is Ding, therefore his Self energy is the total value of all Fire ingredients in the chart.

Here is the preliminary calculation for Mr. L:

Metal =   12.5 + 12.5 + 7.5 = 32.5
Water =   12.5 + 12.5 +12.5 + 2.5 = 40
Wood =   2.5
Fire   =   12.5 + 2.5 = 15
Earth =   7.5 +   2.5 = 10

Element & Percentage	Status
Fire (Self) 15%	= balanced,
Metal 32.5%	= strong,
Water 40%	= very strong,
Earth 10%	= weak,
Wood 2.5%	= very weak
Group A (Wood + Fire) 17.5%	= very weak

The day stem represents the center of energy in a cosmic system. Fire is the core in this case. It has only 15% value, and although it seems balanced by combing this single element with its grantor the strength becomes 17.5% only, therefore a weak Day Master is defined. Opposing this, we find overwhelming energy in the Metal and Water group, a combination of 72.5% value to deplete the Day Master. What a great threat to Wood and Fire! If Mr. Li knew the simple fact that he should be away from those bad energies, as Water damages, Metal dissolves, and Earth drains, he could have survived the most dangerous year 1989 (Read the details in Chapter Five).

Although the basic percentage of elements can be obtained through the calculation we have done, a few more steps are required for fine-tuning. We will discuss the modifications based on the seasonal factors. We will also move one level higher to read the interactions among both stems and branches to define the important energy impacts. Elements are like people. There are combinations, and like people in love, their energies merged or transformed; there are clashes and friction, such as when people fight or are in trouble, then the energies become destroyed or stagnated.

As to the special energy groups, those are people who have either extremely strong or extremely weak energy groups in the system; therefore, they do not follow the regular way of balance. Only a limited number of people can be categorized into the special groups. The criteria are strict, their optimal energy requirements are special, and we will discuss them soon.

The Seasonal Modifications

To modify the percentages of elements according to the birth season is an important step. Because the seasonal modification has an impact of 25% ~ 50% toward all the elements preliminarily calculated, many astrologers believe that the month branch can influence the natal energy status greatly. **According to the relationship to the main element of the birth month,** the matching table for the seasonal factors is drawn.

Kin	Offspring	Grantor	Subordinate	Ruler
1.25	1.15	0.85	0.75	1.0*

* The factor 1.0 means no change of value to the ruler element of the season. However, when the total seasonal energy becomes as much as 300% or more to that of the ruler, the factor is changed to 0.85.

Let us continue to analyze Mr. L's chart. Look at his birth month binomial, Geng-<u>Shen</u>. Metal is the dominating element in the month of Shen, thus all the elements must be adjusted to Metal. This process requires first the relationship of each element to be identified, including the Metal itself, then finding the adjustment factor accordingly. Here are the details:

Kin/Metal: because the season carries the same element, Metal is the kin. The formula for the kin is to multiply by 1.25, or to add 25% more energy to the Metal value from the preliminary calculation.

Metal: $32.5 \times 1.25 = 40.63$

Offspring/Water: because the season is the nourishing element, Water becomes its offspring. Water receives 15% support from the parent, so the formula for the offspring is to multiply by 1.15.

$$Water: \ 40 \times 1.15 = 46$$

Grantor/Earth: because the seasonal factor works as the nourished party, therefore, Earth is the grantor. Nourishment consumes energy, just like taking care of children drains energy out of mother, so does the grantor's job. We multiply the number by 0.85.

$$Earth: \ 10 \times 0.85 = 8.5$$

Subordinate/Wood: because the season behaves as the ruler of Wood, Wood gets destroyed by the season, therefore the formula is to multiply its original energy by 0.75, meaning taking away 25% energy from it.

$$Wood: \ 2.5 \times 0.75 = 1.88$$

Ruler/Fire: as the ruler of the birth month, in most cases, because the subordinate is in the season, the ruler has no power over it, therefore nothing happens. Under an unusual condition, when the strength of the subordinate has reached such a high level (3 times stronger than the ruler), the ruler has to deduct 15% energy. In this case, the overpowered Metal (32.5%) has not reached this stage, therefore no change is made.

$$Fire: \ 15 \times 1 = 15$$

Have we paid attention to the major element in each month branch? If not, or you do not know where to get the information, please refer to the worksheet of the Four Pillars. The first element in a branch is the major one. It is this element that determines the seasonal modification factors. For instance, in the branch Shen, Metal is the first one. Therefore, surrounding Metal, the five relationships are identified, and the corresponding modifications for Mr. L followed.

Practice makes perfect. Due to the shifting of the focal energy, many people may get confused. Making sure to not get lost in the five relationships ensures the accuracy of the analysis. You are encouraged to memorize the nourishing and controlling cycles. Let us review the energy movement patterns in the previous chapter. "Early birds catches the worm," meaning hard work brings rewards. No doubt, the mastery of Feng Shui can be within anyone's reach, providing the application of more concentration.

The Important Energy Influences

We are going to enter the "life show" in the energy kingdom. It will become exciting to many people, but could be mind-boggling for others. Imagine each stem or branch is as vivid as an individual, a person with characteristics. Love, sacrifice, fighting and frustration can be seen among 10 stems and 12 branches. In the form of combination, the pairs and the trios (including the quartet), we see love and sacrifice; while the fighting and frustration are unveiled in the clash and the friction. Each form, regardless of which, has an influence to natal chart energy. The combination generates new energy and at the same time decreases the original ones involved in the stems or branches; whereas the clash destroys the subordinate and dissolves the ruler, simply as the outcome of a controlling circle. As to the friction, they usually make energies distracted or bound in a vicious cycle.

The Five Stem Pairs

Five stem pairs and their outcome elements:

STEM PAIR			OUTCOME ELEMENTS	
Jia	**(1)** ——	**Ji**	**(6)**	= **Earth**
Yi	**(2)** ——	**Geng**	**(7)**	= **Metal**
Bing	**(3)** ——	**Xin**	**(8)**	= **Water**
Ding	**(4)** ——	**Ren**	**(9)**	= **Wood**
Wu	**(5)** ——	**Kui**	**(10)**	= **Fire**

Like a chemical synthesis, the new substance can be produced under certain conditions in a pair as the result of compounding. For the two parties in a pair to attract each other, a Yin to Yang or Yang to Yin match is a must. Moreover, the new element can be generated only when that element is the same as the seasonal element (the major element of the month). In other words, the major element of the birth month branch is exactly the same element as the outcome element of the pair. Here are the details:

When Jia (1) combines with Ji (6) more **Earth** is formed in the month of **Chen, Wei, Shu and Chou;**

When Yi (2) pairs with Geng (7) more **Metal** is generated in the month of **Shen and You;**

When Bing (3) connects with Xin (8) more **Water is available** in the month of **Hai and Zi;**

When Ding (4) marries Ren (9) more **Wood** is transformed in the month of **Yin and Mao;**

When Wu (5) unites Kui (10) more **Fire** is produced in the month of **Si and Wu;**

The Qualified Stem Pairs at a Glance

Stems   Jia-Ji   Yi-Geng   Bing-Xin   Ren-Ding Wu-Kui
Solar Month (Read the season change in the Pillar Calendar for the starting day/time in each month.)

	Jia-Ji	Yi-Geng	Bing-Xin	Ren-Ding	Wu-Kui
Yin-Feb.				**Wood**	
Mao-Mar.				**Wood**	
Chen-Apr. Earth					
Si—May					**Fire**
Wu-June					**Fire**
Wei-July Earth					
Shen-Augu.		**Metal**			
You-Sept.		**Metal**			
Shu-Oct. Earth					
Hai-Nov.			**Water**		
Zi—Dec.			**Water**		
Chou-Jan. Earth					

If a pair is formed in an unqualified month, that is, in the months other than those in the chart, there is no energy transformation. For the sake of love and sacrifice, the original energy can not be kept intact, either. Once a pair is defined, the natal chart energy should be reevaluated. The new energy supported by the season takes priority. Sounds confusing? The Four Pillars astrology is a huge maze, with countless varieties. By studying more real life cases, we can reach a high degree of accuracy in reading soon.

The Six Branch Pairs

After knowing the matchmaking skill and the outcome elements as a result of pairing in stems, now let us turn to the branches. The preliminary calculation still remains in effect, if it is a non-qualified pair, or if the two parties stay apart. The chart below indicates that once a qualified pair is found, energy modifications follow. Here are the six branch pairs and their outcome elements:

The Qualified Branch Pairs at a Glance

	Branch Pair		Outcome Element	Qualified Month
Zi	(1)—Chou	(2) =	Earth	Jan., April, July or Oct.
Yin	(3)—Hai	(12) =	Wood	Feb., March
Mao	(4)—Shu	(11) =	Fire	May, June
Chen	(5)—You	(10) =	Metal	Aug., Sept.
Si	(6)—Shen	(9) =	Water	Nov. , Dec.
Wu	(7)—Wei	(8) =	Fire	in May, June or
			Earth	in Jan., Apr., July & Oct.

The precondition of a qualified pair is that the outcome element **is the major element of the birth month branch, which is the first, underlined element in the branch chart,** such as the pair Mao-Shu makes Fire stronger in the month of Mao.

The Trio Union of the Branches

In addition to the stem and branch pairs, a bigger energy shift also deserves a lot of attention, that is the trio union of the branches.

Type of Trio Union			Outcome Element
Shen—Zi—Chen	or	Hai—Zi—Chou ——	Water
Yin—Wu—Shu	or	Si—Wu—Wei ——	Fire
Si—You—Chou	or	Shen—You—Shu ——	Metal
Hai—Mao—Wei	or	Yin—Mao—Chen ——	Wood

Once a trio in the branch is identified, plus its outcome element is also located in one or more stems in the chart, then an energy transformation is ascertained. Otherwise, it is an unqualified trio. For example, stem Jia or Yi

49

stands on the top, accompanying Hai-Mao-Wei branch trio at the bottom; that is a qualified Wood trio union. There is no restriction as to how the Hai, Mao and Wei are positioned.

This could be a tough job for some of us to remember all the parties in the two groups of trio union. Therefore, the easiest way is to mark the branches from Zi to Hai with the numbers ranging from 1 to 12. Then, memorize the number combinations. Here they are:

An Easy Way to Memorize the Trio Union

Type of Trio Union		Outcome Element
9—1— 5	or 12—1 — 02	strong Water
6—10—2	or 09—10—11	strong Metal
3—7—11	or 06—07—08	strong Fire
8—4—12	or 03—04—05	strong Wood

It is simple to memorize the left groups; starting from 1 and up, take every other three to make a trio, so we have 1—5—9, 2—6—10, 3—7—11 and 4—8—12, four trios. To memorize the right column trios are simpler, just start from 3, put every three numbers in succession in one group; we immediately put 3—4—5, 6—7—8, 9—10—11 and 12—1—2 into four groups. They represent four seasons, from spring to winter. But to get the actual number of the month, we should less one from the number in these groups; for example, 3 stands for February (3 - 1 = 2), and 11 for October (11 - 1 = 10). **No matter which group it is, any formation of trios, including the non-qualified, makes energy value change.**

The four groups on the left can also form partial trios. Such as 10/You—2/Chou, or 6/Si—10/You... **as far as it has a center in it. There are four centers in the branches: Zi—1, Mao—4, Wu—7 and You—10.** Any one of those can make two semi-trios by combining the branches on both sides. Taking Zi for an example, Shen—Zi and Zi—Chen are two semi-trios. The outcome energy in a partial trio is only half as much as a complete one. Should we give trio and semi-trio some credit? Oh, yes. On the worksheet, just put a "++" sign on the upper right corner of the element that has a trio, or a "+" for a semi-trio. Because each "+" carries approximately 10% value, therefore we need to make energy influence modifications on top of the seasonal modifications, which follows the preliminary calculation. The other groups of trios are sequential and represent energy of the entire season, therefore no semi-trios can be made.

Because the strength an element gained must be equal to the energy lost by the other element, we consider the total energy in a chart to never change. Therefore, it is appropriate to put "- " signs on the upper-right corners of the corresponding elements which have merged (sacrificed) their original energies into (to) the new ones, no matter in a pair, a partial trio or a trio. Under the same token, each "-" means an energy deduction of 10% to the element it attaches.

The Quartet

In the Four Pillar system, there is only one quartet, that is the Earth quartet. It is a combination of four Earth branches, **Chen-Wei-Shu-Chou**. In terms of seasonal energy, throughout an entire year, between every two seasons there is one Earth month. They are April, July, October, and January. However, the starting dates must be adjusted to the lunar calendar; we can easily find them by looking into the Pillar Calendar attached in the appendix. If all of them become available in a natal chart, no matter how they are positioned, they form a quartet. An Earth quartet accompanied with Wu or Ji heavenly stem is a qualified one. In any case, the Earth energy is significantly increased, as long as an Earth quartet is present, indicating abundance of Earth energy in a natal chart.

The Clash

The clash is the opposite side of combination. For both the stems and the branches, the energy of one subordinate element can be destroyed by its ruling element in a clash. For example, Jia-Wood can be chopped down by Geng-Metal. This is a natural form of eliminating weak ones, making complete the energy cycle of thriving and shrinking. Check both the stems and the branches and mark the subordinate element with a "?". Why "?", but not a "-" mark? Because "-" sign can only be given to the element under two conditions: 1) the subordinate stem or branch sits next to its ruling element and, 2) its group energy is significantly weak as comparing to its ruler.

The Clash in Stems and Branches
<u>**Four Stem Clash**</u>
Ruling Element   Subordinate Element
(Opposite directionally and elementally, Yin on Yin, Yang on Yang)

Ruling Element	Subordinate Element
Geng-Metal	**Jia-Wood**
Ren-Water	**Bing-Fire**
Xin-Metal	**Yi-Wood**
Kui-Water	**Ding-Fire**

Six Branch Clash

Ruling Element		Subordinate Element	
Zi:	**Water**	**Wu:**	**Fire**
Chou:	**Metal**	**Wei:**	**Wood, and**
Wei:	**Fire**	**Chou:**	**Metal**
Shen:	**Metal**	**Yin:**	**Wood, and**
Yin:	**Fire**	**Shen:**	**Metal**
You:	**Metal**	**Mao:**	**Wood**
Chen:	**Water**	**Shu:**	**Fire, and**
Shu:	**Metal**	**Chen:**	**Wood**
Hai:	**Water**	**Si:**	**Fire, and**
Si:	**Metal**	**Hai:**	**Wood**

It is worth noticing 1) that although we have only six clashes listed in branches, but fighting between elements is quite complicated. Between Zi-Wu and You-Mao the elemental conflict is simple: they are one-on-one. But between Chou-Wei, Yin-Shen, Chen-Shu and Si-Hai multiple clashes are available, therefore, causing manifold damage. 2) Clashes are not necessarily all bad. For the elements harmful to the general balance in a natal chart, destroying them becomes appropriate. Pay special attention to those cases.

The Friction

The energy within a branch can be stagnated or destroyed when the friction is present. We have three major types of frictions: severe, moderate and mild, according to the consequences each friction causes.

If you find the friction of **Yin^Si^Shen**, that is a severe one. **Zi^Zi, Mao^Mao, Zi^Mao** and **Chou^Shu^Wei** are moderate. The mild ones are Chen^Chen, Wu^Wu, You^You and Hai^Hai. They cause only mild or no energy change. Check the four branches you have in the natal chart and see if you have any friction.

Summary

As a human's life comprises a variety of changes, if there is a system which interprets it, that system must be sophisticated. The steps of using the Four Pillars to examine human energy are listed below:

1. Plotting a natal chart according to the birth information.
2. On the worksheet, finish the calculation on the preliminary level.
3. Do the seasonal modifications, and then estimate all the energy influences, including those in the chart and from the year, etc.
4. Just mark appropriately all the findings on the worksheet with "+" or "-", including all the pairs (stem and branch), trios and semi-trios (branch only), clashes (stem and branch) and friction (branch only). We are about ready for a complete energy analysis only after absorbing the contents in Part 3 and Part 4.

Part 3: The Principle of Balance

Along the way of exploring the secret of balance, we may think of harmony. Harmony is another name for balance; it means neither too busy, nor too lazy, it reminds people not to be concentrated on one thing only to the neglect of others. In a natal chart, neither overwhelming nor weak energy is good. In as much as we have discussed, the principle of balance can be perceived in a much easier way. Due to the nature of the energy movement, there is no absolute balance in a natal chart. However, 2 principles, 1) quantitative balance, and 2) Yin-Yang balance are required. Knowing what you have missed as determined from the Four Pillars, then look for Feng Shui remedies to fill the individual needs. This has become a popular practice in many countries.

The Quantitative Balance

Taking a Jia (Wood) day stem person for example, we come up with three scenarios: strong, balanced and weak.

1) The total Wood value in the chart is 25%, after summing up with its grantor (Water), it reaches 60%, which constitutes an unhealthy strong sign. Therefore, quantitatively the chart needs one of the following:

- a balanced or slightly strong offspring (Fire) to drain,
- or a balanced ruler (Metal) to curtail; if the ruler is weak, then a strong subordinate (Earth) is ideal. if grantor (Water) is overwhelming, then we recommend its subordinate (Earth) to absorb it.

2) In the case where Wood value is 15% and Water 35%, Group A value becomes 50%; that is a sign of balance. Being conservative to strengthen the system for cushioning serious energy impacts, that individual may need to strengthen the grantor (Water), if the ruler (Metal) is stronger than the Wood. In that case, Water mitigates the ruler impact; this is also beneficial if the offspring (Fire) is overpowering, and because Water is the controller, it puts out Fire.

3) In the case where total Wood value is less than 15%, and Wood-Water combination is less than 30%, a weak Day Master is presented. Therefore, the energy requirement is grantor (Water) to nourish and kin (Wood) to sum up.

There are many ways to get the required energy in life. Enhancing Feng Shui on heaven and earth levels, as well as to improve human energy (called Inner Feng Shui), is explained in detail by means of directions, seasons, decorations, foods, career, interior design choices and spiritual nourishment in Chapter Five. The items recommended in the **Heaven-Human-Earth Energy Alignment List** can be chosen as to personal preference, and do not have to include all of them. Just make sure that the choices made will not skip any level indicated.

Yin-Yang Balance

This is more important than the quantitative balance we have discussed. Nature manifests itself in Tai Chi. Tai Chi is everywhere in the universe, and is made of Yin and Yang. Within everything, there is also a Tai Chi, and in order to keep the small Tai Chi in balance with the great one outside there is a requirement of Yin-Yang balance. It may become too simple to notice, yet we need training to push ourselves to find the extraordinary in the ordinary. Things can easily go wrong when the Yin and Yang balance is lost. For humans, we follow the same principle to study the natal charts.

The Energy Requirement Chart we have designed is exactly in accordance to this requirement. People born between 01/5 to 04/06 usually need Fire to warm up the cosmic temperature, while people born between 05/05 to 08/08 require some Water to cool down. It is as important as oxygen for existence, as we need to enhance the Yin or Yang quality in our lives. An overall balance of Yin-Yang and the five elements is needed in a natal chart as well as in real life; however, the Yin-Yang goes first, that is the "spirit" that generates empowerment. Although Yin resides in Yang and Yang resides in Yin, chances are that we can still define which one is strong, no matter how close they are interlocked.

To identify or to stimulate Yang, these are the examples
- round, green- or red-leaf plants
- high ceiling room
- more indoor or outdoor lights
- facing east, south, southeast
- make an open floor plan
- increase red, orange or pink colors for decoration
- install wind chimes, flute, ceiling fan
- play piano or music in the house
- hang cheerful pictures or photos of loved ones
- loving kinetic art design
- joining physical activities, such walking, biking
- working, writing, reading, etc.... are all expressions of the Yang energy

To identify or to stimulate Yin, these are the examples
- low ceiling
- low lighting
- facing west, northwest, north
- a floor plan with small rooms
- blue, black, gray colors for decoration
- quiet neighborhood
- feminine images
- moisture, Water
- cold weather
- any lifestyle that is less active is in the Yin category

The Energy Requirement Chart

The Energy Requirement Chart is a baby from the marriage of the quantitative balance and Yin-Yang balance. Combining all the intrinsic influences a birth month has toward the Day Master, a natal energy demand picture is created for each individual. It may not cover all the scenarios, although it fits more than 80% of charts in the regular group. Read the how-to-use points carefully before applying.

Abbreviations and Directions:

M=Metal, W=Water, D=Wood, F=Fire, E=Earth

DAY STEM / BIRTH MONTH (ENERGY REQ)	JIA	YI	BING	DING	WU	JI	GENG	XIN	REN	KUI
02/4.5 ~ 03/5.6	F(M)	F	F+M	F+M	F+E	F+E	F+E	F+E	F+E (D)	F+E
03/5.6 ~ 04/5.6	F(M)	F	F+M	F+M	F+E	F+E	F+E	F+E	F+E (D)	F+E
04/5.6 ~ 05/5.6	M	W	W	D	F	F	D	W	D	F
05/5.6 ~ 06/6.7	W+M	W+M	W+E/M	W+E/M	W+D	W+M	W	W	M+F	M+F
06/6.7 ~ 07/7.8	W+M	W+M	W+E/M	W+E/M	W+D	W+M	W	W	W+F	M+F
07/7.8 ~ 08/7.8	W	W	W	D	W	W	F	W	M	M
08/7.8 ~ 09/8.9	M	W	D+F	D+F	F+E	F+E	W+F	W+F	F+D	F+D
09/8.9 ~ 10/8.9	M	M	D+F	D+F	F+E	F+E	W+F	W+F	F+D	F+D
10/8.9 ~ 11/7.8	M	W	D	D	F	D	D	W	D	M
11/7.8 ~ 12/7.8	F+M	F+M	D+F	D+F	F+D	F+D	F+M	F+M	F+D	F+D
12/7.8 ~ 01/5.6	F+M	F+M	D+F	D+F	F+D	F+D	F+M	F+M	F+D	F+D
01/5.6 ~ 02/4.5	F	F	W	D	F	F	F	F	F	F

56

How-to-use Point #1: The Energy Requirement Chart we have is designed on the interaction between the Day Master and the birth month. If two elements are listed as required, both of them should be taken. The first one is usually more important.

How-to-use Point #2: If two elements are listed in the chart with a "/ " in between, it means that either one is optional. If an element appears in parentheses ( ), that one is also recommended in most cases.

How-to-use Point #3: The required elements should be added into a person's life in such a corresponding way that they include mindset, personalities, social contacts, clothes, career, sitting and sleeping directions, foods, floor plans, bedroom decoration and other personal items. The enhancement must be achieved naturally to a sufficient but not an overwhelming level.

Life Examples

1) Bill Russell, a former professional basketball player, was born on 2/12/1934. According to the Energy Requirement Chart, a Wood Day Master person born in Earth spring <u>needs Fire</u>. After choosing basketball as a career and he stuck to it, and he became a star later. Why he was so lucky? According to Feng Shui, basketball enhances uplifting energy, requires speed and high-energy skill, therefore, it belongs to Fire.

2) How does this system work for Bill Clinton? Clinton was born on August 19, 1946, 7 to 9 A.M. According to the Pillar Calendar, Yi Wood is his Day Master. His birthday is between August 8 and Sept. 9, therefore, <u>Water is chosen as the required element</u>. No doubt, he needs Water, and his life has already proven it in many ways. Check the energy for the year 1992, in which he won the presidential election. Then, consider the strong points of his personality traits: intelligence, resilience and flexibility, I believe you will have the answer.

Part 4: The Special Energy Groups

Because of the Energy Requirement Chart is NOT for the people in the special groups, it is designed for the regular energy patterns, so we have to study the energy patterns of the special groups as well.

In making an energy analysis, we may encounter some extremely strong or extremely weak cases. Those people's life indications are classified in the special groups. We may find cases such as Wood completeness, Fire completeness, Metal completeness, Water completeness, Earth completeness, subordinate dominion, ruler dominion, offspring dominion, self dominion and transformation dominion. But these cases are rare.

For those who are interested in learning more on Eastern metaphysics, I encourage you to read more books to find out the details. For the purpose of making the best Feng Shui alignment, as long as we know how to distinguish the special from the regular and find their energy requirements, we are in good shape.

First, let us become familiar with the energy transformation through the pairing patterns and trio combinations. The pairing exists in both stems and branches, but the trios are only available in branches.

1. The Completeness

Qualifications:

1)   The major element in the birth month carries the SAME element the Day Master represents, such as Jia or Yi, born in month of Yin or Mao, Bing or Ding persons in the month of Si and Wu....

2)   The Trio Union of the corresponding element is available in the branch, such as Yin—Mao—Chen or Hai—Mao—Wei trio is available for the Wood Completeness, and Si—Wu—Wei or Yin—Wu—Shu for the Fire Completeness....

3)   Finding no ruler of the element that belongs to the completeness, including both stem and branch, such as No Geng, Xin (stems) or Shen, You (branches) in Wood completeness and no Ren, Kui (stems) or Hai, Zi (branches) for the Fire Completeness....

Special Energy Requirements: Just follow the strong elements. For example, having Wood to enforce, Water to nourish or Fire to disperse in the

Wood completeness is idealistic; or adding Wood to feed, Fire to sum up or Earth to release in the Fire completeness is also smooth. Why? Because those elements recommended are all in the nourishing pattern, representing grantor, self and offspring. When they stay together, we have a happy and harmonious family picture! On the other side, to reverse the energy that goes toward completeness in those cases is virtually impossible.

Example 1: Wood Completeness

	Wood		
Kui	**Yi**	Jia	Yi
Hai	**Mao**	**Yin**	**Wei**

Qualifications:

Day Master:	Yi-Wood
Trio:	Hai-Mao-Wei
Month:	Yin
Ruler:	None
Required Energies:	Water, Wood, Fire

Example 2: Fire Completeness

	Fire		
Wu	**Bing**	Ji	Yi
Yin	**Wu**	**Si**	**Wei**

Qualifications:

Day Master:	Bing-Fire
Trio:	Si-Wu-Wei
Month:	Si
Ruler:	None
Required Energies:	Wood, Fire, and Earth

Example 3: Metal Completeness

	Metal		
Ji	**Xin**	Wu	Xin
You	**Chou**	**Shen**	**Si**

Qualifications:

Day Master:	Xin-Metal

Dr. Paul Yan

Trio:	Si-You-Chou
Month:	Shen-Metal
Ruler:	None
Required Energies:	Earth, Metal, and Water

Note: Although the year branch is Si, with Fire in it, after combining with the neighbor branch Shen, and You-Chou in the Metal trio, its Fire has been lost. Therefore, there is no ruler.

Example 4: Water Completeness

	Water		
Geng	**Kui**	Xin	Yi
Zi	**Chou**	**Hai**	**Hai**

Qualifications:

Day Master:	Kui-Water
Trio:	Hai-Zi-Chou
Month:	Hai
Ruler:	None
Required Energies:	Metal, Water, and Wood

Note: The Chou in the trio-union has transformed to Water, so it does not carry Earth energy anymore.

Example 5: Earth Completeness

	Earth		
Bing	**Ji**	Ding	Xin
Chen	**Wei**	**Shu**	**Chou**
	quartet of Earth		

Qualifications:

Day Master:	Ji-Earth
Quartet:	Chen-Shu-Chou-Wei
Month:	Shu
Ruler:	None
Required Energies:	Fire, Earth, and Metal

2. The Dominion

Qualifications:

1) In terms of focusing on the elements, now it is the turn of the ruler, subordinate, offspring, grantor or the energy transformed. The focal element must be very strong. That means the month and the all the other energies with the exception of the Day Master must support it.

2) The Day Master must be very weak. And none of the stems or branches in the chart has the major element as the ruler of the dominating element.

The Special Energy Requirement: Choose the main trend as we do for the completeness cases. Here are the details:
> To choose the offspring (the subordinate's grantor) and subordinate for the subordinate dominion.
> To pick subordinate and ruler for the ruler dominion.
> To select ruler and grantor for the grantor dominion.
> To find kin and offspring for the offspring dominion.
> To go with grantor and kin for a self dominion.

These are the idealistic conditions. In the meantime, watch out for the opposite force against the dominating element; make sure no destructive element ruins the dominion cases. Under these circumstances, the dominion cases are ascertained.

Example 6: Subordinate Dominion

Subordinate	Self	Offspring		
Bing	**Kui**	Jia	Yi	
	(weak)			
Wu	Mao	**Wu**	Mao	(Fire-Subordinate is strong in Wu.)

Qualifications:

Day Master:	Kui-Water (very weak)
Subordinate:	Fire (strong)
Month:	Wu (major element Fire)
Elements against Fire:	(Water and Metal) None
Required Energies:	Wood, and Fire

61

Example 7: Ruler Dominion

Subordinate	Self	Rulers	
Ji	**Yi** (weak)	Xin	Xin
You	You	**You**	You
Ruler	Ruler	Ruler	Subordinate

Qualifications:

Day Master:	Yi-Wood (very weak)
Ruler:	Metal (extremely strong)
Month:	You (Metal)
Elements against Metal:	Fire and Wood, None
Required Energies:	Earth and Metal

Example 8: Offspring Dominion

Offspring	Self	Offspring	Kin
Ren	**Geng** (weak)	Ren	Xin
Hai	Zi	**Zi**	Hai

Qualifications:

Day Master:	Geng-Metal
Offspring:	Water, is extremely strong, found in two Ren and in every branch.
Element against Water:	Earth, None
Energy Requirement:	Metal and Water

Example 9:Grantor Dominion

Grantor	Self	Grantor	Grantor
Bing	**Wu**	Bing	Ding
Shu	Yin	**Wu**	Si
		Grantor	Grantor

Qualifications:

Day Master:	Wu-Earth
Grantor:	Fire, extremely strong
Element against Fire:	Water, none
Energy Requirement:	Wood and Fire

Example10: Transformation Dominion (The Stem Pair Energy that takes the lead.)

Review: A) Jia-Ji make Earth; B) Yi-Geng produce Metal; C) Bing-Xin generate Water; D) Ren-Ding promote Wood; and E) Wu-Kui feed Fire.

Wu-Kui Pair (transformed to Fire)

Geng   **Wu**   Kui   Ding

Shu   Chen **Si**   Mao

Fire Month

Qualifications:

1) Wu-Kui stay next to each other and produce Fire;

2) The month branch Si carries strong Fire, which matches the dominating element;

3) There is no Water, the ruler of Fire, in the chart;

Required Energies: Wood and Fire

Chapter Three

The Heaven Energy Influence

Energy: The Big Picture

There are three major factors that govern our destinies: heaven, human and earth factors. Each one of them has many aspects. The heaven factor is defined as those things or phenomena that happen mystically beyond a human's power. The earth factor includes almost everything on the earth, interior and exterior, and the classical Feng Shui has accumulated abundant knowledge for us on this. As to the human factor, it refers to the natal energy, physical condition, and mental activities in our bodies, including the power of learning and man-made rules. All of these factors influence our life positively or negatively from moment to moment.

Here is the big picture of energy, a new millennium concept of Feng Shui:

The Heaven Factor:
  Universal
  Astrology
  Season, Climate, including
        Time Related Energy: Year, Month, Day, and Hour
  Yearly Planetary Movement

  Dwellings
  Star Combinations and Their Energy Movement

Human Factor:
  Natal Energy
  Personality Traits and Spiritual level
  E.Q and I.Q.
  Education, Jobs and Careers
  Relationships, Including Family, Lovers, Friends, and Pets…
  Lifestyles
  Psychological Influence (Including Memories, Hobbies...)
  Social Contacts
  Ethics, Laws
  Physical Condition

Earth Factor:
Exterior
> Geographical Locations
> House Locations and Directions
> Land Formation and Living environmental influence,
> Including Gardens, Patios, Plants, Soil,
> Transportation, Neighboring Structures, Food, Water, Air,
> Materials, Vision and Everything Surrounding us

Interior
> Doors and Windows
> Floor Configurations
> Room Arrangement
> Personal Sitting and Sleeping Positions, Personal Belongings
>   and Favorable Items
> Furniture, Appliances
> Lights, Stoves, Computers, TV, Studio
> Sinks, Toilets, Elevator, Stairways, Fans, Air Condition
> Vents, Decorations, Chi Enhancement Items, Including
>   Mobiles, Fountain, Plants, Fish Tank, Fragrance,
>   Crystal Balls, Music, Colors and Lights....

What Is "SSSPA"?

After years of practice, I have learned that there are five aspects that can cover the energy manifestations universally. They are Seasonal (heaven), Spiritual (human), Spatial (Earth), Physical (humanly sensible) and Astrological (heaven). Putting all the first letters together, we have SSSPA, a long "S..." followed by "PA" to represent the wholeness of the energy we have.

Among all the aspects in the big Feng Shui picture, the personality and spirituality in the human factor group make up the core. Everyone lives in both the physical and spiritual realms. The Feng Shui alignment blends these two realms in such a convenient way that we can adjust ourselves constantly according to the principle of harmony. However the meaning of harmony is different from person to person, based on the natal needs. Therefore, the first step toward achieving balance is to study the natal energy, find out hidden problems, and then use Feng Shui to design the environment accordingly. Just as the purpose of a religion is to keep inner peace in the heart, the spiritual Feng Shui works the same way but a little more specifically.

Usually people have better results by combining Feng Shui applications to the timing factors. The timing factor is the heaven factor. For example, if you want to enhance Fire energy, in addition to putting a red lava lamp on a shelf in the south direction, you can schedule the most important activities throughout a year in months with strong Fire; that is, in summer. Should you need more information regarding the time energy of year, month, and day, check the Pillar Calendar in Appendix. Select the binomial that contains the required energies you need. This is the first step, a big step, toward the heaven energy alignment.

The Year, Month and Day Reading

As long as the earth moves in its orbit, there are seasons throughout a year. With heaven above, earth below, we human beings live in between. To have good Feng Shui means to live naturally. Therefore, in the strategy of creating the best energy alignment, considering the seasonal factor becomes a precondition. Due to geographical differences, people live in the South have longer summer and people in the North have longer winters. This issue involves both climate and location. The energy we obtain naturally during each season has significant meaning to all of us. In short, not only can we keep our bodies in optimum health if we live a lifestyle corresponding to the season, as asserted in the Chinese traditional medicine, but also balance our natal energies. Here is the season chart for the body and the spirit:

	Spring	Summer	Fall	Winter	Between Seasons
Earthly Branch	Yin /Mao	Si/Wu	Shen/You	Hai/Zi	Chou/Chen/Wei/Shu
Energy to Gain	Wood	Fire	Metal	Water	Earth
Organ to Nourish	Liver	Heart	Lungs	Kidneys	Spleen
Natal Deficiency	Wood	Fire	Metal	Water	Earth

In addition, we need to read the month binomial carefully. Although the earthly branches are fixed, not every summer has an equal amount of Fire, due to the stem on the top. Sometimes Fire becomes stronger if Bing and Ding are in the same pillar with Si and Wu, or where Jia and Yi (Wood), the grantors of Fire, appear. They enhance Fire, too. However, when the Fire branches are positioned under the stems of Water or Earth, the Fire gets destroyed or drained, such as Ren-Wu, Kui-Si, Wu-Wu or Ji-Si which represent these scenarios.

The groups of binomials, which can boost the five elements to the maximum, are listed below. These are the timing (heaven) factors we do not want to neglect.

Not limited to the months, these binomials can be found in years, days, and even hours. How to apply remains a personal issue. Although everyone has different priorities and pursues distinct life goals, good energy pictures are presented in for the regular group. Remember that the energy requirements for the special groups are *special* too. Heaven energy shows its power in seasons. We have listed the following common clues for a quick fix.

- If the natal deficiency is Wood, in the months of Jia-Yin , Ren-Yin , Yi-Mao and Kui-Mao life could become smoother;
- For those who are looking for Fire, pick Bing-Wu, Ding-Si, Jia-Wu and Yi-Si to solve the toughest things;
- People with Earth deficiency are encouraged to give the best try in the months of Wu-Chen, Wu-Shu, Ji-Chou, Ji-Wei, Bing-Chen, Bing-Shu, Ding-Chou or Ding-Wei;
- If Metal is on the requirements list, great heaven support comes during the months of Geng-Shen, Xin-You, Wu-Shen and Ji-You
- Finally, if Water is crucial, Ren-Zi, Kui-Hai, Geng-Zi and Xin-Hai are auspicious.

To maximize good heaven energy, the timing strategy can be used based on the integrated energy reading of the year, day and hour too.

Timing Is Everything

Two Principles:

Principle 1) In reading a binomial of year or a month, perform energy modifications according to the energy influence it sends. Use the same way we have done for a natal chart to calculate, not four pillars, but two, the year and month only. (Read the details in Chapter Five.)

Principle 2) Whether the energy of a binomial enhances or diminishes the required element or its grantor is the key question. It is beneficial if the influence from a year or month enhances the strength of a required element; it is malevolent if the influence is negative.

60 Binomials' Energy Ingredients Chart (The elements are arranged from the strongest to the weakest; check the Pillar Calendar for the Binomials.)

Jia-Zi	= Wood/Water	Yi-Chou	= Wood/Earth/Metal/Water
Bing-Yin	= Fire/Wood/Earth	Ding-Mao	= Fire/Wood
Wu-Chen	= Earth/Wood/Water	Ji-Si	= Earth/Fire/Metal
Geng-Wu	= Metal/Fire/Earth	Xin-Wei	= Metal/Earth/Fire/Wood
Ren-Shen	= Water/Metal/Earth	Kui-You	= Water/Metal
Jia-Shu	= Wood/Earth/Fire/Metal	Yi-Hai	= Wood/Water
Bing-Zi	= Water/Fire	Ding-Chou	= Fire/Earth/Metal/Water
Wu-Yin	= Earth/Wood/Fire	Ji-Mao	= Wood/Earth
Geng-Chen	= Metal/Earth/water/wd	Xin-Si	= Metal/Fire/Earth
Ren-Wu	= Water/Fire/Earth	Kui-Wei	= Water/Earth/Wood/Fire
Jia-Shen	= Wood/Metal/Water/Earth	Yi-You	= Metal/Wood
Bing-Shu	= Fire/Earth/Metal	Ding-Hai	= Fire/Water/Wood
Wu-Zi	= Earth/Water	Ji-Chou	= Earth/Metal/Water
Geng-Yin	= Metal/Wood/Fire/Earth	Xin-Mao	= Metal/Wood
Ren-Chen	= Water/Earth/Wood	Kui-Si	= Water/Fire/Earth/Metal
Jia-Wu	= wood/fire/Earth	Yi-Wei	= Wood/Earth/Fire
Bing-Shen	= Fire/Metal/Water/Earth	Ding-You	= Fire/Metal
Wu-Shu	= Earth/Metal/Fire	Ji-Hai	= Earth/Water/Wood
Geng-Zi	= Water/Metal	Xin-Chou	= Metal/Earth/Water
Ren-Yin	= Water/Wood/Fire/Earth	Kui-Mao	= Wood/Water
Jia-Chen	= Wood/Earth/Water	Yi-Si	= Wood/Fire/Earth/Metal
Bing-Wu	= Fire/Earth	Ding-Wei	= Fire/Earth/Wood
Wu-Shen	= Earth/Metal/Water	Ji-You	= Metal/Earth
Geng-Shu	= metal/earth/Fire	Xin-Hai	= Metal/Water/Wood
Ren-Zi	= Water	Kui-Chou	= Water/Earth/Metal
Jia-Yin	= Wood/Fire/Earth	Yi-Mao	= Wood
Bing-Chen	= Fire/Earth/Wood/Water	Ding-Si	= Fire/Earth/Metal
Wu-Wu	= Earth/Fire	Ji-Wei	= Earth/Fire/Wood
Geng-Shen	= Metal/Water/Earth	Xin-You	= Metal
Ren-Shu	= Water/Earth/Metal/Fire	Kui-Hai	= Water/Wood

Example 1:

The 1988 Year Reading for Mr. L (DOB 08/09/33, 11:30 P.M.)
The Four Pillars

Ren	**Ding**	**Geng**	**Kui**
Zi	**Wei**	**Shen**	**You**

(Month Shen: 8/7 to 9/9)

Required Energies: Wood and Fire (From the Energy Requirement Chart.)

Elements in 1988 Wu—Chen, The Year of Dragon:
Stem Wu: Earth 100%
Branch Chen: the majority is Earth + a little Wood + a little Water

Energy Analysis:
This is a very weak Day Master person. Fire has only 15% and the Group A value (Wood + Fire) has a paltry 17.5. The year Earth severely drains the Day Master, Fire, therefore made it completely exhausted. (The other energy impacts must also be encountered such as the luck era.... It is recommended that more books on Eastern astrology to be studies to find out the subtlety.)

The Fact:
In that year, Mr. L was murdered.

Chapter Four

The Earth Energy

Watch the Outdoors Sha Chi

Feng Shui red flags are called Sha Chi. They are believed to bring negative influence to the residents. Combining the classics with modern living, some easy-to-be neglected outdoors Sha Chi are listed below. Although some of them are insignificant, avoid them anyway if possible.

1) For north-south exposure houses, the land in the north is lower than the land in the south.

2) For an east—west exposure houses, the land in the west is lower than the land in the east.

3) The house is sitting on a lot wider in the front and narrow in the rear.

4) V-, Y- or T-shaped junction road is found in the front or behind the house.

5) A house is so close to an airport or an industrial zone that the invisible Sha Chi is caused by the "poison noise."

6) A big tree or high building blocks the entrance.

7) The "poison arrows" hit the door or windows from the corners of the neighboring houses.

8) Inauspicious signs such as a vacant house, high voltage tower, graveyard, or large signboards are found near the house.

9) Overgrown trees and creepers block the daylight, causing overpowering Yin that seriously depletes the Yang property inside a house.

10) A house is positioned on the outside bend of a road or a Waterway.

11) A house faces a small gap between two big buildings.

12) A backyard slopes down steeply.

13) A garden is full of rocky, sandy soil and unhealthy or dead plants.

14) The road is higher than the entrance level.

15) A house has a construction site nearby.

16) Junk clutters an entrance.

17) A house receives straight-rushing chi from the traffic outside.

18) The exterior structure of a house is in conflict with the mountain direction of a house elementally. For example, a house with layers of roof and wavy walls sits against southwest depicts a conflict between Earth (southwest) and Water (layers of roof and wavy walls).

Interior Feng Shui and Beyond

The Eight Houses Style

Before we discuss room Feng Shui, we need to have some knowledge on one of the popular Feng Shui styles: **the Eight Houses Feng Shui.**

What is the Eight Houses?

This style is one of the approaches widely used by the Compass School practitioners around the world. Although inaccurate, the rules of energy configuration applied through this style have directed many oriental people in finding homes and making their floor plans for the last three millennia.

Two ways to practice:

1) Dwelling Star (called **Tzai Gua** in Chinese): find the star number which matches the **Mountain Direction** of the dwelling, then follow that direction to determine good Eight Houses Feng Shui floor plan for the residents.

2) Personal Star (called **Ming Gua** in Chinese): use the chart (on p.74-77) to find the star number which matches your lunar birth year, then follow the star number to determine good door orientations and floor configuration.

Two groups of people can be identified by their birth years. One is called **Eastern** and another **Western**. A **mountain direction** is the direction opposite the front side of a dwelling. In most situations, it is the opposite of the door. Usually more Yin features can be found over there such as a quiet back yard, trees and less traffic. In the floor configuration chart below, the numbers on the top line represent the personal stars and the capitalized abbreviations in the left column are the Mountain Directions.

The Eight Houses Floor Configurations ("X" means a good match.)

Star Number Mount. Dir.	1	2	3	4	6	7	8	9
N	X		X	X				X
E	X		X	X				X
SE	X		X	X				X
S	X		X	X				X
SW		X			X	X	X	
NE		X			X	X	X	
W		X			X	X	X	
NW		X			X	X	X	

General speaking, the following places and items are suggested to be placed in the four high-energy sections, no matter which one is applied. Of course, it is impossible to fit everything in its right place, but the door, bed and desk are the three major pieces, we should try hard to match them the "x" places.

- front door or any door in use
- beds, including daybed, sleeping coach
- desks or tables
- living room, office
- cash machine or treasure chest, safe
- telephone, fax machine, copy machine, computers
- television, radio, studio

- dryer, heater
- any motor-driven appliance, including air conditioning unit
- hallway, elevator

On the other hand, we suggest kitchen, toilet, washer, mower, closet, storage room, and garage to be located in the low energy sections, using either Tzai Gua or Ming Gua. Because they either have cleansing function or are less in use, therefore will not be affected. For the Eastern Group, those sections are in the west, northwest, southwest and northeast; and for the Western Group, in the east, north, south and southeast.

Personal Star Number (Ming Gua) at a Glance
(Professionally speaking, a lunar year starts on Feb. 4 or 5 each year, because those are the dates when spring starts. The Chinese almanac shows a different lunar New Year's Day; that is a customary way.)

Please pay attention to the difference between male (M) and female (F).

M F	M F	M F	M F
1925 — 3 & 3	1926 — 2 & 4	1927 — 1 & 8	1928 — 9 & 6
1929 — 8 & 7	1930 — 7 & 8	1931 — 6 & 9	1932 — 2 & 1
1933 — 4 & 2	1934 — 3 & 3	1935 — 2 & 4	1936 — 1 & 8
1937 — 9 & 6	1938 — 8 & 7	1939 — 7 & 8	1940 — 6 & 9
1941 — 2 & 1	1942 — 4 & 2	1943 — 3 & 3	1944 — 2 & 4
1945 — 1 & 8	1946 — 9 & 6	1947 — 8 & 7	1948 — 7 & 8
1949 — 6 & 9	1950 — 2 & 1	1951 — 4 & 2	1952 — 3 & 3
1953 — 2 & 4	1954 — 1 & 8	1955 — 9 & 6	1956 — 8 & 7
1957 — 7 & 8	1958 — 6 & 9	1959 — 2 & 1	1960 — 4 & 2
1961 — 3 & 3	1962 — 2 & 4	1963 — 1 & 8	1964 — 9 & 6
1965 — 8 & 7	1966 — 7 & 8	1967 — 6 & 9	1968 — 2 & 1
1969 — 4 & 2	1970 — 3 & 3	1971 — 2 & 4	1972 — 1 & 8
1973 — 9 & 6	1974 — 8 & 7	1975 — 7 & 8	1976 — 6 & 9
1977 — 2 & 1	1978 — 4 & 2	1979 — 3 & 3	1980 — 2 & 4
1981 — 1 & 8	1982 — 9 & 6	1983 — 8 & 7	1984 — 7 & 8
1985 — 6 & 9	1986 — 2 & 1	1987 — 4 & 2	1988 — 3 & 3
1989 — 2 & 4	1990 — 1 & 8	1991 — 9 & 6	1992 — 8 & 7
1993 — 7 & 8	1994 — 6 & 9	1995 — 2 & 1	1996 — 4 & 2
1997 — 3 & 3	1998 — 2 & 4	1999 — 1 & 8	2000 — 9 & 6
2001 — 8 & 7	2002 — 7 & 8	2003 — 6 & 9	2004 — 2 & 1
2005 — 4 & 2	2006 — 3 & 3	2007 — 2 & 4	2008 — 1 & 8
2009 — 9 & 6	2010 — 8 & 7	2011 — 7 & 8	2012 — 6 & 9
2013 — 2 & 1	2014 — 4 & 2	2015 — 3 & 3	2016 — 2 & 4

General Floor Configurations

The names used for the charts above match the Later Heaven orientations, which have been used by practitioners in Asia for thousands of years. The Early Heaven orientations are different, because they were not practicable so they were modified to Later Heaven hundreds of years ago. By using the bagua chart for a house you can easily figure out which section of a house is energy sufficient or deficient. For choosing a good bedroom, a personal bagua chart should be used. The situation could become tough if there are many family members living under the same roof and more than one person want the same room. Now let us go over the eight sections one by one.

On any floor plan, it is normal to have four high-energy and four low-energy sections. The good Feng Shui comes from the right configuration, which designs the important activities such as working, studying, and sleeping are in the good energy areas, and the rooms not frequently in use such as garage, closet, storage places and kitchen are in the low-energy areas. Here are the technical parts:

1) Determine the mountain direction of the dwelling you are assessing by using a compass. Check the residents' personal star numbers with the chart provided above.

2) Choose a house bagua chart (Tzai Gua) that matches the mountain direction to assess the floor configurations in general; however, choose the personal bagua charts (Ming Gua) that match the residents' star numbers to check the doors, bedrooms and work places on a personalized level. You can find the personal star number is in the middle of each chart and the mountain direction is at the bottom.(p. 75-78)

3) Pinpoint the center area on the layout for each level inside a house, then walk to the spot and set your feet in the middle of that area.

4) Align north on the layout to the true north on the compass.

5) Identify the energy status. The high-energy areas are covered by Life, Vigor, Health and Good Luck, and the low-energy areas by Illusion, Harm, Sickness and Evil, as shown on both the house bagua and personal bagua charts. Then interpret the meanings of the eight sections. Although it is a popular approach, but we can't deny that a lot of controversies exist. People believe that to have the door and bedroom in the high-energy areas and the kitchen in the low-energy area, as shown on the house bagua, is appropriate; and the bedroom

Eastern Group

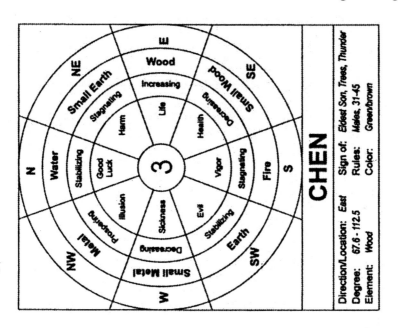

CHEN

Direction/Location:	*East*	
Degree:	*67.6 - 112.5*	
Element:	*Wood*	
Sign of:	*Eldest Son, Trees, Thunder*	
Rules:	*Males, 31-45*	
Color:	*Green/brown*	

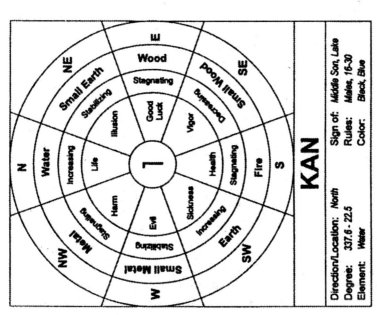

KAN

Direction/Location:	*North*	
Degree:	*337.6 - 22.5*	
Element:	*Water*	
Sign of:	*Middle Son, Lake*	
Rules:	*Males, 16-30*	
Color:	*Black, Blue*	

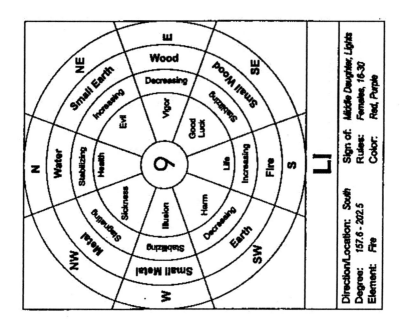

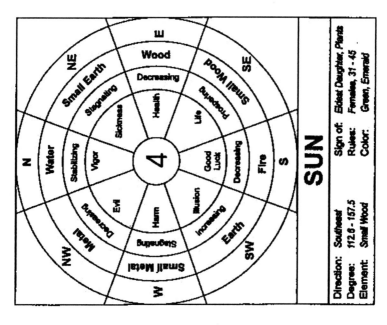

Western Group

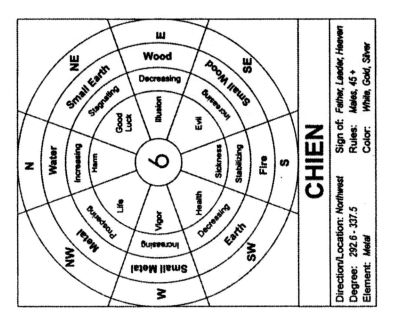

CHIEN

Direction/Location: Northwest
Degree: 292.6 - 337.5
Element: Metal

Sign of: Father, Leader, Heaven
Rules: Males, 45 +
Color: White, Gold, Silver

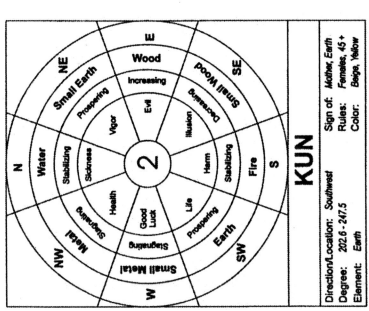

KUN

Direction/Location: Southwest
Degree: 202.6 - 247.5
Element: Earth

Sign of: Mother, Earth
Rules: Females, 45 +
Color: Beige, Yellow

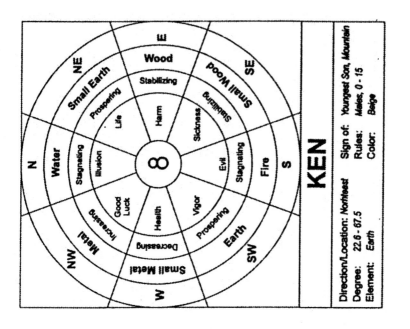

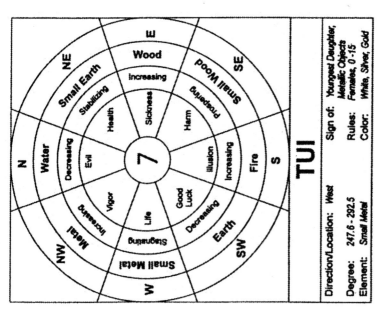

and work place are in the high-energy areas on the personal chart can make a plus.

The Meanings of the Four High-energy Sections

Life: called Fu Wei, is the section or direction where the chi is just born, Just as a baby needs a lot of sleep, it is a great place for a bedroom, and is believed to invite peace and health. This is also a good place for a living room, family room or an office. Although full of life, one who works in that section requires patience to go through the preparation period first, and then move in a quick speed.

Vigor: called Sheng Chi, is the section or direction where the chi is vigorous. Just like in a person in his or her youth, the energy is powerful and has reached its peak. It indicates good Feng Shui for a working place. You can possibly make a breakthrough here, if you have focused on a project for a while. This is also a great bedroom location for a couple to enjoy more satisfying sex.

Health: called Yen Nien, is the section or direction where the chi is healthy and stable. The Chinese believe that the person who stays longer in this area can possibly obtain long-term good health. Under the same token, if you want to stabilize a relationship, choose your bedroom or the room for dating here, it could be both healthy and enjoying.

Good Luck: called Tien Yi, is the section or direction where the chi is auspicious and nurturing. It is believed that this area can speed the healing process. No matter in the recovery of a illness or a financial loss, you can get energized here. Therefore, it is a good choice to have a living room, a bedroom or an office in this section. If you have the knowledge and work diligently, according to your personal bagua configuration, you may reach your goal faster by working in this section.

The Meanings of the Four Low-energy Sections

Not every cloud means a storm. When examining the sections listed below, we should also put together other Feng Shui information for a complete analysis before making any comments.

Illusion: called Wu Kwei, is the section or direction where the chi is stagnated and may influence the residents badly. Unrealistic thoughts, illusions, weird dreams or bad moods are the red flags, if a person stays in this section often. This is basically considered a problematic area for a bedroom, family room, living room or a foyer/door area. However, it is a recommended place for a kitchen, storage room or a bathroom.

Sickness: called Liu Sha, is the section or direction where the chi is low and may cause health problems, accidents, bad moods or frustrated relationships. It is appropriate to use this area as a kitchen, bathroom, closet or garage, but not a bedroom, family room or an office.

Harm: called Ho Hai, is the section or direction where the chi is negative and may become harmful. Watch out investments, legal issues, sickness, accidents or bad relationships, if you have a office or bedroom in this area. Having a kitchen to burn, or a toilet to flush out the bad energy is a good fix.

Evil: called Jue Ming, is the section or direction where the chi is polluted, denoting "evil" energy. If one has to stay in this area and if this area is defined on the personal bagua chart, be alert. Watch out fighting, accidents, diseases or money loss, if your bedroom or work place has to be there. However, it is a good choice to have kitchen or bathroom in that section as indicated by the house or personal bagua chart.

Energy for Fertility

In Ring Two of those bagua wheels, you will find five different energy levels, ranging from stagnating, decreasing, stabilizing, and increasing to prospering. These are the indications for a couple to choose an easy-to-get-pregnant direction for their bedroom, or bed. Historically China was an agriculture country many centuries ago. Both the country and family needed more children. Therefore, at that time, Feng Shui practitioners had asserted the best choices for fertility: A) a bedroom or bed to be designed in the increasing or prospering section for the married couple; B) the headboard should be placed against one of these two energetic directions as well. No decreasing, stabilizing or stagnating areas were deemed appropriate.

For Example

Mr. W (star # 6) and Mrs. W (star # 7) have been newly married. Dreaming about having a baby, they have consulted a Feng Shui practitioner. Please choose the best floor plan for them.

Analysis and Solutions:

For him, examine Ming Gua 6. NW and W are the directions which can qualify not only the high-energy sections Life and Vigor, but also Prospering and Increasing. For her, Look at her Ming Gua with #7 in the middle, NW is her only choice. Because that is the only direction which indicates both high-energy and fertility. Obviously, the solution for this couple is to choose the room in the NW as their bedroom. The best position for the headboard is to put it against the NW wall as well.

This method has been lately used by many people these days to promote productivity and to prosper, based on their synonymy to fertility. You are encouraged to try and then get your own answers.

Door and Foyer

It does not matter how many doors you may have, the door you come in and go out through is the one you must examine. Like a mouth on a face, you take energies through a door. Have you ever noticed that sometimes a humorous neighbor comes to your home and can bring a barrel of laughs to your family, yet a problem child next door can keep you nervous all year round?

Traditional practitioners point out that the door direction, color, shape and its surrounding are of great importance to the resident. We can roughly summarize good Feng Shui indications as following. You do not have to get all of them in your home, although the more the better.

- Facing south or east elevates Yang energy.

- Facing west in the 7th (before 2004) and northeast in the 8th cycle (2004 ~ 2023) can attract strong universal energy, according to the Flying Stars Feng Shui.

- A door with no leaking of air or light harnesses chi inside.

- A door in proportion to the size of the house is better than a large one.

- A door that opens on to a flat space with lovely natural view or a winding path attracts peace and prosperity.

- Living on a quiet street with no straight path or driveway leading toward the house depicts harmony and enhances Yin energy.

- A house without a bridge, overpass, or highway in both the front and rear means fewer troubles or accidents will happen to the residents;

- Good illumination outside the house during the night dispels evil energy.

- A foyer clean, bright, free of clutter is a sign of welcoming good Feng Shui.

- A foyer that invites good energy is usually decorated with healthy plants fountain, aquarium, crystal chandelier or cheerful pictures.

- Fountain or fish tank in the foyer promotes prosperity.

- From the five-element analysis, matching the color, shape and decorations of the entrance with the Mountain Direction creates good Feng Shui. For example, a south Mountain Direction (Fire) home is enhanced by a green door mat (Wood), vertical stripes of design (Wood) or healthy green plants (Wood) in the front.

- **The Eight Houses**: Residents with birth year star 1, 3, 4 and 9 (Eastern Group) are believed to attract harmony in the Eastern Houses. Those are the houses with backyard in the north, south, east, and southeast. Residents with birth year star 2, 6, 7 and 8 (Western Group) match Western Houses. Those houses are sitting against southwest, northeast, west and northwest (See the Eight Houses Configurations Chart).

- **The Four Pillars**: The door (or window) orientation and the bedroom direction should match the natal energy needs of the residents. Besides, to choose personal belongings that carry the energy one needs helps to accomplish the balance, too.

Bedroom

Statistics shows that an average person spends one-third of their lifetime in bed. In today's busy lifestyle, the function of a bedroom becomes more critically important. It is as important as a door. The best location for a bedroom varies from person to person. Sometimes, a bedroom has good Feng Shui for you, but not for your spouse or children. Why? Let us discuss the details.

- Because a bedroom is a place to rest, a soft, bright color, such as white, peach or beige is recommended; avoid any dark or hot colors, such as blue or hot pink, as they either cause depression or irritation.

- A large size bed is better than two small ones for a couple.

- The headboard of a bed should not sit against a toilet, a window, or a street, neither should it be hit by any "arrows" from inside or outside the house.

- Sleeping in the headboard direction usually means obtaining more energy than in the opposite direction.

- A sleeper's feet do not aim at any doors, including a bathroom door.

- Bedroom should not be too Yang, meaning not too large, too bright or with a high ceiling.

- No noise should come from the next room, street, or neighborhood.

- Bed should not be placed away from wall, otherwise it symbolizes a boat on the sea.

- Avoid having the headboard sit on the same wall with a door, especially for a newly married or pregnant woman. Because the wall vibration caused by the door depicts an unstable "Tortoise" behind the bed.

- Bed on the second level should not be located above a stove, a toilet, or any dirty, dark room on the first level.

- When lying on the bed, avoid being under the sloping side of the ceiling.

- Do not sleep under skylight, beams, or any heavy, dark items.

- Mirrors should be placed out of sight while lying on bed.

- **The Eight Houses**: Arrange bedroom in the south, north, east and southeast for residents with birth year star 1, 3, 4 and 9; southwest, northeast, west and northwest for 2, 6, 7 and 8. However, it is subject to the high-level analysis such as the Four Pillars.

- **The Four Pillars:** Choose the bedroom in the section that carries the energy a resident's natal chart requires. If impossible, then choose the matching direction for the bed, no matter which section the room is located in.

Family Room

The family room's function is to keep everyone relaxed and happy in it. It is a place inviting everyone in a family to entertain in. Therefore, a smooth, casual and harmonious atmosphere should be created. Love signs in this room create a center for everyone, therefore enhancing the energy for the entire family.

- Family photos with fond memories are on the wall or above the fireplace.

- Affectionate pictures, angels, love words from the Bible or great proverbs are displayed and hung around.

- Furnishing is soft, comfortable and easy to move.

- Have an open floor plan, so communication with people in the kitchen becomes easy. Image when a mom-to-children or sweet lover-to-lover communication goes on daily, what will you get?

- No clutter, no business books or files should be found in family room.

- Have audiotapes, videotapes, and toys well organized.

- If you have children in schools, then a restricted schedule for play is helpful.

- TV is a must; watching family movies on a regular basis is healthful. Just as a new healing modality is found recently by practitioners, that is called cinema therapy. That a fun way to heal emotional problems today!

- **Eight Houses and the Four Pillars:** same as we have discussed in the bedroom section.

Living Room

A living room is where people refresh their minds and get energized. Are you ready to start a new day? Do you have confidence in yourself? Are you well prepared for the challenges? What is your image in the eyes of others? You may ask these questions before decorating a living room. Welcoming friends and guests as well as life's challenges is the main function of a living room. Therefore, the first priority is to make it comfortable and cheerful.

The recommendations for furnishing and decoration are to make it cozy, pleasant, and bright-colored. A fireplace adds coziness and plants provide live energy. A full-sizes mirror on one or both sides is appropriate for a small living room. In general, a blend of happiness and harmony is all it requires. In addition, the following signs can add graciousness to a living room:

- Adding potted plants, fireplace, fish tank, crystals, or pictures symbolizing happiness, such as smiling Buddha, or prosperity, such as peonies or city view, or longevity, such as pine trees and white cranes.

- Placing radio or audio system in the living room is chi enhancing.

- A sunken living room with sufficient lights and round, green-leaf plants creates balanced energy.

- Sofas are placed face to face, away from the door; make sure everyone sees the door and no window or walking traffic behind.

- No distracting, discomforting or irritating things in the room, such as clutters or jutting corners, piles of old newspapers, magazines, etc.

- Placing a compass over the floor plan to get familiar with the bagua sections first. Then define the energy of each section associating with the aspiration you want. If it is weak, nourish it. For example, a southwest living room is naturally belonging to Earth, associated with mother and love. So placing yellow, beige and red color furniture, squares and sharp-topped decorations, or pictures of landscape and sunflowers. Because they are full of love, motherhood and feminine qualities.

- **Eight Houses and Four Pillars**: same as the family room requires, but not very strict.

Kitchen

The kitchen is considered a place where the human's basic needs are met. Food and drink are stored and served there. It is a place where food becomes energy, and the body uses energy to make life "products." This is also an opinion center, where all family members discuss, argue, or fight. People come back there from work or study, as they love the kitchen. It is an energy recharging station! Therefore, the chi in this place should be clean, peaceful, and move around smoothly. A kitchen with good Feng Shui is bright, hygienic and gives a warm feeling to everyone. The function of a kitchen relates closely to health, wealth, and relationships. It is believed that good Feng Shui arrangement in the kitchen can bring harmony, love, and good health.

Negative Signs to Avoid in Kitchen:

- next to or against a bathroom

- Stove faces the front or back door.

- Wall or furniture corners are pointing at the person who works there.

- too little space to turn around

- dark paint, such as gray or blue

- The stove is placed in a cramped corner or in the middle of the house.

- The stove is under a window.

- The stove is under the toilet on the floor above.

- poor ventilation

- dim lighting

- in the middle of the house

- in an open area, distracting the person who works there

- small dining table, with chairs not in pairs

- poorly organized

- seldom cleaned thoroughly

Feng Shui Suggestions for Kitchen:

- The utensils are organized and found easily.

- After being used no leftover stuff or messy spots around stove, cabinet, and sink areas.

- Using colors for wall, furniture, tiles, utensils, towels and aprons in the kitchen can enhance the aspiration of the bagua. A simple color theme is listed below:
  kitchen in the south: choose green to enhance fame;
  north: choose green plus orange or pink to increase career development;
  west: choose yellow, brown to boost income or intelligence of children;
  east and southeast: choose green, pink or red to improve health and relationships;
  southwest and northeast: choose tan or beige to enhance love and responsibility;
  northwest: choose white, silver or light brown to strengthen leadership and cash flow.

- Cleaning microwave, stove, oven, and ventilation screen regularly can eliminate argument and frustrations; and mopping the floor weekly can help controlling the budget.

- Removing trash, including old food everyday means that new things are on the way.

- Sitting away from a microwave or a toaster helps decision-making and reduces disagreement among family members.

Eating appropriate food is another Feng Shui strategy you may try:
Beef is good for hard, tough work.
Fresh vegetables and fruits increase self-esteem, promotes longevity.
Noodles, tofu, or any round shape food attracts good relationships.
Hot and spicy food, such as curry, hot pepper and garlic, promotes Metal energy and helps decision-making.
Salted food, such as bacon, salted fish supports Water, promotes flexibility in life.
Sour vinegar, plums, pickles enhance Wood, help concentration, boost income and are good for both weight and mood control.

Bitter melon, black coffee enhances Fire, create mental clarity.
Candy, chocolate enhance Earth energy, promote stability, build both muscles, as well as fat.

- **The Eight Houses**: It is recommended that the kitchen be in the bad section of a house as to the house bagua. That is a common application. Yet, according to the personal star chart, to put the stove, microwave and toasters in the low-energy areas, and leave the high-energy ones for sitting, sleeping, talking and eating is an appropriate approach.

- **The Four Pillars**: As long as a person survives, eating is a major issue. Again, the section where the dining table is becomes a choice for each individual. Although the demand in dining room directions may conflict among family members, the personalized facing directions can be easily chosen. Therefore, if a person needs Fire badly, facing south is a good solution, no matter where the dining room is.

Bathroom

A bathroom has three major functions: attracts romance, good energy, and self-esteem. On the other hand, bathrooms can drain away bad energy, such as anger, desire, or depression. Relaxation and rejuvenation are what you can expect in a bathroom. It is a necessary room for everyone. Knowing how to Feng-Shui this area and work on it means to make a difference in life is possible.

Bathroom Feng Shui Suggestions:

- good if located in the corner, not in the middle of a house;

- not next to a kitchen;

- colors in the bathroom match its directions, such as: white, pink, or light blue in the north; ivory and white in the northeast; red, green in the east and southeast; white, yellow, beige in the west; light brown or red in the southwest;

- no unpleasant smell;

- clean and without piles of clothes sitting for laundry;

- opening window or good ventilation invites fresh energy from outside;

- not positioned in the wealth (far left) or marriage (far right) corner, as you enter the door;

- not above god statues, stove, microwave oven or any place people may sit or stand;

- no leaking taps or toilet;

- Small indoor plant or silk flowers add charm to it.

- using essential oil to balance energy

- **Eight Houses**: to be located in the low-energy sections on the personal Ming Gua: south, north, east and southeast sections for the people with birth year star number 2, 6, 7 and 8; and northeast, southwest, west and northwest sections for star number 1, 3, 4 and 9.

- **The Four Pillars:** whoever lacks a particular element, that element can be supplemented by using the Feng Shui placement in the bathroom. Consider bathroom is private, therefore, it is of utmost importance to make it personalized. Choose northern section if Water is in demand, south for Fire, west or northwest for Metal, southeast or east for Wood, and southwest or northeast or center area for Earth. The rest remedies can be found in color and design themes, decorations, pictures, carpets, and photos, etc. You will get more ideas from Chapter Five.

Chapter Five

Become A High-energy Player in Life

Heaven-Human-Earth Energy Alignment

According to the evolved-primate theory, human behavior begins with the individual's biological inheritance. Three thousand years ago, Chinese ancestors started to check natal energy with several divination methods, among them the Four Pillars. Generations after generation, a great number of testimonials, including those from many countries, have proved that the accuracy of this system is high. Therefore, more and more Western people have become interested in it. Because it increases the effectiveness of Feng Shui, now we are taking one step further to elaborate this system with Feng Shui, both environmentally and spiritually. To reveal what medical doctors call a "wired pattern" in our brain, this new millennium practice is worth investigating. In fact, the natal energy involves more than the psychological basis in the brain, it is the constitutional condition each one of us has to survive. Therefore, this chapter is a combination of Chinese philosophy, eco-art, Feng Shui and Eastern astrology.

Discovering who we really are is the first step. Individual differences come from not only the birth time, the birthplace, but also the overall environmental influences after birth. The difference of the Day Masters and the energy pattern of a pillar system have a great deal of impact on each one of us. Improving Feng Shui from the inside out is critical. Therefore, believing there is science behind Feng Shui and is willing to accept Feng Shui treatments can determine the level of effectiveness. If a one takes actions in the healing process, the result usually start to show in the health condition first. It requires a cumulative time to let energy of a home to heal itself. As to the finding of a relationship or the improvement of income usually takes even longer time and require special knowledge and training. Moreover, the family members can be of great help, if they work with you during the healing process.

The **Heaven-Human-Earth Alignment List** attached is a complete energy list, of which the seasons, directions, career and personality traits are the most important regulators, as they cover the energies from heaven, human and Earth, all three levels. Home design and personal choices are complementary. Usually better results can be achieved by combining the Feng Shui treatments with the timing factor. For example, if Fire energy is needed, in addition to putting a red lava lamp on a shelf in the south, we can schedule the most important activities throughout a year in the summer (in months with Si or Wu). Should you need the complete energy information of the current year, month, day, and hour, plot a chart as you did. And then study it, as if it was a newborn baby.

The humanly related energies still surround the five essential elements: Metal, Water, Wood, Fire, and Earth. The percentage of the five elements and their interactions create different organ functions and thinking patterns. Our brain does amazing work through the process of receiving, analyzing and directing. A single energy deficiency can cause problems in the entire nervous system. Holistic doctors believe that the deep-rooted causes of depression, being desensitized, anxiety and nervousness are psychologically correlated to the environmental energies. In Feng Shui practice, we test, analyze and then make diagnosis; finally we find remedies to balance the natal as well as the current energy conditions.

Scientists believe that the energy patterns in the brain are changeable; so does the spiritual Feng Shui. The personality, meaning the way we think and behave, can be modified from time to time, too. Nothing is fixed, period. We have ten Day Master characteristics listed below. It doesn't mean the more the better. On the contrary, the balance is. Bad personalities put people down, and once corrected, can lead to tremendous life changes such as good health, beautiful relationships, and business success. Science has approved that behavior-learning theory works when a reward system is set, especially true for children. The so-called psycho-dynamic theory in medical science shares this common ground. The best Feng Shui alignment has been developed out of the interaction between one's spiritual needs and the demands of the outer environment. That is Feng Shui for the soul. In the meantime, a general well-being is a must for everyone who wants to live happily and to achieve maximum self-fulfillment.

Feng Shui and Well-being

Feng Shui has never gained such popularity in history as it has today. Feng Shui is everywhere; it may sound amazing, but it is true. Rooted in Taoism, under the same philosophy Chinese traditional medicine was founded. Feng Shui can keep your body balanced, ward off diseases, boost energy, and bring happiness to your life! Here is how it works.

Many people have achieved success through battling: depression, smoking, being overweight, high blood pressure, and even cancer. Intentionally or not, if

91

you perceive their cases from a holistic viewpoint, you will find that those people have become winners through energy adjustments on human, heaven and Earth energy levels. Chinese traditional medicine has a lot to do with lifestyles, including home decorating. In fact, many Westerners have already practiced it for years, yet without realizing it is just Feng Shui.

Some people love meditation or Chi Gong; they use these methods to cope with busy schedules. The principle of this approach is to enhance the power of Yin (the reserve of the body energy), in order to balance the exerted Yang (the activity of the body). Yin and Yang are the two counterparts that coexist in everything. If a married couple can treat each other in a mutually trusting, respectful and care-giving way, the guarantee for a long-lasting and sweet relationship is reinforced. In the body, the closer the quantity of Yin and Yang can approximately be 50% each, the better a person's health is expected.

Speaking of health, we are the outcome of what we think and eat. What is existing around us may induce chi disorder or worsen an illness. However, to reverse a bad health situation is possible. When the first sign of Yin-Yang imbalance shows, work on it, restoring it to a balance is comparatively easy for us as to the condition later. Unfortunately, these symptoms are too frequently neglected. Some people are too busy, some are too confident about their health, and someone would say, "Don't worry about me, I know my body better than anyone else." Now let us take a look at the fundamentals of Chinese traditional medicine.

The Chinese traditional medicine (CTM) states that a human body is an entire Feng Shui world in a micro-form. Because sickness reflects the imbalance of energy, the external manifestations are the signals reflecting the functions of the internal organs. For example, thinking holistically, a person with a weak immune system gets flu, fever, and coughing easily, indicating the lung meridian is affected. Following the same Yin-Yang and five element principles we have applied in Feng Shui, we strengthen the lungs through the spleen; because Earth nourishes Metal and Earth is a symbol of spleen. The spleen in CTM, includes, but is not limited to the immune system and digestive functions.

Energy moves in the direction of either a nourishing or a controlling cycle, or stays balanced. The nourishing cycle is to expand, to breed, to thrive. Starting from Metal, energy moves from Metal to Water, to Wood, to Fire, to Earth, back to Metal, moves on to Water again, and recycles. The controlling cycle works as the counterpart of the nourishing cycle; it limits and confines the energy. Thus everything in the universe can be created and formed. Starting from Metal, Metal cuts Wood, Wood controls Earth, Earth absorbs Water, Water puts out Fire, Fire melts Metal, and this cycle goes on forever.

The Five Elements in Chinese Traditional Medicine

For a weak organ, usually doctors use the tonic method that strengthens its own and the meridian energy of its grantor to achieve balance. Here is the conversion chart for the elements and the corresponding organs.

Elements	Yang-Fu, the Outer Organs & Yin-Zang, the Vital Organs	
Metal:	Yang Metal-large intestine;	Yin Metal-lungs
Earth:	Yang Earth-stomach;	Yin Earth-spleen
Fire:	Yang Fire-small intestine;	Yin Fire-heart
Wood:	Yang Wood-gallbladder;	Yin Wood-liver
Water:	Yang Water-bladder;	Yin Water-kidneys

Additional study to define deficiency in a specific meridian requires a better understanding of the organ functions and their manifestations. Here are the basics.

The function of the five vital organs:

Lungs-Metal: They control breath and chi, inhale air from nature, extract oxygen, the vital part of chi, combining it with the essence from the food, then transfer it to every cell through the blood circulation. The lungs' energy is manifested on skin, hair and in the respiratory system; moreover, they are coupled with its Fu-organ, the large intestine, so when the lungs are affected, such as pneumonia, constipation may occur.

Spleen-Earth: Just as the lungs extract oxygen, the spleen absorbs all the nutrients from food and drink, to form the vital chi. Because the vital chi regulates the body's function and protection, so the spleen promotes general well-being and the immune system function. Its function can't be fully carried out without the help of stomach, its Fu-organ. The spleen's function is also related to muscles and mental clarity. Poor digestion, being underweight and lost memory are all symptoms of a dysfunctional spleen. The example below is a typical case of using herbs to enhance the function of spleen for the cure of the lung sickness, based on the mother-son relationship. That is, Earth nourishes Metal, so Earth is the mother.

Heart-Fire: Called the "king of the vital organs," the heart controls circulation by pumping in and pushing out blood; it houses the spirit and governs the mind and mood. Symptoms, such as cold feet, palpitation, and depression are all related to the heart. It is coupled with the Fu-organ small intestine, and its energy is reflected in the color of the face and tongue. So, to help treat the heart, you must first de-stress the liver; when liver's vitality is restored, it nourishes Fire automatically.

Liver-Wood: It controls the autonomous nervous system, stores blood, and is the center of metabolism. It is coupled with the Fu-organ gallbladder. The dysfunction of either liver or gallbladder would affect the other. Its energy imbalance is reflected in the eyes and nails, any vision or psychological problems, high blood cholesterol, digestive disorders, or mood swings. Clinically, Chinese doctors may work on the kidneys, the grantor of liver, to heal many diseases. By using kidney-tonic herbs to boost its function, a healthy liver is possible. Thus, to heal ailments such as post-hepatitis, chronic fatigue, depression, menopause, etc., we can work on the liver, kidneys, and other affected organs simultaneously to achieve better results.

Kidneys-Water: They generate and store both the life-essence and the semen-essence. They are the controllers of the vital energy and reproduction, due to the adrenal cortex and sex organs being located in the kidneys' region. Their function covers bone structure, body movement, stamina, growth, central nervous system and sexuality. The bladder-urinary function is its Fu-organ correlation, therefore, to combat edema, the water retention, strengthen the Yang property in kidneys (Fire) is necessary. In the meantime, to use Earth-meridian herbs to enhance the spleen energy is recommended, because Earth controls Water (See the controlling cycle).

Case Study

Ms. Z has had chronic bronchitis. The Chinese doctors recommended tonic herbs to her that enhanced the energy of the spleen (Earth). The herbal formula had *codonopsis, poria, atractylodes and licorice* in it (called Decoction of Four Noble Ingredients). That is the way to strengthen the lungs and spleen. This method is called "In order to help a sick child, support the mother first."

When acute symptoms occurred, usually caused by infections, doctors used herbs to dispel "wind and cold," which relate to the lung meridian directly. A couple of months later, Ms. Z restored her good health. She has gained some ability to prevent future flu and bronchial infections, too.

Research data from the World Health Organization (WHO) states that by the year 2020, depression will become the second leading cause of life-threatening diseases in the world. From a Feng Shui perspective, anything that brings sensation to our bodies can influence energy level instantly, such as verbal communication, appearance, interior decorating, painting, handicrafts, sculpture, materials, music, foods and smell, etc.; therefore, they can be categorized in Feng Shui objects. Either good or bad influence, our life is associated with them. Holistic healing practitioners have developed a variety of ways to energize and balance our bodies, such as music-therapy, aromatherapy, cinema-therapy, meditation, food-therapy and internal bathing (with foods and herbs), etc.

Good health condition comes from appropriate biological activities consistent with the laws of nature. There are eight principles worth considering:

Sleeping in Yin areas, such as west and north, is better than in the Yang areas, such as east and south.

2) Sleeping early in the night and wake up early to inhale the fresh air during 5 to 7 a.m. (Mao hour) is healthy.

3) Do not sleep with head aiming at a toilet, a door, or a window.

4) Having day activities, such as working, meeting guests, eating, etc., in the Yang areas, such as east and south, is favorable.

5) According to the Chinese Traditional Medicine, using spiritual Feng Shui clues to prevent diseases is self-help and maintains internal balance. Such as:

- Laughing loudly three times a day can disperse chi stagnation in the bloodstream.
- Shouting in your room if you have anger is a good way to de-stress the liver.
- Singing promotes a healthy spleen; you get benefits such as good digestion and strong immune system.
- Weeping relieves pressure in the lungs.
- Groaning can de-stress kidneys and improve sex life; and that is the natural way to express your body's response to your lover's touch.

6) Do not let emotion become extreme; keeping it moderate is the key to good health. Chinese Traditional Medicine asserts:

- Too much worrying depletes the energy of the lungs,
- Too much fear takes away energy from the kidneys,
- Over-thinking hurts the spleen,
- Frequent anger may damage the liver, and
- Too much excitement is harmful to the heart.

7) Strengthening the energy in the room (or house) corner that represents your sex and your age group invites good energy, according to the Bagua theory (eight cardinal directions). For example, a woman of middle age (56 +) may enhance the southwest corner, and a man of middle age (56 +) should choose the northwest instead. You will have no difficulty finding the correlation between age and directions after focusing on the bagua section in the Heaven-Human-Earth Alignment list, in Chapter Five.

8) Finally, keeping Yin and Yang balanced is the very basic requirement of good health. Stimulate Yang if Yin becomes overwhelming, or enhance Yin when Yang is overpowering. This basic skill has been discussed already. After all, avoiding toxins (pollution, chemicals) and emotional extremes, keeping a nutritional balance diet and living a lifestyle that follows the laws of nature (which qualifies Yin-Yang and five elements balance) is the golden rule for all of us to maintain optimum health.

Detect Energy Problems on Three Levels

1. Diagnosis on the Human Level

The Ten Day Masters

The Day Stem, such as Ding, represents the core energy which is Fire. It usually reflects the major characteristics of the personal traits, whether expressed or hidden. Ten groups of people from ten different heavenly stems have their natural manifestations described below. Although each elemental group has something in common, individual difference can be revealed by the natal and current energy analysis.

Wood in Person

Those who were born on the day stem **Jia** are Yang Wood people. Yang Wood is associated with large, strong trees or large wood products, with characteristics of durability and uprightness. Jia Wood has these corresponding personal traits:

- self-confident,
- bold, courageous,
- tough, straightforward, and
- having strong sense of self.

Those who were born on the day stem **Yi** are Yin Wood people. The Yin Wood represents grass or weeds, small plants, including flowers. They are delicate, but indestructible. Yi Wood has a tendency of personality as

- patient, detailed,
- resilient, flexible,
- quick, smart, artistic and
- romantic.

Fire in Person

Fire can be divided into two kinds. Those who were born with **Bing** day stem are Yang Fire people. The Yang Fire is represented by the sun, so those people usually are:

- bright
- strong
- warm-hearted and
- straightforward.

Those who were born with **Ding** day stem are Yin Fire people. Their matching symbols are furnace fire, candle fire, or any synthetic fire. Therefore, most of them are:

- sensitive
- love observation
- irritable and
- enthusiastic.

97

Earth in Person

Those who were born on the days with **Wu** stems are Yang Earth people. Like mountains or hills, they have no fears, are solid and stubborn, and:

- tough
- stable
- independent and
- adaptable.

Those who were born on the **Ji** days are Yin Earth people. Like garden soil, soft, moist, and nurturing, they are known to be:

- intelligent
- patient
- diligent and
- introverted.

Metal in Person

Those who were born on **Geng** days are Yang Metal people. Yang Metal in our world can be found in hardware, machines, and tools, such as axes, knives, and vehicles. Symbolizing hard, strong material, most of the Yang Metal people are:

- determined
- persistent
- sharp and brave, and
- love challenges.

Those who were born on **Xin** days are Yin Metal people. Jewelry, including gold, silver, stones and diamonds are beautiful, glamorous and sophisticated, therefore most of the Yin Metal people are:

- delicate
- artistic
- diversified and
- self-respecting.

Water in Person

Day master **Ren** represents Yang Water people. This is the water of the sea, lake, or waterfall; therefore, most Yang Water people are:

- energetic
- aggressive
- expressive and
- quite emotional.

Day Master **Kui** represents the Yin Water people, and is represented by rain and dews in nature. Therefore, Yin Water people are:

- careful
- patient
- imaginative and
- detail-oriented.

The summary for these ten groups as listed is comparatively simple. Due to differences in the constitution and living environment, a deviation of personality can be found within the same group. Therefore, a detailed energy examination is encouraged. As a matter of fact, the natal energy interacts with the current one constantly, so the current condition must be checked out also. We can use a questionnaire sheet provided to make this really simple. Knowing someone's Day Master renders a good trace to: "What is that person's prominent energy?" and scoring the current energy checklist provides an up-to-date information for you to compare. Both of them are intrinsic for making a good diagnosis.

The Current Energy Checklist

The checklist below provides the information we need to evaluate CURRENT energy status, not the natal. After making an analysis of both, the answers for questions such as, "Why can't I find a lover I have dreamed of for such a long time?" " Why is my family relationship so draining?" etc., can be answered. For people who have psychological disorders or personality extremes, the following steps may help them to know themselves better and then work out an effective balance plan.

1) Put a check mark on the left side of the question only if it matches 75% or more of what is stated. Then, add all the check marks in each group to get five subtotals;

2) To calculate a grand total, add all the subtotals that have been calculated;

3) Use 100 to divide the grand total; that is the "P" value. "P" value represents the percentage of each check mark in the entire system.

4) Multiply the subtotal of each group by the "P" value; we will get the overall weight of each element.

5) Now, match the element a person needs, from either the Energy Requirement Chart or the special requirement, to the current energy status. Here are the three scenarios:

Good: if the "P" value of the element required exceeds 25%, or exceeds 50% combining with its grantor in the checklist.

Bad: if the "P" value of the required element is less than 15%, or less than 30% after combining with its grantor.

Neutral: if the "P" value of the required element is between 15% to 25% as a single, and 40 to 50% as combined.

For people whose required elements are in a weak or balance status, they probably need to strengthen that element by looking for the remedies in the Feng Shui alignment list. It is worth mentioning that not to neglect the grantor of the required element is appropriate, as that can boost up the needy energy in a fast and effective way. Here is the elemental involvement of each group.

Group A = Wood
Group B = Fire
Group C = Earth
Group D = Metal
Group E = Water

The Current Energy Checklist

Group A (Wood)

__ Do you usually like to get into the details of your favorable subjects?

__ Are you usually serious about learning from your mistakes?
__ Are you usually very strict at planning a project or designing a room?
__ Do you most often prefer to be a logical and orderly person?
__ Do you love science and/or analytical, technical probing?
__ Are you a slim and/or tall person, and have been told you are sensitive?
__ Do you often feel that you lack knowledge and are searching for more?
__ Is your voice quality distinguished by its typical smooth, melodious sound?
__ Do you usually avoid risks whenever possible?
__ Do you often have a creative mind while studying and working?

Subtotal _____

Group B (Fire)

__ Do you normally speak quite fast, or enthusiastically?
__ Do you consider yourself a very warm person, expressive and passionate?
__ Do you often fidget and have dynamic physical movements when is speaking to others?
__ Have you been told by your loved ones that you should drink less beer or wine?
__ Is it easy for you to lose your temper?
__ Do you often make decision quickly and take actions right away?
__ Have you been told many times that you need to shake off your stress?
__ Do you usually drink more water or beverages than others?
__ Is impatience a quality that you often struggle with in yourself?
__ Do you enjoy flirtation once a while for balancing your energy?

Subtotal _____

Group C (Earth)

__ Are you often slow and patient?
__ Are you loyal to your job, even if you don't like it much?
__ Do you have a strong need to see the results of your endeavors in a concrete form?
__ Have you been told many times that you are a giving, caring person?
__ Do you think you are a very responsible person?
__ Do you think you are often prone to worrying too much?
__ Do you consider yourself to be a very persistent person?
__ Do you have deep faith in God or in a religion?

__ Do you usually trust others and love to be trusted?
__ Have you been told many times that you are a conservative, but sometimes inflexible person?
Subtotal _____

Group D (Metal)

__ Are you usually aggressive when setting a target for yourself and are thought to be competitive by others?
__ Are you an ambitious person who usually doesn't have time for chatting?
__ Are intimate relationships often difficult for you because of strong personality?
__ Are you usually self-disciplined and determined?
__ Are you a bold person who enjoys challenges?
__ Do you like hot and spicy food?
__ Have you been told many times that you are an ironic, serious person?
__ Do you prefer being the leader in most situations?
__ Do you consider yourself to be a dependable person?
__ Do you think that mental clarity is the most important thing for any success?

Subtotal _____

Group E (Water)

__ Do you love to laugh and seek out humor in your life?
__ Are you usually patient and flexible in dealing with people and situations?
__ Do you like music very much, and think it is your good friend during your frustrations?
__ Do you usually enjoy sightseeing while you are traveling?
__ Do you often choose to be very social and communicative with others?
__ Do you love to talk and are you good at influencing and motivating others?
__ Are you most likely to find a way to avoid a confrontation and seek compromise?
__ Do you think you have strong intuitions?
__ Are you an open-minded person, but emotionally swayed by advice from others sometimes?
__ Most of the time, do you prefer to "go with the flow" and dislike being disciplined?

Subtotal _____

Example

Albert is a young man of 18. From the marked checklist his current energy looks like this (the number behind each group represents the subtotal of the check marks):

Group A: 5
Group B: 5
Group C: 3
Group D: 2
Group E: 3

Grand total equals $5 + 5 + 3 + 2 + 3 = 18$.

Dividing 100 by 18, we get approximately 5.5. That is the "P" value of each check mark. Now let us figure the percentage for each element by multiplying the "P" with the subtotals:

Group A / Wood = 5 x 5.5 = 27.5%
Group B / Fire = 5 x 5.5 = 27.5%
Group C / Earth = 3 x 5.5 = 16.5%
Group D / Metal = 2 x 5.5 = 11 %
Group E / Earth = 3 x 5.5 = 16.5 %

Analysis

Current Energy: Albert is weak in Metal (11%), but strong in Wood and Fire (both 27.5). Water and Earth (16.5% each) are balanced.

Natal Energy Requirement: The conclusion from Albert's natal analysis is that he needs more Metal.

Match Outcome: Metal has not been reflected in an adequate amount in the checklist. On the contrary, Fire, which is the ruler to Metal, acts as a prominent energy.

Conclusion: He needs to strengthen not only the Metal, but also the grantor of Metal the Earth. Earth can enhance the Metal while draining the Fire. That is mitigation, the best solution for a conflict.

Practical ways of enhancing the required energy can be found in the interior design, floor configurations, career, social contacts and time-related factors. Applying the spiritual healing and meditation can quicken the steps of restoration, which create durability and stability to the energies obtained. More remedies are available in the alignment list. For the people in the special energy groups, follow the special requirements accordingly.

2. Diagnosis on the Heaven Level:

1. General Reading

Check the geographical location of the county or city in which you live. The climate carries the heaven energy as we have categorized it in the general energy picture. Define the strongest energy in that area, such as Metal is strong in the west and Wood in the east. It doesn't have to be the desirable location on a national map. If you live in the east, but need Metal, the western section in a city or the door (window) orientation of west can have the same energy resource, because nature is everywhere, and there is never an end of a certain direction.

2. Professional Reading

Step 1) Plot a chart for the current year and month, including the day and hour if an important event is anticipated. Follow the same procedure explained in Chapter Two to make a Four Pillars chart, the same as doing a natal analysis for a new born baby. Then calculate the preliminary and seasonal energies, judging any energy impacts before reaching a conclusion of what percentage each element finally has.

For example, to check the energy for 01/01/2002 we have these pillars:

Ji-Si (day),
Geng-Zi (month),
Xin-Si (year)

The energy facts are:

Metal energy is the strongest one: Geng + Xin + a small amount of Metal in two Si.
Earth is medium: Ji + a small amount of Earth in two Si.

Water is strong: although only Zi carries it, but it has great support from Metal.

Fire is medium: although it is the main element in two Si, but it tends to slide down, because of the destructive force coming from strong Metal and Water, and no grantor (Wood) available;

Wood: none.

Step 2) Now, it is time to match your own natal chart with a chart drawn for the heaven energy. Pay more attention to the year and month, while not neglecting the day or hour in special occasions.

Good

A) If there is no clash and no friction;

B) Has the prominent energy available (in a year or month) which fits the natal needs.

Bad

A) If there is a clash or friction and it becomes particularly serious if the clash is on the stem or branch where the required element resides.

B) The energy impact (clash or friction) hits the day binomial.

C) The required energy has been destroyed, drained or dissolved by the combined force from the year and month. (See the case study for Mr. L. p. 69)

3. Diagnosis on the Earth Level

This is a wide scope, including directions, locations, shapes, colors, designs, materials, temperatures, speed, virtually everything on the earth, on the street, inside and outside a home.... We have discussed a lot in the previous chapters and have good coverage in the Heaven-Human-Earth alignment list that follows.

Summary

Now we understand that a more comprehensive way to determine a person's elemental needs comes from:

a)   The regular group people should check the Energy Requirement Chart to find the element(s) required. The special group people should follow the instructions in Part 4 Chapter 2. Generally, to keep the strength of the strongest element and its grantor intact is ideal.

b)   Check the current energy by filling out the questionnaire sheet and calculate the "P" value of each element, If the current energy fills the natal deficiency, which is a good sign, keep going. Otherwise dare to learn, to change.

c)   Make plans by taking into consideration the energy of the coming year and month.

d)   Find out earth-related energy deficiencies such as the floor plan, door and window orientations, bedroom location and interior design, etc...., and correct them accordingly.

Turn Deficiency Into Balance

Bear in mind that the remedies chosen must involve three levels. To take advantage of the seasons and live in the area providing the best earth energy is applicable for everyone. Creating personalities as checked out by the natal and current analysis is also feasible. However so-called self-nourishment is not easy, and can easily be neglected or refused. More frequently, people would love to enhance their energy by making modifications in the interior design or simply moving to a new home. That is probably the most we have heard about regarding Feng Shui. The following suggestions can meet all needs.

If more than one element is needed, combine them. Make your own choices from the list for your required element (and its grantor). Your intuitiveness can make a difference. Apply Feng Shui intelligently. Usually the best Feng Shui alignment can be obtained in faithful and skillful hands. Depend on them!

To Enhance the Fire Energy

Fire in Feng Shui

The nature of the Fire element is hot, warm, and intensive. It has a top-pointed shape and a red-tone color. Its "hometown" is in the South. In our body, it has a lot to do with the heart and small intestine meridians. We can easily define Fire in the sun or burning Fire. However, do you realize that Fire is also involved in a speedy motion, such as traffic, up-tempo music, and personalities? Those who are enthusiastic or emotional carry more Fire than others do.

Who may have a Fire deficiency?

1. People who were born in winter (between 11/7 to 1/6);
2. People who have Fire listed in the Energy Requirement Chart or need Fire as one of the leading energies in the special groups;
3. People who do not have a nature's view in the geographical south, neither at residential nor at workplace; or the lot they live on slopes in the south;
4. People who have three or more check marks from the following list:

- Lack of concentration
- Lost sexual desire
- Can not keep a passionate relationship
- Find it difficult to be on schedule or keep promises
- Lack of action
- Lack of goals in life
- Experience depression
- Chronic fatigue
- Cold hands and feet
- Poor blood circulation
- Water retention
- Frequent urination, etc.

Suggestions to enrich the Fire energy:

- Choose summer for job change, selling or buying properties, marriage or other important events.

- Put more enthusiasm in study and work, and show more intrest in intimate relationships.

- Create positive habits, such as to beat save time and avoid procrastination.

- Invite favorable colors to the house and to the south section, such as green, pink, cherry, red, brick, ruby, coral, scarlet, rose, purple and orange; for examples, green indoor plants and subtle coral curtains.

- Add sharp-topped, energetic, spiky and horny designs to walls, carpet, windows, or decoration.

- Select favorable items for decoration such as pictures of shining sun, fireworks, diamond, beauty, hearts, or pictures of deer, rose, peony, happy people, horses and livestock, more lights or warm color lamp-shades are welcome.

- Choose specific oils to infuse or spray: Orange is quite pleasant; it creates uplifting moods and fights depression, laziness and overeating; rose oil is expensive, yet it has a function to stimulating blood circulation and bringing back the joy of life.

Heaven-Human-Earth Alignment List for Fire

Season:	summer: May, June
Location:	south
Direction:	face or lying with head against south, 157.5 ~ 202.5 degree
Color:	red, crimson, ruby, brick, scarlet, hot pink, orange, and purple
Shape:	upward-pointed triangle, spiky, exploding
Body:	heart, small intestine, and tongue, blood circulation and mental health
Taste:	bitter, tart
Food:	bitter melon, lotus seed, green tea, olive, apple, spinach
Decor:	red ribbon, light, coffee makers, picture of beauty, sun, fire
Material:	hot, such as gas, light, electricity, sunlight, steam, heater
Gemstone:	kunzite, emertise, and red ruby, red agate
Spirit:	aggressive, hotheaded, sensitive, go getting,
Aspiration:	fame, prosperity
Music:	high-tuned, up-tempo and energizing, such as Bizet's *"The March of the Toreadors" (Carmen)*
Plant:	bloody lily, red clover, red pepper, yarrow, red hibiscus, begonia
Career:	artist, performer, cosmetic career, trader, singer, dancer, athlete, social worker, people who motivates, actor and actress
Animal:	horse, snake
Astrology:	Capricorn, Sagittarius
Bagua:	Li: represents south, sun, lighting, Fire, fame, reputation, and middle daughter (or female age 18 to 36)
Herb:	to nourish Yang Fire: choose cinnamon twigs, ginseng, ginko biloba; Yin Fire: lotus seed, ophiopognis and schisandra
Pillar Calen.:	Heavenly stems Bing, Ding; earthly branches Si and Wu

Number: with last digit 3 or 4

Fire-deficient people need to enhance Fire on all three levels simultaneously to get better Feng Shui.

To Design the Earth Energy

Earth in Feng Shui

We live on Earth; it represents Mother Nature, the greatest power on the planet. In Feng Shui, the Earth element is associated with land, buildings, houses, squares, and rectangular designs, yellow and brown tone colors. Its energy is concentrated in the northeast, southwest, and the center areas. It reflects the functions of the spleen and stomach in the body and personality traits of loyalty, responsibility, and conservative outlook.

Who may have an Earth deficiency?

1. People born in spring (between 2/4 to 4/6);
2. People who have Earth listed in the Energy Requirement Chart for the regular group or need Earth as one of the energies in the special groups;
3. People who are lacking natural energies from the northeast and the southwest directions; or have their homes sit on lots which are low in the middle, northeast and southwest;
4. People who have three or more check marks from below:

- Be easily distracted
- Plunge in love, but can not hold on to it long
- Lack of patience and focus
- Think too much and suffer from insomnia
- Hard to be loyal to work or to people
- Less responsible or feel difficult to be on time
- Low energy during the day
- Weak immune system
- Anemia
- Poor digestion
- Low absorption rate of nutrition
- Overweight or underweight
- Washy personality, mind-shifting problem

Dr. Paul Yan

Suggestions to design the Earth energy:

- Because 1/5,6 to 2/4,5; 4/5,6 to 5/5,6; 7/7,8 to 8/7,8; and 10/8,9 to 11/7,8 are concentrated with Earth, take advantage of the timing by scheduling important events in those times.

- Replenish spiritual Earth through responsibility training, loyalty to the jobs and to the people.

- Add favorable colors such as white, lemon, canary, tan, beige, brown and red in the house, especially in the northeast and southwest areas, a tan lampshade or a red tassel can change the Feng Shui.

- Add auspicious designs such as square, boxy, fat rectangular or cube like designs to curtains, bedding, wallpapers or furniture.

- Choose decorations or equipment from the items such as computers, bookshelves, desks, symbols of knowledge, pictures of mountain, sexy young man, ox, rocks or athletes, etc., in the house, particularly in the northeast section to promote Yang Earth. Or put feminine images and nurturing pictures in the southwest to enhance Yin Earth.

- If you like infuse or spray favorable scent, pick musk or pine to boost the energy, as they have the function to stimulate the entire organism; while musk is famous for arousing sexuality, pine provides energy duration and stability to people.

- Another Feng Shui tip is for the northeast section: place white flowers there or paint the wall white. Because the northeast is traditionally called the "ghost corner," it is appropriate to drain the Earth energy down to a balanced level while maintaining the room bright, clean and uncluttered. It is believed that the "ghosts" will have nowhere to hide if they come in and stand in front of a white wall.

Heaven-Human-Earth Alignment List for Earth

Season: perennial: January, April, July, and October
Location: northeast, southwest, and center
Direction: facing or lying with head against southwest or northeast, basically between 202.5 to 247.5 and 22.5 to 67.5 degree
Color: tan, beige, rust, brown, and yellow
Shape: square, fat rectangular
Body: spleen, stomach, muscle, fat, digestive and immune systems
Taste: sweet, rich, taffy
Food: candy, sweet fruits, cereal, chocolate, cake, and sugar, honey
Decor: ceramics, clay pot, drawer, yellow-toned paint, or carpet, box
Material: sticky or made of soil, clay, ceramic; chinaware, nutrients in foods
Gemstone: canary and yellow opal, topaz, or cat's eye
Spirit: responsible, loyal, slow, and persistent
Aspiration: southwest—love, motherhood; northeast—knowledge, scholarly success
Music: peaceful, smooth, and low-tuned, such as *"Gregorian Chant from Spain"*
Plant: sunflower, yellow oleander, and yellow or rusty color mum
Career: club, day care, nursing home, hotel, clinic, gardening
Animals: ox, tiger, ram, and monkey
Astrology: Taurus, Scorpio
Bagua: Kun: represents southwest, Earth, mother (or female, age 56 +); Ken: represents northeast, knowledge and youngest son (or male, age 0 to 17)
Herb: to nourish the spleen: codonopsis, astragulus, white atractylodis, dioscorea
Pillar Calen.: heavenly stems Wu, Ji; branches Chou, Chen, Wei and Shu
Number: with last digit 5 or 6

Earth-deficient people need to design the energy setting on the heaven, human and Earth levels. The mind and body balance can be achieved with less difficulty, when the environmental Feng Shui is improved.

111

To Maximize the Metal Energy

Metal in Feng Shui

Speaking of Metal, we immediately feel something hard, cold, and strong. In Feng Shui, Metal has a correlation not only to things made of Metal, but also to the energy in a condensed form or power of discipline. Its typical shape is an arch. Its color tones are white, gold, and silver. It is associated with the lungs and the large intestine in the body. People who show good inner control or stubbornness are in the Metal category.

Who may have a Metal deficiency?

1) People who were born 2/4 to 4/5;
2) People who have Metal listed in the Energy Alignment Chart or need Metal as one of the favorable energies in the special groups;
3) People who are short of the nature's directional support from the west and northwest; or have their homes sit on lots that slope in these two directions;
4) People who have three or more check marks from the following list of traits:

- Indecisive
- Lacking courage
- Poor time management
- Difficulty reaching a target
- Afraid to speak in public
- Loss of confidence
- Skin diseases
- Fail to carry out plans
- Sickness in the bronchi or lungs
- Unhealthy colon or large intestine

Suggestions to maximize the Metal energy:

- Take advantage of the timing factor, schedule major events in fall (8/7 to 10/9).

- Improve personality, do meditations on inner control.

- Overcome timidity and avoid to withdrawal.

- Add some metal rich colors in the house, particularly in the west and northwest sections: white, gold, silver, gray, lemon, tan or brown-yellow, such as white lampshade, silver ribbons or wind dancers, white ceiling fans or gold lava lamp.

- Add arch, round, square designs to curtains, wallpaper, rug or furniture.

- Add some of these items to display in the west, such as pictures or photos of happy girls, jewelry, sword, roosters, phoenix and birds, lakes or swimming pools. In the northwest, the good choices are pictures of heaven, paradise, valuables, diamonds, gold, vehicles, trains, marbles, dogs, buffaloes, successful military or government leaders, and clock that chimes;

- If you love to infuse or spray fragrance, select rosemary oil to stimulate the central nervous system. It is good for energy and can prevent congestion in the blood; the caution with rosemary is to avoid use in pregnancy. You may also infuse or spray peppermint or lemon oil for mental clarity, and can create instant high energy for people under stagnant conditions.

Heaven-Human-Earth Alignment List for Metal

Season:	fall: August, September
Location:	west and northwest
Direction:	facing or lying with head against west or northwest, 247.5 to 337.5 degree
Color:	white, ivory, silver, gold, gray
Shape:	circle, round, arch
Body:	lungs, large intestine, hair, and skin, nose
Taste:	pungent, spicy, and hot
Food:	ginger, hot pepper, horseradish, curries
Decor:	metal pots, clock which chimes, glass, mirror, crystal, picture of automobiles, machine, jewelry or leaders
Material:	hard, cool, such as gold, silver, brass, copper, coins
Gemstone:	diamond, pearl, and white fish-eye stone
Spirit:	decisive, determined, tough and stubborn
Aspiration:	northwest: teamwork, patronage, benefactors; west: children
Music:	heavy, emphatic, repeating, uplifting, such as marches
Plant:	baby's-breath, jasmine, mum, cornflower, love-in-a-mist
Career:	law enforcement, restaurant, manager, mechanic, jeweler
Animal:	rooster, dog, and boar

Astrology:	Leo, Virgo, and Libra
Bagua:	Tui: represents west, lake, and youngest daughter (or female, age 0 to 17); Chien: represents northwest, heaven, leader, and fatherhood (male, age 56 +)
Herb:	to nourish the chi and Yin of the lungs: use astragulus, glehniae, pseudostellariae, polygonati or codonopsis
Pillar Calen:	heavenly stems Geng and Xin; earthly branches Shen and You
Number:	with last digit 7 or 8

By enhancing the Metal energy on three levels, the Metal-deficient people can attract more positive influences.

To Attract the Water Energy

Water in Feng Shui

As a miraculous ingredient in the energy puzzle, Water plays the roles of easing our troubles and protecting us from becoming hot-headed or over-stressed. Water represents any flow, including, but not limited to waterways, traffic, cash, and mind. It has an irregular shape, although curling and wavy in most cases. It is concentrated in the north. It reflects the function of kidneys, hormones, and bladder.

Who may have a Water deficiency?

1) People who were born between 5/5 to 7/8;

2) People who have Water registered in the Energy Requirement Chart or need it to keep the special pattern in the special groups;
3) People who do not have enough nature's directional support from the north; or have their homes sit on lots with sunken land in the north.
4) People who have three or more check marks from the following list of traits:

- Rigid in dealing with many life problems
- Lacking a sense of humor
- Have difficulty in getting along with others
- Bone illness
- Anxiety

- Bladder or prostate diseases
- Sexuality problems
- Hormonal disorders
- Violent behavior
- Lower kidney energy
- Alcoholism or abuse
- Drug addiction

Suggestions to attract the Water energy:

- Take advantage of seasonal factor; choose winter (11/7 to 1/6) to arrange important personal events.

- Enhance flexibility and sense of humor to improve the spiritual balance.

- In the house, especially in the north section, add colors such as black, blue, gray, white, gold and silver to the wall, window treatment, carpet, furniture, decorations, towels, mugs and toothbrush.

- Add favorable designs such as waves, circles and arched shapes to bed covering, curtains, floor, carpet, wallpaper and ceiling design; for examples, blue and black lava lamps or crystals are good choices.

- Choose decorative items such as aquarium, fountain, pictures with beach view, rain, peaceful sea and blue sky, boats, fishes, plants, Mickey Mouse, black and blue flowers, traffic, beautiful city night, moon, romance in the evening. Wedding and intimate photos, or pictures of somebody you admire as a career model can be best displayed in an eye-catching place, such as above the bed, behind a sofa or on the left side of a desk, in the northern section.

- Spray favorable scents to enhance the susceptibility of Water energy: honeysuckle can recall fond memories, refresh unforgettable love scenes and romantic fantasies, therefore, a smooth flow on the mind can be created; chamomile calms down nervousness, anxiety, or soothe muscular tension and reduces headaches.

Heaven-Human-Earth Alignment List for Water

Season:	winter: November, December
Location:	north
Direction:	facing or lying with head against north, 337.5 to 22.5 degree
Color:	black, blue, sable, navy
Shape:	curly, wavy
Body:	kidney, bladder, bone, teeth, ear, waist, sex organ
Taste:	salty
Food:	pickle, watercress, Water chestnut, fish, seafood
Decor:	fish tank, Water fountain, and pond, view of beach, waterfall, and river
Material:	watery, moist, slippery, such as liquid, drink, gel
Gemstone:	aquamarine, turquoise, elimite, blue sapphire, topaz or opal
Spirit:	flexible, humorous, diversified, imaginative
Aspiration:	career, money
Music:	easy listening, slow, light, soothing
Plant:	bamboo, willow, white spider lily, daffodil, plum, narcissus
Career:	diplomat, liaison, reporter, information, sales, aquatic work
Animal:	rat
Astrology:	Cancer, Gemini
Bagua:	Kan: represents north, water, moon, and middle son (or male, age 18 to 36)
Herb:	to nourish Yin Water in the kidney; choose lycii, rehmanniae, dendrobium nobile; to enhance Yang Water, the vital energy in the kidney: choose epimedium sagittatum or morindae
Pillar Calen.:	heavenly stems Ren and Kui; earthly branches Zi and Hai
Number:	with last digit 9 or 0

Water-deficient people need to attract this crucial energy covering all three levels simultaneously to get better Feng Shui.

To Multiply the Wood Energy

Wood in Feng Shui

The Wood energy symbolizes growth, advancement, and expansion. Wood is associated with the east and southeast directions. Just as a tree expands to the sky and grows, it is believed that the Wood energy can bring material success and good health to people who need it.

116

Who may have a Wood deficiency?

1) People who were born in fall, 8/7 to 10/9;
2) People from both groups, regular and special, with the energy requirement of Wood;
3) People who do not have sufficient directional support from the east and southeast; or have their residential places on the land that slope in the east and southeast.
4) People who may have more than three indications from the following list of traits:

- Don't like to study or have difficulty concentrating in study
- Uninterested in career development
- Conservative in business or lack planning
- Not good in math
- Blood pressure problem
- Mentally unhealthy
- Autonomic nervous system disorder
- Argumentative
- Sickness in muscles, liver, gallbladder or stomach
- Moody
- Premenstrual syndrome or menopause
- Eye problems

Suggestions to multiply the Wood energy:

- Choose spring, 2/4 to 4/6, to make personal major moves.

- On the human Feng Shui level, enhance Wood quality by building a habit of one-hour minimum study per day.

- Get experts' help and learn to be specific on personal goals.

- In a home or an office, particularly in the east and southeast sections, add green, jade, emerald, bright neon green-tone colors, or mixed with some blue, black and pink. For examples, place a jade frog with an open mouth facing east, put a jade tree near the window or door (jade tree is called "money tree" by many Chinese) or choose other favorable colors such as green-brown, purple, red, blue, emerald or lime for personal items.

- Add curved lines, stripes, columnar, poles or pillar designs for the wallpaper or furniture in those sections, such as bamboo trees or green-leaf design for curtains, bedspread, cushions, vertical stripes, rugs, carpet, or upholstery.

- Select some of these wood rich items for decoration: trees, vegetables, floras, green dragons, or pictures with view of a forest, a park, celebrities, family photos and signs of growth and good health; displaying these items in the east and southeast sections. It does not matter whether it is real, printed or artificial, they work. Good examples are healthy potted plants, beautiful trees, flowers, aquarium, snakes, pictures or photos of loving couples, attractive women, sexy men, garden view, winding paths with trees and flowers on the sides, white clouds, blue sky, beach view, roses, dream lover, or a successful business image, etc.

- Spreading scent of jasmine to uplift energy and bring fantasy to life. Spraying parsley helps to stimulate mental clarity. It can be used for herbal bath too. Geranium oil gives a sweet floral smell to help regulate emotional problems and calm anxiety. It is also great for facial and baths. Sandalwood oil, which is a warm, long-lasting scent popular in the east, helps to alleviate depression and enhance the energy flow in the body.

Heaven-Human-Earth Alignment List for Wood

Season:	spring: February, March
Location:	east and southeast
Direction:	facing or lying with head against east or southeast, 67.5 to 157.5 degree
Color:	green, jade, emerald,
Shape:	columnar, stripe
Body:	liver, gallbladder, eyes, nails, ligament, nerves, mood
Taste:	sour, vinegary, tart
Food:	vinegar, plum, grapefruit, and grape, lime
Decor:	green plants, woodcarving, wall carpet, straight lines, books
Material:	elastic, straight, such as fabric, wooden product, cottons
Gemstone:	emerald, green opal, jade, hiddenite, peridot, green jasper
Spirit:	investigative, exploring, analytical, upright
Aspiration:	southeast: wealth, growth, romance; east: health, family relation-ship

Music:	varying, continuous, detailed, exciting, such as most of Mozart's violin pieces
Plant:	corn tree, peony, orchid, lily of the Nile, iris, and wild jonquil
Career:	research, designer, planner, programmer, editor, botanist
Animal:	rabbit, snake, and dragon
Astrology:	Aries, Pisces, and Aquarius
Nine Star:	3 and 4; match 1 and 9
Bagua:	Chen: represents east, thunder, elder son (or male, 37 to 55); Sun: southeast, wind, and elder daughter (or female, 37 to 55)
Herb:	to nourish the Yin Wood in the liver; choose paeoniae alba, fu-ti, lycii, or dang quei
Pillar Calen:	heavenly stems Jia and Yi; earthly branches Yin and Mao
Number:	with last digit 1 or 2

Wood-deficient people need to enhance this energy through the best heaven-human-Earth energy alignment to speed up the Feng Shui healing process.

Conclusion

What distinguishes the traditional from the modern Feng Shui are the following:

Traditional: earth-energy-focused, vague, confusing and involves mysteries.

Modern: three-level-aligned, comprehensive, holistic and involves more science.

"If one must, one can." "A thousand mile trip starts right under our feet." We all strive for maximum happiness and fulfillment in our lives through many possible ways, including Feng Shui. The definition of happiness has been expanded, I believe. That is: **the ultimate happiness and fulfillment belong to those who can maintain balance at all times while still moving toward their goals as quickly as possible. Why are those people the happiest? Because although they have had setbacks, crises and even depressions, they have eventually become their own angels and heroes!**

Wish all of you to become the happiest!

119

Selected Reference

In Chinese

Yellow Emperor's Feng Shui For Home (Huang Di Tsai Jin)
Ten Aspects for Residential Feng Shui (Yang Tsai Sher Su)
Yellow Emperor's Internal Medicine
Zhou Yi
Yang Tsai Zui Yiao
Di Tian Shui
Qiong Tung Bao Jian
Li Shizhen: Compendium of Materia Medica
Guo Pu: Burying Sites

Recommended Reading In English

Simon Brown:	The Practical Feng Shui (1998)
Lily Chung:	The Path to Good Fortune (1997)
Bill Waterson:	Eastern Systems For Western Astrologers (1997)
Paul Yan & Maria Solomon:	The East-West Survivors Kit (2002) -
Laurel Emryss & Paul Yan :	Feng Shui from Insight to Action— Designing your life for success and well-being (2002)
Lillian Too:	The Illustrated Encyclopedia of Feng Shui(1999)

Appendix: The Pillar Calendar

(1923 – 2011)

Dr. Paul Yan

1923 The Year of the Boar (Kui Hai)

Day	Ren Zi	Kui Chou	Jia Yin	Yi Mao	Bing Chen	Ding Si	Wu Wu	Ji Wei	Geng Shen	Xin You	Ren Shu	Kui Hai
	Kui Chou	Jia Yin	Yi Mao	Bing Chen	Ding Si	Wu Wu	Ji Wei	Geng Shen	Xin You	Ren Shu	Kui Hai	Jia Zi
	1/6 9:05	2/5 4:01	3/6 22:25	4/6 3:46	5/6 21:39	6/7 2:15	7/8 12:42	8/8 22:25	9/9 0:58	10/9 16:04	11/8 18:41	12/8 11:05
	JAN	**FEB**	**MAR**	**APR**	**MAY**	**JUNE**	**JULY**	**AUG**	**SEPT**	**OCT**	**NOV**	**DEC**
1	Jia Shu	Yi Si	Kui You	Jia Chen	Jia Shu	Yi Si	Yi Hai	Bing Wu	Ding Chou	Ding Wei	Wu Yin	Wu Shen
2	Yi Hai	Bing Wu	Jia Shu	Yi Si	Yi Hai	Bing Wu	Bing Zi	Ding Wei	Wu Yin	Wu Shen	Ji Mao	Ji You
3	Bing Zi	Ding Wei	Yi Hai	Bing Wu	Bing Zi	Ding Wei	Ding Chou	Wu Shen	Ji Mao	Ji You	Geng Chen	Geng Shu
4	Ding Chou	Wu Shen	Bing Zi	Ding Wei	Ding Chou	Wu Shen	Wu Yin	Ji You	Geng Chen	Geng Shu	Xin Si	Xin Hai
5	Wu Yin	Ji You	Ding Chou	Wu Shen	Wu Yin	Ji You	Ji Mao	Geng Shu	Xin Si	Xin Hai	Ren Wu	Ren Zi
6	Ji Mao	Geng Shu	Wu Yin	Ji You	Ji Mao	Geng Shu	Geng Chen	Xin Hai	Ren Wu	Ren Zi	Kui Wei	Kui Chou
7	Geng Chen	Xin Hai	Ji Mao	Geng Shu	Geng Chen	Xin Hai	Xin Si	Ren Zi	Kui Wei	Kui Chou	Jia Shen	Jia Yin
8	Xin Si	Ren Zi	Geng Chen	Xin Hai	Xin Si	Ren Zi	Ren Wu	Kui Chou	Jia Shen	Jia Yin	Yi You	Yi Mao
9	Ren Wu	Kui Chou	Xin Si	Ren Zi	Ren Wu	Kui Chou	Kui Wei	Jia Yin	Yi You	Yi Mao	Bing Shu	Bing Chen
10	Kui Wei	Jia yin	Ren Wu	Kui Chou	Kui Wei	Jia Yin	Jia Shen	Yi Mao	Bing Shu	Bing Chen	Ding Hai	Ding Si
11	Jia Shen	Yi Mao	Kui Wei	Jia Yin	Jia Shen	Yi Mao	Yi You	Bing Chen	Ding Hai	Ding Si	Wu Zi	Wu Wu
12	Yi You	Bing Chen	Jia Shen	Yi Mao	Yi You	Bing Chen	Bing Shu	Ding Si	Wu Zi	Wu Wu	Ji Chou	Ji Wei
13	Bing Shu	Ding Si	Yi You	Bing Chen	Bing Shu	Ding Si	Ding Hai	Wu Wu	Ji Chou	Ji Wei	Geng Yin	Geng Shen
14	Ding Hai	Wu Wu	Bing Shu	Ding Si	Ding Hai	Wu Wu	Wu Zi	Ji Wei	Geng Yin	Geng Shen	Xin Mao	Xin You
15	Wu Zi	Ji Wei	Ding Hai	Wu Wu	Wu Zi	Ji Wei	Ji Chou	Geng Shen	Xin Mao	Xin You	Ren Chen	Ren Shu
16	Ji Chou	Geng Shen	Wu Zi	Ji Wei	Ji Chou	Geng Shen	Geng Yin	Xin You	Ren Chen	Ren Shu	Kui Si	Kui Hai
17	Geng Yin	Xin You	Ji Chou	Geng Shen	Geng Yin	Xin You	Xin Mao	Ren Shu	Kui Si	Kui Hai	Jia Wu	Jia Zi
18	Xin Mao	Ren Shu	Geng Yin	Xin You	Xin Mao	Ren Shu	Ren Chen	Kui Hai	Jia Wu	Jia Zi	Yi Wei	Yi Chou
19	Ren Chen	Kui Hai	Xin Mao	Ren Shu	Ren Chen	Kui Hai	Kui Si	Jia Zi	Yi Wei	Yi Chou	Bing Shen	Bing Yin
20	Kui Si	Jia Zi	Ren Chen	Kui Hai	Kui Si	Jia Zi	Jia Wu	Yi Chou	Bing Shen	Bing Yin	Ding You	Ding Mao
21	Jia Wu	Yi Chou	Kui Si	Jia Zi	Jia Wu	Yi Chou	Yi Wei	Bing Yin	Ding You	Ding Mao	Wu Shu	Wu Chen
22	Yi Wei	Bing Yin	Jia Wu	Yi Chou	Yi Wei	Bing Yin	Bing Shen	Ding Mao	Wu Shu	Wu Chen	Ji Hai	Ji Si
23	Bing Shen	Ding Mao	Yi Wei	Bing Yin	Bing Shen	Ding Mao	Ding You	Wu Chen	Ji Hai	Ji Si	Geng Zi	Geng Wu
24	Ding You	Wu Chen	Bing Shen	Ding Mao	Ding You	Wu Chen	Wu Shu	Ji Si	Geng Zi	Geng Wu	Xin Chou	Xin Wei
25	Wu Shu	Ji Si	Ding You	Wu Chen	Wu Shu	Ji Si	Ji Hai	Geng Wu	Xin Chou	Xin Wei	Ren Yin	Ren Shen
26	Ji Hai	Geng Wu	Wu Shu	Ji Si	Ji Hai	Geng Wu	Geng Zi	Xin Wei	Ren Yin	Ren Shen	Kui Mao	Kui You
27	Geng Zi	Xin Wei	Ji Hai	Geng Wu	Geng Zi	Xin Wei	Xin Chou	Ren Shen	Kui Mao	Kui You	Jia Chen	Jia Shu
28	Xin Chou	Ren Shen	Geng Zi	Xin Wei	Xin Chou	Ren Shen	Ren Yin	Kui You	Jia Chen	Jia Shu	Yi Si	Yi Hai
29	Ren Yin		Xin Chou	Ren Shen	Ren Yin	Kui You	Kui Mao	Jia Shu	Yi Si	Yi Hai	Bing Wu	Bing Zi
30	Kui Mao		Ren Yin	Kui You	Kui Mao	Jia Shu	Jia Chen	Yi Hai	Bing Wu	Bing Zi	Ding Wei	Ding Chou
31	Jia Chen		Kui Mao		Jia Chen		Yi Si	Bing Zi		Ding Chou		Wu Yin

The Best Feng Shui Alignment

1924 The Year of the Rat (Jia Zi)

Day	JAN	FEB	MAR	APR	MAY	JUNE	JULY	AUG	SEPT	OCT	NOV	DEC
	Jia Zi	Yi Chou	Bing Yin	Ding Mao	Wu Chen	Ji Si	Geng Wu	Xin Wei	Ren Shen	Kui You	Jia Shu	Yi Hai
	Yi Chou	Bing Yin	Ding Mao	Wu Chen	Ji Si	Geng Wu	Xin Wei	Ren Shen	Kui You	Jia Shu	Yi Hai	Bing Zi
	1/6	2/5	3/6	4/5	5/6	6/6	7/7	8/8	9/8	10/8	11/8	12/7
	22:06	9:50	4:13	9:34	3:26	8:02	18:30	4:13	6:46	21:53	1:26	16:54
1	Ji Mao	Geng Shu	Ji Mao	Geng Shu	Geng Chen	Xin Hai	Xin Si	Ren Zi	Kui Wei	Kui Chou	Jia Shen	Jia yin
2	Geng Chen	Xin Hai	Geng Chen	Xin Hai	Xin Si	Ren Zi	Ren Wu	Kui Chou	Jia Shen	Jia yin	Yi You	Yi Mao
3	Xin Si	Ren Zi	Xin Si	Ren Zi	Ren Wu	Kui Chou	Kui Wei	Jia yin	Yi You	Yi Mao	Bing Shu	Bing Chen
4	Ren Wu	Kui Chou	Ren Wu	Kui Chou	Kui Wei	Jia yin	Jia Shen	Yi Mao	Bing Shu	Bing Chen	Ding Hai	Ding Si
5	Kui Wei	Jia yin	Kui Wei	Jia yin	Jia Shen	Yi Mao	Yi You	Bing Chen	Ding Hai	Ding Si	Wu Zi	Wu Wu
6	Jia Shen	Yi Mao	Jia Shen	Yi Mao	Yi You	Bing Chen	Bing Shu	Ding Si	Wu Zi	Wu Wu	Ji Chou	Ji Wei
7	Yi You	Bing Chen	Yi You	Bing Chen	Bing Shu	Ding Si	Ding Hai	Wu Wu	Ji Chou	Ji Wei	Geng Yin	Geng Shen
8	Bing Shu	Ding Si	Bing Shu	Ding Si	Ding Hai	Wu Wu	Wu Zi	Ji Wei	Geng Yin	Geng Shen	Xin Mao	Xin You
9	Ding Hai	Wu Wu	Ding Hai	Wu Wu	Wu Zi	Ji Wei	Ji Chou	Geng Shen	Xin Mao	Xin You	Ren Chen	Ren Shu
10	Wu Zi	Ji Wei	Wu Zi	Ji Wei	Ji Chou	Geng Shen	Geng Yin	Xin You	Ren Chen	Ren Shu	Kui Si	Kui Hai
11	Ji Chou	Geng Shen	Ji Chou	Geng Shen	Geng Yin	Xin You	Xin Mao	Ren Shu	Kui Si	Kui Hai	Jia Wu	Jia Zi
12	Geng Yin	Xin You	Geng Yin	Xin You	Xin Mao	Ren Shu	Ren Chen	Kui Hai	Jia Wu	Jia Zi	Yi Wei	Yi Chou
13	Xin Mao	Ren Shu	Xin Mao	Ren Shu	Ren Chen	Kui Hai	Kui Si	Jia Zi	Yi Wei	Yi Chou	Bing Shen	Bing Yin
14	Ren Chen	Kui Hai	Ren Chen	Kui Hai	Kui Si	Jia Zi	Jia Wu	Yi Chou	Bing Shen	Bing Yin	Ding You	Ding Mao
15	Kui Si	Jia Zi	Kui Si	Jia Zi	Jia Wu	Yi Chou	Yi Wei	Bing Yin	Ding You	Ding Mao	Wu Shu	Wu Chen
16	Jia Wu	Yi Chou	Jia Wu	Yi Chou	Yi Wei	Bing Yin	Bing Shen	Ding Mao	Wu Shu	Wu Chen	Ji Hai	Ji Si
17	Yi Wei	Bing Yin	Yi Wei	Bing Yin	Bing Shen	Ding Mao	Ding You	Wu Chen	Ji Hai	Ji Si	Geng Zi	Geng Wu
18	Bing Shen	Ding Mao	Bing Shen	Ding Mao	Ding You	Wu Chen	Wu Shu	Ji Si	Geng Zi	Geng Wu	Xin Chou	Xin Wei
19	Ding You	Wu Chen	Ding You	Wu Chen	Wu Shu	Ji Si	Ji Hai	Geng Wu	Xin Chou	Xin Wei	Ren Yin	Ren Shen
20	Wu Shu	Ji Si	Wu Shu	Ji Si	Ji Hai	Geng Wu	Geng Zi	Xin Wei	Ren Yin	Ren Shen	Kui Mao	Kui You
21	Ji Hai	Geng Wu	Ji Hai	Geng Wu	Geng Zi	Xin Wei	Xin Chou	Ren Shen	Kui Mao	Kui You	Jia Chen	Jia Shu
22	Geng Zi	Xin Wei	Geng Zi	Xin Wei	Xin Chou	Ren Shen	Ren Yin	Kui You	Jia Chen	Jia Shu	Yi Si	Yi Hai
23	Xin Chou	Ren Shen	Xin Chou	Ren Shen	Ren Yin	Kui You	Kui Mao	Jia Shu	Yi Si	Yi Hai	Bing Wu	Bing Zi
24	Ren Yin	Kui You	Ren Yin	Kui You	Kui Mao	Jia Shu	Jia Chen	Yi Hai	Bing Wu	Bing Zi	Ding Wei	Ding Chou
25	Kui Mao	Jia Shu	Kui Mao	Jia Shu	Jia Chen	Yi Hai	Yi Si	Bing Zi	Ding Wei	Ding Chou	Wu Shen	Wu Yin
26	Jia Chen	Yi Hai	Jia Chen	Yi Hai	Yi Si	Bing Zi	Bing Wu	Ding Chou	Wu Shen	Wu Yin	Ji You	Ji Mao
27	Yi Si	Bing Zi	Yi Si	Bing Zi	Bing Wu	Ding Chou	Ding Wei	Wu Yin	Ji You	Ji Mao	Geng Shu	Geng Chen
28	Bing Wu	Ding Chou	Bing Wu	Ding Chou	Ding Wei	Wu Yin	Wu Shen	Ji Mao	Geng Shu	Geng Chen	Xin Hai	Xin Si
29	Ding Wei	Wu Yin	Ding Wei	Wu Yin	Wu Shen	Ji Mao	Ji You	Geng Chen	Xin Hai	Xin Si	Ren Zi	Ren Wu
30	Wu Shen		Wu Shen	Ji Mao	Ji You	Geng Chen	Geng Shu	Xin Si	Ren Zi	Ren Wu	Kui Chou	Kui Wei
31	Ji You		Ji You		Geng Shu		Xin Hai	Ren Wu		Kui Wei		Jia Shen

1925 The Year of the Ox (Yi Chou)

Day	JAN	FEB	MAR	APR	MAY	JUNE	JULY	AUG	SEPT	OCT	NOV	DEC
(prev pillar)	Bing Zi	Ding Chou	Wu Yin	Ji Mao	Geng Chen	Xin Si	Ren Wu	Kui Wei	Jia Shen	Yi You	Bing Shu	Ding Hai
(new pillar / term)	Ding Chou 1/6 3:54	Wu Yin 2/4 15:37	Ji Mao 3/6 10:00	Geng Chen 4/5 15:23	Xin Si 5/6 9:18	Ren Wu 6/6 14:05	Kui Wei 7/8 0:25	Jia Shen 8/8 10:08	Yi You 9/8 12:44	Bing Shu 10/9 3:48	Ding Hai 11/8 6:27	Wu Zi 12/7 22:53
1	Yi You	Bing Chen	Jia Shen	Yi Mao	Yi You	Bing Chen	Bing Shu	Ding Si	Wu Zi	Wu Wu	Ji Chou	Ji Wei
2	Bing Shu	Ding Si	Yi You	Bing Chen	Bing Shu	Ding Si	Ding Hai	Wu Wu	Ji Chou	Ji Wei	Geng Yin	Geng Shen
3	Ding Hai	Wu Wu	Bing Shu	Ding Si	Ding Hai	Wu Wu	Wu Zi	Ji Wei	Geng Yin	Geng Shen	Xin Mao	Xin You
4	Wu Zi	Ji Wei	Ding Hai	Wu Wu	Wu Zi	Ji Wei	Ji Chou	Geng Shen	Xin Mao	Xin You	Ren Chen	Ren Shu
5	Ji Chou	Geng Shen	Wu Zi	Ji Wei	Ji Chou	Geng Shen	Geng Yin	Xin You	Ren Chen	Ren Shu	Kui Si	Kui Hai
6	Geng Yin	Xin You	Ji Chou	Geng Shen	Geng Yin	Xin You	Xin Mao	Ren Shu	Kui Si	Kui Hai	Jia Wu	Jia Zi
7	Xin Mao	Ren Shu	Geng Yin	Xin You	Xin Mao	Ren Shu	Ren Chen	Kui Hai	Jia Wu	Jia Zi	Yi Wei	Yi Chou
8	Ren Chen	Kui Hai	Xin Mao	Ren Shu	Ren Chen	Kui Hai	Kui Si	Jia Zi	Yi Wei	Yi Chou	Bing Shen	Bing Yin
9	Kui Si	Jia Zi	Ren Chen	Kui Hai	Kui Si	Jia Zi	Jia Wu	Yi Chou	Bing Shen	Bing Yin	Ding You	Ding Mao
10	Jia Wu	Yi Chou	Kui Si	Jia Zi	Jia Wu	Yi Chou	Yi Wei	Bing Yin	Ding You	Ding Mao	Wu Shu	Wu Chen
11	Yi Wei	Bing Yin	Jia Wu	Yi Chou	Yi Wei	Bing Yin	Bing Shen	Ding Mao	Wu Shu	Wu Chen	Ji Hai	Ji Si
12	Bing Shen	Ding Mao	Yi Wei	Bing Yin	Bing Shen	Ding Mao	Ding You	Wu Chen	Ji Hai	Ji Si	Geng Zi	Geng Wu
13	Ding You	Wu Chen	Bing Shen	Ding Mao	Ding You	Wu Chen	Wu Shu	Ji Si	Geng Zi	Geng Wu	Xin Chou	Xin Wei
14	Wu Shu	Ji Si	Ding You	Wu Chen	Wu Shu	Ji Si	Ji Hai	Geng Wu	Xin Chou	Xin Wei	Ren Yin	Ren Shen
15	Ji Hai	Geng Wu	Wu Shu	Ji Si	Ji Hai	Geng Wu	Geng Zi	Xin Wei	Ren Yin	Ren Shen	Kui Mao	Kui You
16	Geng Zi	Xin Wei	Ji Hai	Geng Wu	Geng Zi	Xin Wei	Xin Chou	Ren Shen	Kui Mao	Kui You	Jia Chen	Jia Shu
17	Xin Chou	Ren Shen	Geng Zi	Xin Wei	Xin Chou	Ren Shen	Ren Yin	Kui You	Jia Chen	Jia Shu	Yi Si	Yi Hai
18	Ren Yin	Kui You	Xin Chou	Ren Shen	Ren Yin	Kui You	Kui Mao	Jia Shu	Yi Si	Yi Hai	Bing Wu	Bing Zi
19	Kui Mao	Jia Shu	Ren Yin	Kui You	Kui Mao	Jia Shu	Jia Chen	Yi Hai	Bing Wu	Bing Zi	Ding Wei	Ding Chou
20	Jia Chen	Yi Hai	Kui Mao	Jia Shu	Jia Chen	Yi Hai	Yi Si	Bing Zi	Ding Wei	Ding Chou	Wu Shen	Wu Yin
21	Yi Si	Bing Zi	Jia Chen	Yi Hai	Yi Si	Bing Zi	Bing Wu	Ding Chou	Wu Shen	Wu Yin	Ji You	Ji Mao
22	Bing Wu	Ding Chou	Yi Si	Bing Zi	Bing Wu	Ding Chou	Ding Wei	Wu Yin	Ji You	Ji Mao	Geng Shu	Geng Chen
23	Ding Wei	Wu Yin	Bing Wu	Ding Chou	Ding Wei	Wu Yin	Wu Shen	Ji Mao	Geng Shu	Geng Chen	Xin Hai	Xin Si
24	Wu Shen	Ji Mao	Ding Wei	Wu Yin	Wu Shen	Ji Mao	Ji You	Geng Chen	Xin Hai	Xin Si	Ren Zi	Ren Wu
25	Ji You	Geng Chen	Wu Shen	Ji Mao	Ji You	Geng Chen	Geng Shu	Xin Si	Ren Zi	Ren Wu	Kui Chou	Kui Wei
26	Geng Shu	Xin Si	Ji You	Geng Chen	Geng Shu	Xin Si	Xin Hai	Ren Wu	Kui Chou	Kui Wei	Jia Yin	Jia Shen
27	Xin Hai	Ren Wu	Geng Shu	Xin Si	Xin Hai	Ren Wu	Ren Zi	Kui Wei	Jia Yin	Jia Shen	Yi Mao	Yi You
28	Ren Zi	Kui Wei	Xin Hai	Ren Wu	Ren Zi	Kui Wei	Kui Chou	Jia Shen	Yi Mao	Yi You	Bing Chen	Bing Shu
29	Kui Chou		Ren Zi	Kui Wei	Kui Chou	Jia Shen	Jia Yin	Yi You	Bing Chen	Bing Shu	Ding Si	Ding Hai
30	Jia yin		Kui Chou	Jia Shen	Jia Yin	Yi You	Yi Mao	Bing Shu	Ding Si	Ding Hai	Wu Wu	Wu Zi
31	Yi Mao		Jia yin		Yi Mao		Bing Chen	Ding Hai		Wu Zi		Ji Chou

The Best Feng Shui Alignment

1926 The Year of the Tiger (Bing Yin)

Wu Zi	JAN — Ji Chou 1/6 9:55	FEB — Geng Yin 2/4 21:39	MAR — Xin Mao 3/6 16:00	APR — Ren Chen 4/5 21:19	MAY — Kui Si 5/6 15:09	JUNE — Jia Wu 6/6 19:42	JULY — Yi Wei 7/8 6:06	AUG — Bing Shen 8/8 15:45	SEPT — Ding You 9/8 1:16	OCT — Wu Shu 10/9 9:25	NOV — Ji Hai 11/8 12:08	DEC — Geng Zi 12/8 4:39
1	Geng Yin	Xin You	Ji Chou	Geng Shen	Geng Yin	Xin You	Xin Mao	Ren Shu	Kui Si	Kui Hai	Jia Wu	Jia Zi
2	Xin Mao	Ren Shu	Geng Yin	Xin You	Xin Mao	Ren Shu	Ren Chen	Kui Hai	Jia Wu	Jia Zi	Yi Wei	Yi Chou
3	Ren Chen	Kui Hai	Xin Mao	Ren Shu	Ren Chen	Kui Hai	Kui Si	Jia Zi	Yi Wei	Yi Chou	Bing Shen	Bing Yin
4	Kui Si	Jia Zi	Ren Chen	Kui Hai	Kui Si	Jia Zi	Jia Wu	Yi Chou	Bing Shen	Bing Yin	Ding You	Ding Mao
5	Jia Wu	Yi Chou	Kui Si	Jia Zi	Jia Wu	Yi Chou	Yi Wei	Bing Yin	Ding You	Ding Mao	Wu Shu	Wu Chen
6	Yi Wei	Bing Yin	Jia Wu	Yi Chou	Yi Wei	Bing Yin	Bing Shen	Ding Mao	Wu Shu	Wu Chen	Ji Hai	Ji Si
7	Bing Shen	Ding Mao	Yi Wei	Bing Yin	Bing Shen	Ding Mao	Ding You	Wu Chen	Ji Hai	Ji Si	Geng Zi	Geng Wu
8	Ding You	Wu Chen	Bing Shen	Ding Mao	Ding You	Wu Chen	Wu Shu	Ji Si	Geng Zi	Geng Wu	Xin Chou	Xin Wei
9	Wu Shu	Ji Si	Ding You	Wu Chen	Wu Shu	Ji Si	Ji Hai	Geng Wu	Xin Chou	Xin Wei	Ren Yin	Ren Shen
10	Ji Hai	Geng Wu	Wu Shu	Ji Si	Ji Hai	Geng Wu	Geng Zi	Xin Wei	Ren Yin	Ren Shen	Kui Mao	Kui You
11	Geng Zi	Xin Wei	Ji Hai	Geng Wu	Geng Zi	Xin Wei	Xin Chou	Ren Shen	Kui Mao	Kui You	Jia Chen	Jia Shu
12	Xin Chou	Ren Shen	Geng Zi	Xin Wei	Xin Chou	Ren Shen	Ren Yin	Kui You	Jia Chen	Jia Shu	Yi Si	Yi Hai
13	Ren Yin	Kui You	Xin Chou	Ren Shen	Ren Yin	Kui You	Kui Mao	Jia Shu	Yi Si	Yi Hai	Bing Wu	Bing Zi
14	Kui Mao	Jia Shu	Ren Yin	Kui You	Kui Mao	Jia Shu	Jia Chen	Yi Hai	Bing Wu	Bing Zi	Ding Wei	Ding Chou
15	Jia Chen	Yi Hai	Kui Mao	Jia Shu	Jia Chen	Yi Hai	Yi Si	Bing Zi	Ding Wei	Ding Chou	Wu Shen	Wu Yin
16	Yi Si	Bing Zi	Jia Chen	Yi Hai	Yi Si	Bing Zi	Bing Wu	Ding Chou	Wu Shen	Wu Yin	Ji You	Ji Mao
17	Bing Wu	Ding Chou	Yi Si	Bing Zi	Bing Wu	Ding Chou	Ding Wei	Wu Yin	Ji You	Ji Mao	Geng Shu	Geng Chen
18	Ding Wei	Wu Yin	Bing Wu	Ding Chou	Ding Wei	Wu Yin	Wu Shen	Ji Mao	Geng Shu	Geng Chen	Xin Hai	Xin Si
19	Wu Shen	Ji Mao	Ding Wei	Wu Yin	Wu Shen	Ji Mao	Ji You	Geng Chen	Xin Hai	Xin Si	Ren Zi	Ren Wu
20	Ji You	Geng Chen	Wu Shen	Ji Mao	Ji You	Geng Chen	Geng Shu	Xin Si	Ren Zi	Ren Wu	Kui Chou	Kui Wei
21	Geng Shu	Xin Si	Ji You	Geng Chen	Geng Shu	Xin Si	Xin Hai	Ren Wu	Kui Chou	Kui Wei	Jia yin	Jia Shen
22	Xin Hai	Ren Wu	Geng Shu	Xin Si	Xin Hai	Ren Wu	Ren Zi	Kui Wei	Jia yin	Jia Shen	Yi Mao	Yi You
23	Ren Zi	Kui Wei	Xin Hai	Ren Wu	Ren Zi	Kui Wei	Kui Chou	Jia Shen	Yi Mao	Yi You	Bing Chen	Bing Shu
24	Kui Chou	Jia Shen	Ren Zi	Kui Wei	Kui Chou	Jia Shen	Jia yin	Yi You	Bing Chen	Bing Shu	Ding Si	Ding Hai
25	Jia yin	Yi You	Kui Chou	Jia Shen	Jia yin	Yi You	Yi Mao	Bing Shu	Ding Si	Ding Hai	Wu Wu	Wu Zi
26	Yi Mao	Bing Shu	Jia yin	Yi You	Yi Mao	Bing Shu	Bing Chen	Ding Hai	Wu Wu	Wu Zi	Ji Wei	Ji Chou
27	Bing Chen	Ding Hai	Yi Mao	Bing Shu	Bing Chen	Ding Hai	Ding Si	Wu Zi	Ji Wei	Ji Chou	Geng Shen	Geng Yin
28	Ding Si	Wu Zi	Bing Chen	Ding Hai	Ding Si	Wu Zi	Wu Wu	Ji Chou	Geng Shen	Geng Yin	Xin You	Xin Mao
29	Wu Wu		Ding Si	Wu Zi	Wu Wu	Ji Chou	Ji Wei	Geng Yin	Xin You	Xin Mao	Ren Shu	Ren Chen
30	Ji Wei		Wu Wu	Ji Chou	Ji Wei	Geng Yin	Geng Shen	Xin Mao	Ren Shu	Ren Chen	Kui Hai	Kui Si
31	Geng Shen		Ji Wei		Geng Shen		Xin You	Ren Chen		Kui Si		Jia Wu

126

1927 The Year of the Tiger (Ding Yin)

	JAN	FEB	MAR	APR	MAY	JUNE	JULY	AUG	SEPT	OCT	NOV	DEC
	Wu Zi	Ji Chou	Geng Yin	Xin Mao	Ren Chen	Kui Si	Jia Wu	Yi Wei	Bing Shen	Ding You	Wu Shu	Ji Hai
	Ji Chou	Geng Yin	Xin Mao	Ren Chen	Kui Si	Jia Wu	Yi Wei	Bing Shen	Ding You	Wu Shu	Ji Hai	Geng Zi
	1/6	2/4	3/6	4/5	5/6	6/6	7/8	8/8	9/8	10/9	11/8	12/8
	9:55	21:39	16:00	21:19	15:09	19:42	6:06	15:45	1:16	9:25	12:08	4:39
1	Geng Yin	Xin You	Ji Chou	Geng Shen	Geng Yin	Xin You	Xin Mao	Ren Shu	Kui Si	Kui Hai	Jia Wu	Jia Zi
2	Xin Mao	Ren Shu	Geng Yin	Xin You	Xin Mao	Ren Shu	Ren Chen	Kui Hai	Jia Wu	Jia Zi	Yi Wei	Yi Chou
3	Ren Chen	Kui Hai	Xin Mao	Ren Shu	Ren Chen	Kui Hai	Kui Si	Jia Zi	Yi Wei	Yi Chou	Bing Shen	Bing Yin
4	Kui Si	Jia Zi	Ren Chen	Kui Hai	Kui Si	Jia Zi	Jia Wu	Yi Chou	Bing Shen	Bing Yin	Ding You	Ding Mao
5	Jia Wu	Yi Chou	Kui Si	Jia Zi	Jia Wu	Yi Chou	Yi Wei	Bing Yin	Ding You	Ding Mao	Wu Shu	Wu Chen
6	Yi Wei	Bing Yin	Jia Wu	Yi Chou	Yi Wei	Bing Yin	Bing Shen	Ding Mao	Wu Shu	Wu Chen	Ji Hai	Ji Si
7	Bing Shen	Ding Mao	Yi Wei	Bing Yin	Bing Shen	Ding Mao	Ding You	Wu Chen	Ji Hai	Ji Si	Geng Zi	Geng Wu
8	Ding You	Wu Chen	Bing Shen	Ding Mao	Ding You	Wu Chen	Wu Shu	Ji Si	Geng Zi	Geng Wu	Xin Chou	Xin Wei
9	Wu Shu	Ji Si	Ding You	Wu Chen	Wu Shu	Ji Si	Ji Hai	Geng Wu	Xin Chou	Xin Wei	Ren Yin	Ren Shen
10	Ji Hai	Geng Wu	Wu Shu	Ji Si	Ji Hai	Geng Wu	Geng Zi	Xin Wei	Ren Yin	Ren Shen	Kui Mao	Kui You
11	Geng Zi	Xin Wei	Ji Hai	Geng Wu	Geng Zi	Xin Wei	Xin Chou	Ren Shen	Kui Mao	Kui You	Jia Chen	Jia Shu
12	Xin Chou	Ren Shen	Geng Zi	Xin Wei	Xin Chou	Ren Shen	Ren Yin	Kui You	Jia Chen	Jia Shu	Yi Si	Yi Hai
13	Ren Yin	Kui You	Xin Chou	Ren Shen	Ren Yin	Kui You	Kui Mao	Jia Shu	Yi Si	Yi Hai	Bing Wu	Bing Zi
14	Kui Mao	Jia Shu	Ren Yin	Kui You	Kui Mao	Jia Shu	Jia Chen	Yi Hai	Bing Wu	Bing Zi	Ding Wei	Ding Chou
15	Jia Chen	Yi Hai	Kui Mao	Jia Shu	Jia Chen	Yi Hai	Yi Si	Bing Zi	Ding Wei	Ding Chou	Wu Shen	Wu Yin
16	Yi Si	Bing Zi	Jia Chen	Yi Hai	Yi Si	Bing Zi	Bing Wu	Ding Chou	Wu Shen	Wu Yin	Ji You	Ji Mao
17	Bing Wu	Ding Chou	Yi Si	Bing Zi	Bing Wu	Ding Chou	Ding Wei	Wu Yin	Ji You	Ji Mao	Geng Shu	Geng Chen
18	Ding Wei	Wu Yin	Bing Wu	Ding Chou	Ding Wei	Wu Yin	Wu Shen	Ji Mao	Geng Shu	Geng Chen	Xin Hai	Xin Si
19	Wu Shen	Ji Mao	Ding Wei	Wu Yin	Wu Shen	Ji Mao	Ji You	Geng Chen	Xin Hai	Xin Si	Ren Zi	Ren Wu
20	Ji You	Geng Chen	Wu Shen	Ji Mao	Ji You	Geng Chen	Geng Shu	Xin Si	Ren Zi	Ren Wu	Kui Chou	Kui Wei
21	Geng Shu	Xin Si	Ji You	Geng Chen	Geng Shu	Xin Si	Xin Hai	Ren Wu	Kui Chou	Kui Wei	Jia Yin	Jia Shen
22	Xin Hai	Ren Wu	Geng Shu	Xin Si	Xin Hai	Ren Wu	Ren Zi	Kui Wei	Jia Yin	Jia Shen	Yi Mao	Yi You
23	Ren Zi	Kui Wei	Xin Hai	Ren Wu	Ren Zi	Kui Wei	Kui Chou	Jia Shen	Yi Mao	Yi You	Bing Chen	Bing Shu
24	Kui Chou	Jia Shen	Ren Zi	Kui Wei	Kui Chou	Jia Shen	Jia Yin	Yi You	Bing Chen	Bing Shu	Ding Si	Ding Hai
25	Jia Yin	Yi You	Kui Chou	Jia Shen	Jia Yin	Yi You	Yi Mao	Bing Shu	Ding Si	Ding Hai	Wu Wu	Wu Zi
26	Yi Mao	Bing Shu	Jia Yin	Yi You	Yi Mao	Bing Shu	Bing Chen	Ding Hai	Wu Wu	Wu Zi	Ji Wei	Ji Chou
27	Bing Chen	Ding Hai	Yi Mao	Bing Shu	Bing Chen	Ding Hai	Ding Si	Wu Zi	Ji Wei	Ji Chou	Geng Shen	Geng Yin
28	Ding Si	Wu Zi	Bing Chen	Ding Hai	Ding Si	Wu Zi	Wu Wu	Ji Chou	Geng Shen	Geng Yin	Xin You	Xin Mao
29	Wu Wu		Ding Si	Wu Zi	Wu Wu	Ji Chou	Ji Wei	Geng Yin	Xin You	Xin Mao	Ren Shu	Ren Chen
30	Ji Wei		Wu Wu	Ji Chou	Ji Wei	Geng Yin	Geng Shen	Xin Mao	Ren Shu	Ren Chen	Kui Hai	Kui Si
31	Geng Shen		Ji Wei		Geng Shen		Xin You	Ren Chen		Kui Si		Jia Wu

1928 The Year of the Dragon (Wu Chen)

	Ren Zi	Kui Chou	Jia Yin	Yi Mao	Bing Chen	Ding Si	Wu Wu	Ji Wei	Geng Shen	Xin You	Ren Shu	Kui Hai
	Kui Chou 1/6 21:32	Jia Yin 2/5 9:17	Yi Mao 3/6 3:38	Bing Chen 4/5 8:55	Ding Si 5/6 2:44	Wu Wu 6/6 7:18	Ji Wei 7/7 17:45	Geng Shen 8/8 3:28	Xin You 9/8 6:02	Ren Shu 10/8 21:11	Kui Hai 11/7 23:50	Jia Zi 12/7 16:18
	JAN	FEB	MAR	APR	MAY	JUNE	JULY	AUG	SEPT	OCT	NOV	DEC
1	Geng Zi	Xin Wei	Geng Zi	Xin Wei	Xin Chou	Ren Shen	Ren Yin	Kui You	Jia Chen	Jia Shu	Yi Si	Yi Hai
2	Xin Chou	Ren Shen	Xin Chou	Ren Shen	Ren Yin	Kui You	Kui Mao	Jia Shu	Yi Si	Yi Hai	Bing Wu	Bing Zi
3	Ren Yin	Kui You	Ren Yin	Kui You	Kui Mao	Jia Shu	Jia Chen	Yi Hai	Bing Wu	Bing Zi	Ding Wei	Ding Chou
4	Kui Mao	Jia Shu	Kui Mao	Jia Shu	Jia Chen	Yi Hai	Yi Si	Bing Zi	Ding Wei	Ding Chou	Wu Shen	Wu Yin
5	Jia Chen	Yi Hai	Jia Chen	Yi Hai	Yi Si	Bing Zi	Bing Wu	Ding Chou	Wu Shen	Wu Yin	Ji You	Ji Mao
6	Yi Si	Bing Zi	Yi Si	Bing Zi	Bing Wu	Ding Chou	Ding Wei	Wu Yin	Ji You	Ji Mao	Geng Shu	Geng Chen
7	Bing Wu	Ding Chou	Bing Wu	Ding Chou	Ding Wei	Wu Yin	Wu Shen	Ji Mao	Geng Shu	Geng Chen	Xin Hai	Xin Si
8	Ding Wei	Wu Yin	Ding Wei	Wu Yin	Wu Shen	Ji Mao	Ji You	Geng Chen	Xin Hai	Xin Si	Ren Zi	Ren Wu
9	Wu Shen	Ji Mao	Wu Shen	Ji Mao	Ji You	Geng Chen	Geng Shu	Xin Si	Ren Zi	Ren Wu	Kui Chou	Kui Wei
10	Ji You	Geng Chen	Ji You	Geng Chen	Geng Shu	Xin Si	Xin Hai	Ren Wu	Kui Chou	Kui Wei	Jia Yin	Jia Shen
11	Geng Shu	Xin Si	Geng Shu	Xin Si	Xin Hai	Ren Wu	Ren Zi	Kui Wei	Jia Yin	Jia Shen	Yi Mao	Yi You
12	Xin Hai	Ren Wu	Xin Hai	Ren Wu	Ren Zi	Kui Wei	Kui Chou	Jia Shen	Yi Mao	Yi You	Bing Chen	Bing Shu
13	Ren Zi	Kui Wei	Ren Zi	Kui Wei	Kui Chou	Jia Shen	Jia Yin	Yi You	Bing Chen	Bing Shu	Ding Si	Ding Hai
14	Kui Chou	Jia Shen	Kui Chou	Jia Shen	Jia Yin	Yi You	Yi Mao	Bing Shu	Ding Si	Ding Hai	Wu Wu	Wu Zi
15	Jia Yin	Yi You	Jia Yin	Yi You	Yi Mao	Bing Shu	Bing Chen	Ding Hai	Wu Wu	Wu Zi	Ji Wei	Ji Chou
16	Yi Mao	Bing Shu	Yi Mao	Bing Shu	Bing Chen	Ding Hai	Ding Si	Wu Zi	Ji Wei	Ji Chou	Geng Shen	Geng Yin
17	Bing Chen	Ding Hai	Bing Chen	Ding Hai	Ding Si	Wu Zi	Wu Wu	Ji Chou	Geng Shen	Geng Yin	Xin You	Xin Mao
18	Ding Si	Wu Zi	Ding Si	Wu Zi	Wu Wu	Ji Chou	Ji Wei	Geng Yin	Xin You	Xin Mao	Ren Shu	Ren Chen
19	Wu Wu	Ji Chou	Wu Wu	Ji Chou	Ji Wei	Geng Yin	Geng Shen	Xin Mao	Ren Shu	Ren Chen	Kui Hai	Kui Si
20	Ji Wei	Geng Yin	Ji Wei	Geng Yin	Geng Shen	Xin Mao	Xin You	Ren Chen	Kui Hai	Kui Si	Jia Zi	Jia Wu
21	Geng Shen	Xin Mao	Geng Shen	Xin Mao	Xin You	Ren Chen	Ren Shu	Kui Si	Jia Zi	Jia Wu	Yi Chou	Yi Wei
22	Xin You	Ren Chen	Xin You	Ren Chen	Ren Shu	Kui Si	Kui Hai	Jia Wu	Yi Chou	Yi Wei	Bing Yin	Bing Shen
23	Ren Shu	Kui Si	Ren Shu	Kui Si	Kui Hai	Jia Wu	Jia Zi	Yi Wei	Bing Yin	Bing Shen	Ding Mao	Ding You
24	Kui Hai	Jia Wu	Kui Hai	Jia Wu	Jia Zi	Yi Wei	Yi Chou	Bing Shen	Ding Mao	Ding You	Wu Chen	Wu Shu
25	Jia Zi	Yi Wei	Jia Zi	Yi Wei	Yi Chou	Bing Shen	Bing Yin	Ding You	Wu Chen	Wu Shu	Ji Si	Ji Hai
26	Yi Chou	Bing Shen	Yi Chou	Bing Shen	Bing Yin	Ding You	Ding Mao	Wu Shu	Ji Si	Ji Hai	Geng Wu	Geng Zi
27	Bing Yin	Ding You	Bing Yin	Ding You	Ding Mao	Wu Shu	Wu Chen	Ji Hai	Geng Wu	Geng Zi	Xin Wei	Xin Chou
28	Ding Mao	Wu Shu	Ding Mao	Wu Shu	Wu Chen	Ji Hai	Ji Si	Geng Zi	Xin Wei	Xin Chou	Ren Shen	Ren Yin
29	Wu Chen	Ji Hai	Wu Chen	Ji Hai	Ji Si	Geng Zi	Geng Wu	Xin Chou	Ren Shen	Ren Yin	Kui You	Kui Mao
30	Ji Si		Ji Si	Geng Zi	Geng Wu	Xin Chou	Xin Wei	Ren Yin	Kui You	Kui Mao	Jia Shu	Jia Chen
31	Geng Wu		Geng Wu		Xin Wei		Ren Shen	Kui Mao		Jia Chen		Yi Si

128

1929 The Year of the Snake (Ji Si)

Month pillars and solar terms

Month	Pillar	Date	Time
(early JAN)	Jia Zi	—	—
JAN	Yi Chou	1/6	3:23
FEB	Bing Yin	2/4	15:09
MAR	Ding Mao	3/6	9:32
APR	Wu Chen	4/5	14:52
MAY	Ji Si	5/6	8:41
JUNE	Geng Wu	6/6	13:11
JULY	Xin Wei	7/7	23:32
AUG	Ren Shen	8/8	9:09
SEPT	Kui You	9/8	11:40
OCT	Jia Xu	10/9	2:48
NOV	Yi Hai	11/8	5:28
DEC	Bing Zi	12/7	21:57

Day pillars

Day	JAN	FEB	MAR	APR	MAY	JUNE	JULY	AUG	SEPT	OCT	NOV	DEC
1	Bing Wu	Ding Chou	Yi Si	Bing Zi	Bing Wu	Ding Chou	Ding Wei	Wu Yin	Ji You	Ji Mao	Geng Shu	Geng Chen
2	Ding Wei	Wu Yin	Bing Wu	Ding Chou	Ding Wei	Wu Yin	Wu Shen	Ji Mao	Geng Shu	Geng Chen	Xin Hai	Xin Si
3	Wu Shen	Ji Mao	Ding Wei	Wu Yin	Wu Shen	Ji Mao	Ji You	Geng Chen	Xin Hai	Xin Si	Ren Zi	Ren Wu
4	Ji You	Geng Chen	Wu Shen	Ji Mao	Ji You	Geng Chen	Geng Shu	Xin Si	Ren Zi	Ren Wu	Kui Chou	Kui Wei
5	Geng Shu	Xin Si	Ji You	Geng Chen	Geng Shu	Xin Si	Xin Hai	Ren Wu	Kui Chou	Kui Wei	Jia yin	Jia Shen
6	Xin Hai	Ren Wu	Geng Shu	Xin Si	Xin Hai	Ren Wu	Ren Zi	Kui Wei	Jia yin	Jia Shen	Yi Mao	Yi You
7	Ren Zi	Kui Wei	Xin Hai	Ren Wu	Ren Zi	Kui Wei	Kui Chou	Jia Shen	Yi Mao	Yi You	Bing Chen	Bing Shu
8	Kui Chou	Jia Shen	Ren Zi	Kui Wei	Kui Chou	Jia Shen	Jia yin	Yi You	Bing Chen	Bing Shu	Ding Si	Ding Hai
9	Jia yin	Yi You	Kui Chou	Jia Shen	Jia yin	Yi You	Yi Mao	Bing Shu	Ding Si	Ding Hai	Wu Wu	Wu Zi
10	Yi Mao	Bing Shu	Jia yin	Yi You	Yi Mao	Bing Shu	Bing Chen	Ding Hai	Wu Wu	Wu Zi	Ji Wei	Ji Chou
11	Bing Chen	Ding Hai	Yi Mao	Bing Shu	Bing Chen	Ding Hai	Ding Si	Wu Zi	Ji Wei	Ji Chou	Geng Shen	Geng Yin
12	Ding Si	Wu Zi	Bing Chen	Ding Hai	Ding Si	Wu Zi	Wu Wu	Ji Chou	Geng Shen	Geng Yin	Xin You	Xin Mao
13	Wu Wu	Ji Chou	Ding Si	Wu Zi	Wu Wu	Ji Chou	Ji Wei	Geng Yin	Xin You	Xin Mao	Ren Shu	Ren Chen
14	Ji Wei	Geng Yin	Wu Wu	Ji Chou	Ji Wei	Geng Yin	Geng Shen	Xin Mao	Ren Shu	Ren Chen	Kui Hai	Kui Si
15	Geng Shen	Xin Mao	Ji Wei	Geng Yin	Geng Shen	Xin Mao	Xin You	Ren Chen	Kui Hai	Kui Si	Jia Zi	Jia Wu
16	Xin You	Ren Chen	Geng Shen	Xin Mao	Xin You	Ren Chen	Ren Shu	Kui Si	Jia Zi	Jia Wu	Yi Chou	Yi Wei
17	Ren Shu	Kui Si	Xin You	Ren Chen	Ren Shu	Kui Si	Kui Hai	Jia Wu	Yi Chou	Yi Wei	Bing Yin	Bing Shen
18	Kui Hai	Jia Wu	Ren Shu	Kui Si	Kui Hai	Jia Wu	Jia Zi	Yi Wei	Bing Yin	Bing Shen	Ding Mao	Ding You
19	Jia Zi	Yi Wei	Kui Hai	Jia Wu	Jia Zi	Yi Wei	Yi Chou	Bing Shen	Ding Mao	Ding You	Wu Chen	Wu Shu
20	Yi Chou	Bing Shen	Jia Zi	Yi Wei	Yi Chou	Bing Shen	Bing Yin	Ding You	Wu Chen	Wu Shu	Ji Si	Ji Hai
21	Bing Yin	Ding You	Yi Chou	Bing Shen	Bing Yin	Ding You	Ding Mao	Wu Shu	Ji Si	Ji Hai	Geng Wu	Geng Zi
22	Ding Mao	Wu Shu	Bing Yin	Ding You	Ding Mao	Wu Shu	Wu Chen	Ji Hai	Geng Wu	Geng Zi	Xin Wei	Xin Chou
23	Wu Chen	Ji Hai	Ding Mao	Wu Shu	Wu Chen	Ji Hai	Ji Si	Geng Zi	Xin Wei	Xin Chou	Ren Shen	Ren Yin
24	Ji Si	Geng Zi	Wu Chen	Ji Hai	Ji Si	Geng Zi	Geng Wu	Xin Chou	Ren Shen	Ren Yin	Kui You	Kui Mao
25	Geng Wu	Xin Chou	Ji Si	Geng Zi	Geng Wu	Xin Chou	Xin Wei	Ren Yin	Kui You	Kui Mao	Jia Shu	Jia Chen
26	Xin Wei	Ren Yin	Geng Wu	Xin Chou	Xin Wei	Ren Yin	Ren Shen	Kui Mao	Jia Shu	Jia Chen	Yi Hai	Yi Si
27	Ren Shen	Kui Mao	Xin Wei	Ren Yin	Ren Shen	Kui Mao	Kui You	Jia Chen	Yi Hai	Yi Si	Bing Zi	Bing Wu
28	Kui You	Jia Chen	Ren Shen	Kui Mao	Kui You	Jia Chen	Jia Shu	Yi Si	Bing Zi	Bing Wu	Ding Chou	Ding Wei
29	Jia Shu		Kui You	Jia Chen	Jia Shu	Yi Si	Yi Hai	Bing Wu	Ding Chou	Ding Wei	Wu Yin	Wu Shen
30	Yi Hai		Jia Shu	Yi Si	Yi Hai	Bing Wu	Bing Zi	Ding Wei	Wu Yin	Wu Shen	Ji Mao	Ji You
31	Bing Zi		Yi Hai		Bing Zi		Ding Chou	Wu Shen		Ji You		Geng Shu

1930 The Year of the Horse (Geng Wu)

Day	JAN	FEB	MAR	APR	MAY	JUNE	JULY	AUG	SEPT	OCT	NOV	DEC
Month pillar	Bing Zi	Ding Chou	Wu Yin	Ji Mao	Geng Chen	Xin Si	Ren Wu	Kui Wei	Jia Shen	Yi You	Bing Shu	Ding Hai
Solar term	Ding Chou 1/6 9:03	Wu Yin 2/4 20:52	Ji Mao 3/6 15:17	Geng Chen 4/5 20:38	Xin Si 5/6 14:28	Ren Wu 6/6 18:58	Kui Wei 7/8 5:20	Jia Shen 8/8 14:58	Yi You 9/8 17:29	Bing Shu 10/9 8:38	Ding Hai 11/8 11:21	Wu Zi 12/8 3:51
1	Xin Hai	Ren Wu	Geng Shu	Xin Si	Xin Hai	Ren Wu	Ren Zi	Kui Wei	Jia Yin	Jia Shen	Yi Mao	Yi You
2	Ren Zi	Kui Wei	Xin Hai	Ren Wu	Ren Zi	Kui Wei	Kui Chou	Jia Shen	Yi Mao	Yi You	Bing Chen	Bing Shu
3	Kui Chou	Jia Shen	Ren Zi	Kui Wei	Kui Chou	Jia Shen	Jia Yin	Yi You	Bing Chen	Bing Shu	Ding Si	Ding Hai
4	Jia Yin	Yi You	Kui Chou	Jia Shen	Jia Yin	Yi You	Yi Mao	Bing Shu	Ding Si	Ding Hai	Wu Wu	Wu Zi
5	Yi Mao	Bing Shu	Jia Yin	Yi You	Yi Mao	Bing Shu	Bing Chen	Ding Hai	Wu Wu	Wu Zi	Ji Wei	Ji Chou
6	Bing Chen	Ding Hai	Yi Mao	Bing Shu	Bing Chen	Ding Hai	Ding Si	Wu Zi	Ji Wei	Ji Chou	Geng Shen	Geng Yin
7	Ding Si	Wu Zi	Bing Chen	Ding Hai	Ding Si	Wu Zi	Wu Wu	Ji Chou	Geng Shen	Geng Yin	Xin You	Xin Mao
8	Wu Wu	Ji Chou	Ding Si	Wu Zi	Wu Wu	Ji Chou	Ji Wei	Geng Yin	Xin You	Xin Mao	Ren Shu	Ren Chen
9	Ji Wei	Geng Yin	Wu Wu	Ji Chou	Ji Wei	Geng Yin	Geng Shen	Xin Mao	Ren Shu	Ren Chen	Kui Hai	Kui Si
10	Geng Shen	Xin Mao	Ji Wei	Geng Yin	Geng Shen	Xin Mao	Xin You	Ren Chen	Kui Hai	Kui Si	Jia Zi	Jia Wu
11	Xin You	Ren Chen	Geng Shen	Xin Mao	Xin You	Ren Chen	Ren Shu	Kui Si	Jia Zi	Jia Wu	Yi Chou	Yi Wei
12	Ren Shu	Kui Si	Xin You	Ren Chen	Ren Shu	Kui Si	Kui Hai	Jia Wu	Yi Chou	Yi Wei	Bing Yin	Bing Shen
13	Kui Hai	Jia Wu	Ren Shu	Kui Si	Kui Hai	Jia Wu	Jia Zi	Yi Wei	Bing Yin	Bing Shen	Ding Mao	Ding You
14	Jia Zi	Yi Wei	Kui Hai	Jia Wu	Jia Zi	Yi Wei	Yi Chou	Bing Shen	Ding Mao	Ding You	Wu Chen	Wu Shu
15	Yi Chou	Bing Shen	Jia Zi	Yi Wei	Yi Chou	Bing Shen	Bing Yin	Ding You	Wu Chen	Wu Shu	Ji Si	Ji Hai
16	Bing Yin	Ding You	Yi Chou	Bing Shen	Bing Yin	Ding You	Ding Mao	Wu Shu	Ji Si	Ji Hai	Geng Wu	Geng Zi
17	Ding Mao	Wu Shu	Bing Yin	Ding You	Ding Mao	Wu Shu	Wu Chen	Ji Hai	Geng Wu	Geng Zi	Xin Wei	Xin Chou
18	Wu Chen	Ji Hai	Ding Mao	Wu Shu	Wu Chen	Ji Hai	Ji Si	Geng Zi	Xin Wei	Xin Chou	Ren Shen	Ren Yin
19	Ji Si	Geng Zi	Wu Chen	Ji Hai	Ji Si	Geng Zi	Geng Wu	Xin Chou	Ren Shen	Ren Yin	Kui You	Kui Mao
20	Geng Wu	Xin Chou	Ji Si	Geng Zi	Geng Wu	Xin Chou	Xin Wei	Ren Yin	Kui You	Kui Mao	Jia Shu	Jia Chen
21	Xin Wei	Ren Yin	Geng Wu	Xin Chou	Xin Wei	Ren Yin	Ren Shen	Kui Mao	Jia Shu	Jia Chen	Yi Hai	Yi Si
22	Ren Shen	Kui Mao	Xin Wei	Ren Yin	Ren Shen	Kui Mao	Kui You	Jia Chen	Yi Hai	Yi Si	Bing Zi	Bing Wu
23	Kui You	Jia Chen	Ren Shen	Kui Mao	Kui You	Jia Chen	Jia Shu	Yi Si	Bing Zi	Bing Wu	Ding Chou	Ding Wei
24	Jia Shu	Yi Si	Kui You	Jia Chen	Jia Shu	Yi Si	Yi Hai	Bing Wu	Ding Chou	Ding Wei	Wu Yin	Wu Shen
25	Yi Hai	Bing Wu	Jia Shu	Yi Si	Yi Hai	Bing Wu	Bing Zi	Ding Wei	Wu Yin	Wu Shen	Ji Mao	Ji You
26	Bing Zi	Ding Wei	Yi Hai	Bing Wu	Bing Zi	Ding Wei	Ding Chou	Wu Shen	Ji Mao	Ji You	Geng Chen	Geng Shu
27	Ding Chou	Wu Shen	Bing Zi	Ding Wei	Ding Chou	Wu Shen	Wu Yin	Ji You	Geng Chen	Geng Shu	Xin Si	Xin Hai
28	Wu Yin	Ji You	Ding Chou	Wu Shen	Wu Yin	Ji You	Ji Mao	Geng Shu	Xin Si	Xin Hai	Ren Wu	Ren Zi
29	Ji Mao		Wu Yin	Ji You	Ji Mao	Geng Shu	Geng Chen	Xin Hai	Ren Wu	Ren Zi	Kui Wei	Kui Chou
30	Geng Chen		Ji Mao	Geng Shu	Geng Chen	Xin Hai	Xin Si	Ren Zi	Kui Wei	Kui Chou	Jia Shen	Jia Yin
31	Xin Si		Geng Chen		Xin Si		Ren Wu	Kui Chou		Jia Yin		Yi Mao

1931 The Year of the Sheep (Xin Wei)

	JAN	FEB	MAR	APR	MAY	JUNE	JULY	AUG	SEPT	OCT	NOV	DEC
Month Pillar	Wu Zi	Ji Chou	Geng Yin	Xin Mao	Ren Chen	Gui Si	Jia Wu	Yi Wei	Bing Shen	Ding You	Wu Shu	Ji Hai
	Ji Chou	Geng Yin	Xin Mao	Ren Chen	Gui Si	Jia Wu	Yi Wei	Bing Shen	Ding You	Wu Shu	Ji Hai	Geng Zi
Date	1/6	2/5	3/6	4/6	5/6	6/7	7/8	8/8	9/8	10/9	11/8	12/8
Time	14:56	2:41	21:03	2:21	20:10	0:42	11:06	20:45	23:18	14:27	18:12	9:41
1	Bing Chen	Ding Hai	Yi Mao	Bing Shu	Bing Chen	Ding Hai	Ding Si	Wu Zi	Ji Wei	Ji Chou	Geng Shen	Geng Yin
2	Ding Si	Wu Zi	Bing Chen	Ding Hai	Ding Si	Wu Zi	Wu Wu	Ji Chou	Geng Shen	Geng Yin	Xin You	Xin Mao
3	Wu Wu	Ji Chou	Ding Si	Wu Zi	Wu Wu	Ji Chou	Ji Wei	Geng Yin	Xin You	Xin Mao	Ren Shu	Ren Chen
4	Ji Wei	Geng Yin	Wu Wu	Ji Chou	Ji Wei	Geng Yin	Geng Shen	Xin Mao	Ren Shu	Ren Chen	Kui Hai	Kui Si
5	Geng Shen	Xin Mao	Ji Wei	Geng Yin	Geng Shen	Xin Mao	Xin You	Ren Chen	Kui Hai	Kui Si	Jia Zi	Jia Wu
6	Xin You	Ren Chen	Geng Shen	Xin Mao	Xin You	Ren Chen	Ren Shu	Kui Si	Jia Zi	Jia Wu	Yi Chou	Yi Wei
7	Ren Shu	Kui Si	Xin You	Ren Chen	Ren Shu	Kui Si	Kui Hai	Jia Wu	Yi Chou	Yi Wei	Bing Yin	Bing Shen
8	Kui Hai	Jia Wu	Ren Shu	Kui Si	Kui Hai	Jia Wu	Jia Zi	Yi Wei	Bing Yin	Bing Shen	Ding Mao	Ding You
9	Jia Zi	Yi Wei	Kui Hai	Jia Wu	Jia Zi	Yi Wei	Yi Chou	Bing Shen	Ding Mao	Ding You	Wu Chen	Wu Shu
10	Yi Chou	Bing Shen	Jia Zi	Yi Wei	Yi Chou	Bing Shen	Bing Yin	Ding You	Wu Chen	Wu Shu	Ji Si	Ji Hai
11	Bing Yin	Ding You	Yi Chou	Bing Shen	Bing Yin	Ding You	Ding Mao	Wu Shu	Ji Si	Ji Hai	Geng Wu	Geng Zi
12	Ding Mao	Wu Shu	Bing Yin	Ding You	Ding Mao	Wu Shu	Wu Chen	Ji Hai	Geng Wu	Geng Zi	Xin Wei	Xin Chou
13	Wu Chen	Ji Hai	Ding Mao	Wu Shu	Wu Chen	Ji Hai	Ji Si	Geng Zi	Xin Wei	Xin Chou	Ren Shen	Ren Yin
14	Ji Si	Geng Zi	Wu Chen	Ji Hai	Ji Si	Geng Zi	Geng Wu	Xin Chou	Ren Shen	Ren Yin	Kui You	Kui Mao
15	Geng Wu	Xin Chou	Ji Si	Geng Zi	Geng Wu	Xin Chou	Xin Wei	Ren Yin	Kui You	Kui Mao	Jia Shu	Jia Chen
16	Xin Wei	Ren Yin	Geng Wu	Xin Chou	Xin Wei	Ren Yin	Ren Shen	Kui Mao	Jia Shu	Jia Chen	Yi Hai	Yi Si
17	Ren Shen	Kui Mao	Xin Wei	Ren Yin	Ren Shen	Kui Mao	Kui You	Jia Chen	Yi Hai	Yi Si	Bing Zi	Bing Wu
18	Kui You	Jia Chen	Ren Shen	Kui Mao	Kui You	Jia Chen	Jia Shu	Yi Si	Bing Zi	Bing Wu	Ding Chou	Ding Wei
19	Jia Shu	Yi Si	Kui You	Jia Chen	Jia Shu	Yi Si	Yi Hai	Bing Wu	Ding Chou	Ding Wei	Wu Yin	Wu Shen
20	Yi Hai	Bing Wu	Jia Shu	Yi Si	Yi Hai	Bing Wu	Bing Zi	Ding Wei	Wu Yin	Wu Shen	Ji Mao	Ji You
21	Bing Zi	Ding Wei	Yi Hai	Bing Wu	Bing Zi	Ding Wei	Ding Chou	Wu Shen	Ji Mao	Ji You	Geng Chen	Geng Shu
22	Ding Chou	Wu Shen	Bing Zi	Ding Wei	Ding Chou	Wu Shen	Wu Yin	Ji You	Geng Chen	Geng Shu	Xin Si	Xin Hai
23	Wu Yin	Ji You	Ding Chou	Wu Shen	Wu Yin	Ji You	Ji Mao	Geng Shu	Xin Si	Xin Hai	Ren Wu	Ren Zi
24	Ji Mao	Geng Shu	Wu Yin	Ji You	Ji Mao	Geng Shu	Geng Chen	Xin Hai	Ren Wu	Ren Zi	Kui Wei	Kui Chou
25	Geng Chen	Xin Hai	Ji Mao	Geng Shu	Geng Chen	Xin Hai	Xin Si	Ren Zi	Kui Wei	Kui Chou	Jia Shen	Jia Yin
26	Xin Si	Ren Zi	Geng Chen	Xin Hai	Xin Si	Ren Zi	Ren Wu	Kui Chou	Jia Shen	Jia Yin	Yi You	Yi Mao
27	Ren Wu	Kui Chou	Xin Si	Ren Zi	Ren Wu	Kui Chou	Kui Wei	Jia Yin	Yi You	Yi Mao	Bing Shu	Bing Chen
28	Kui Wei	Jia yin	Ren Wu	Kui Chou	Kui Wei	Jia Yin	Jia Shen	Yi Mao	Bing Shu	Bing Chen	Ding Hai	Ding Si
29	Jia Shen		Kui Wei	Jia yin	Jia Shen	Yi Mao	Yi You	Bing Chen	Ding Hai	Ding Si	Wu Zi	Wu Wu
30	Yi You		Jia Shen	Yi Mao	Yi You	Bing Chen	Bing Shu	Ding Si	Wu Zi	Wu Wu	Ji Chou	Ji Wei
31	Bing Shu		Yi You		Bing Shu		Ding Hai	Wu Wu		Ji Wei		Geng Shen

The Best Feng Shui Alignment

1932 The Year of the Monkey (Ren Shen)

	Geng Zi / Xin Chou	Xin Chou / Ren Yin	Ren Yin / Kui Mao	Kui Mao / Jia Chen	Jia Chen / Yi Si	Yi Si / Bing Wu	Bing Wu / Ding Wei	Ding Wei / Wu Shen	Wu Shen / Ji You	Ji You / Geng Shu	Geng Shu / Xin Hai	Xin Hai / Ren Zi
	JAN 1/6 20:46	FEB 2/5 8:30	MAR 3/6 2:50	APR 4/5 8:07	MAY 5/6 1:55	JUNE 6/6 6:28	JULY 7/7 16:53	AUG 8/8 2:32	SEPT 9/8 5:03	OCT 10/8 21:21	NOV 11/7 22:50	DEC 12/7 15:19
1	Xin You	Ren Chen	Xin You	Ren Chen	Ren Shu	Kui Si	Kui Hai	Jia Wu	Yi Chou	Yi Wei	Bing Yin	Bing Shen
2	Ren Shu	Kui Si	Ren Shu	Kui Si	Kui Hai	Jia Wu	Jia Zi	Yi Wei	Bing Yin	Bing Shen	Ding Mao	Ding You
3	Kui Hai	Jia Wu	Kui Hai	Jia Wu	Jia Zi	Yi Wei	Yi Chou	Bing Shen	Ding Mao	Ding You	Wu Chen	Wu Shu
4	Jia Zi	Yi Wei	Jia Zi	Yi Wei	Yi Chou	Bing Shen	Bing Yin	Ding You	Wu Chen	Wu Shu	Ji Si	Ji Hai
5	Yi Chou	Bing Shen	Yi Chou	Bing Shen	Bing Yin	Ding You	Ding Mao	Wu Shu	Ji Si	Ji Hai	Geng Wu	Geng Zi
6	Bing Yin	Ding You	Bing Yin	Ding You	Ding Mao	Wu Shu	Wu Chen	Ji Hai	Geng Wu	Geng Zi	Xin Wei	Xin Chou
7	Ding Mao	Wu Shu	Ding Mao	Wu Shu	Wu Chen	Ji Hai	Ji Si	Geng Zi	Xin Wei	Xin Chou	Ren Shen	Ren Yin
8	Wu Chen	Ji Hai	Wu Chen	Ji Hai	Ji Si	Geng Zi	Geng Wu	Xin Chou	Ren Shen	Ren Yin	Kui You	Kui Mao
9	Ji Si	Geng Zi	Ji Si	Geng Zi	Geng Wu	Xin Chou	Xin Wei	Ren Yin	Kui You	Kui Mao	Jia Shu	Jia Chen
10	Geng Wu	Xin Chou	Geng Wu	Xin Chou	Xin Wei	Ren Yin	Ren Shen	Kui Mao	Jia Shu	Jia Chen	Yi Hai	Yi Si
11	Xin Wei	Ren Yin	Xin Wei	Ren Yin	Ren Shen	Kui Mao	Kui You	Jia Chen	Yi Hai	Yi Si	Bing Zi	Bing Wu
12	Ren Shen	Kui Mao	Ren Shen	Kui Mao	Kui You	Jia Chen	Jia Shu	Yi Si	Bing Zi	Bing Wu	Ding Chou	Ding Wei
13	Kui You	Jia Chen	Kui You	Jia Chen	Jia Shu	Yi Si	Yi Hai	Bing Wu	Ding Chou	Ding Wei	Wu Yin	Wu Shen
14	Jia Shu	Yi Si	Jia Shu	Yi Si	Yi Hai	Bing Wu	Bing Zi	Ding Wei	Wu Yin	Wu Shen	Ji Mao	Ji You
15	Yi Hai	Bing Wu	Yi Hai	Bing Wu	Bing Zi	Ding Wei	Ding Chou	Wu Shen	Ji Mao	Ji You	Geng Chen	Geng Shu
16	Bing Zi	Ding Wei	Bing Zi	Ding Wei	Ding Chou	Wu Shen	Wu Yin	Ji You	Geng Chen	Geng Shu	Xin Si	Xin Hai
17	Ding Chou	Wu Shen	Ding Chou	Wu Shen	Wu Yin	Ji You	Ji Mao	Geng Shu	Xin Si	Xin Hai	Ren Wu	Ren Zi
18	Wu Yin	Ji You	Wu Yin	Ji You	Ji Mao	Geng Shu	Geng Chen	Xin Hai	Ren Wu	Ren Zi	Kui Wei	Kui Chou
19	Ji Mao	Geng Shu	Ji Mao	Geng Shu	Geng Chen	Xin Hai	Xin Si	Ren Zi	Kui Wei	Kui Chou	Jia Shen	Jia Yin
20	Geng Chen	Xin Hai	Geng Chen	Xin Hai	Xin Si	Ren Zi	Ren Wu	Kui Chou	Jia Shen	Jia Yin	Yi You	Yi Mao
21	Xin Si	Ren Zi	Xin Si	Ren Zi	Ren Wu	Kui Chou	Kui Wei	Jia Yin	Yi You	Yi Mao	Bing Shu	Bing Chen
22	Ren Wu	Kui Chou	Ren Wu	Kui Chou	Kui Wei	Jia Yin	Jia Shen	Yi Mao	Bing Shu	Bing Chen	Ding Hai	Ding Si
23	Kui Wei	Jia Yin	Kui Wei	Jia Yin	Jia Shen	Yi Mao	Yi You	Bing Chen	Ding Hai	Ding Si	Wu Zi	Wu Wu
24	Jia Shen	Yi Mao	Jia Shen	Yi Mao	Yi You	Bing Chen	Bing Shu	Ding Si	Wu Zi	Wu Wu	Ji Chou	Ji Wei
25	Yi You	Bing Chen	Yi You	Bing Chen	Bing Shu	Ding Si	Ding Hai	Wu Wu	Ji Chou	Ji Wei	Geng Yin	Geng Shen
26	Bing Shu	Ding Si	Bing Shu	Ding Si	Ding Hai	Wu Wu	Wu Zi	Ji Wei	Geng Yin	Geng Shen	Xin Mao	Xin You
27	Ding Hai	Wu Wu	Ding Hai	Wu Wu	Wu Zi	Ji Wei	Ji Chou	Geng Shen	Xin Mao	Xin You	Ren Chen	Ren Shu
28	Wu Zi	Ji Wei	Wu Zi	Ji Wei	Ji Chou	Geng Shen	Geng Yin	Xin You	Ren Chen	Ren Shu	Kui Si	Kui Hai
29	Ji Chou	Geng Shen	Ji Chou	Geng Shen	Geng Yin	Xin You	Xin Mao	Ren Shu	Kui Si	Kui Hai	Jia Wu	Jia Zi
30	Geng Yin		Geng Yin	Xin You	Xin Mao	Ren Shu	Ren Chen	Kui Hai	Jia Wu	Jia Zi	Yi Wei	Yi Chou
31	Xin Mao		Xin Mao		Ren Chen		Kui Si	Jia Zi		Yi Chou		Bing Yin

1933 The Year of the Rooster (Kui You)

	Ren Zi	Kui Chou	Jia Yin	Yi Mao	Bing Chen	Ding Si	Wu Wu	Ji Wei	Geng Shen	Xin You	Ren Shu	Kui Hai
	Kui Chou 1/6 2:24	Jia Yin 2/4 14:10	Yi Mao 3/6 8:32	Bing Chen 4/5 13:51	Ding Si 5/6 7:42	Wu Wu 6/6 12:18	Ji Wei 7/7 23:02	Geng Shen 8/9 8:26	Xin You 9/8 11:47	Ren Shu 10/9 3:11	Kui Hai 11/8 5:51	Jia Zi 12/7 14:04
	JAN	FEB	MAR	APR	MAY	JUNE	JULY	AUG	SEPT	OCT	NOV	DEC
1	Ding Mao	Wu Shu	Bing Yin	Ding You	Ding Mao	Wu Shu	Wu Chen	Ji Hai	Geng Wu	Geng Zi	Xin Wei	Xin Chou
2	Wu Chen	Ji Hai	Ding Mao	Wu Shu	Wu Chen	Ji Hai	Ji Si	Geng Zi	Xin Wei	Xin Chou	Ren Shen	Ren Yin
3	Ji Si	Geng Zi	Wu Chen	Ji Hai	Ji Si	Geng Zi	Geng Wu	Xin Chou	Ren Shen	Ren Yin	Kui You	Kui Mao
4	Geng Wu	Xin Chou	Ji Si	Geng Zi	Geng Wu	Xin Chou	Xin Wei	Ren Yin	Kui You	Kui Mao	Jia Shu	Jia Chen
5	Xin Wei	Ren Yin	Geng Wu	Xin Chou	Xin Wei	Ren Yin	Ren Shen	Kui Mao	Jia Shu	Jia Chen	Yi Hai	Yi Si
6	Ren Shen	Kui Mao	Xin Wei	Ren Yin	Ren Shen	Kui Mao	Kui You	Jia Chen	Yi Hai	Yi Si	Bing Zi	Bing Wu
7	Kui You	Jia Chen	Ren Shen	Kui Mao	Kui You	Jia Chen	Jia Shu	Yi Si	Bing Zi	Bing Wu	Ding Chou	Ding Wei
8	Jia Shu	Yi Si	Kui You	Jia Chen	Jia Shu	Yi Si	Yi Hai	Bing Wu	Ding Chou	Ding Wei	Wu Yin	Wu Shen
9	Yi Hai	Bing Wu	Jia Shu	Yi Si	Yi Hai	Bing Wu	Bing Zi	Ding Wei	Wu Yin	Wu Shen	Ji Mao	Ji You
10	Bing Zi	Ding Wei	Yi Hai	Bing Wu	Bing Zi	Ding Wei	Ding Chou	Wu Shen	Ji Mao	Ji You	Geng Chen	Geng Shu
11	Ding Chou	Wu Shen	Bing Zi	Ding Wei	Ding Chou	Wu Shen	Wu Yin	Ji You	Geng Chen	Geng Shu	Xin Si	Xin Hai
12	Wu Yin	Ji You	Ding Chou	Wu Shen	Wu Yin	Ji You	Ji Mao	Geng Shu	Xin Si	Xin Hai	Ren Wu	Ren Zi
13	Ji Mao	Geng Shu	Wu Yin	Ji You	Ji Mao	Geng Shu	Geng Chen	Xin Hai	Ren Wu	Ren Zi	Kui Wei	Kui Chou
14	Geng Chen	Xin Hai	Ji Mao	Geng Shu	Geng Chen	Xin Hai	Xin Si	Ren Zi	Kui Wei	Kui Chou	Jia Shen	Jia yin
15	Xin Si	Ren Zi	Geng Chen	Xin Hai	Xin Si	Ren Zi	Ren Wu	Kui Chou	Jia Shen	Jia yin	Yi You	Yi Mao
16	Ren Wu	Kui Chou	Xin Si	Ren Zi	Ren Wu	Kui Chou	Kui Wei	Jia yin	Yi You	Yi Mao	Bing Shu	Bing Chen
17	Kui Wei	Jia yin	Ren Wu	Kui Chou	Kui Wei	Jia yin	Jia Shen	Yi Mao	Bing Shu	Bing Chen	Ding Hai	Ding Si
18	Jia Shen	Yi Mao	Kui Wei	Jia yin	Jia Shen	Yi Mao	Yi You	Bing Chen	Ding Hai	Ding Si	Wu Zi	Wu Wu
19	Yi You	Bing Chen	Jia Shen	Yi Mao	Yi You	Bing Chen	Bing Shu	Ding Si	Wu Zi	Wu Wu	Ji Chou	Ji Wei
20	Bing Shu	Ding Si	Yi You	Bing Chen	Bing Shu	Ding Si	Ding Hai	Wu Wu	Ji Chou	Ji Wei	Geng Yin	Geng Shen
21	Ding Hai	Wu Wu	Bing Shu	Ding Si	Ding Hai	Wu Wu	Wu Zi	Ji Wei	Geng Yin	Geng Shen	Xin Mao	Xin You
22	Wu Zi	Ji Wei	Ding Hai	Wu Wu	Wu Zi	Ji Wei	Ji Chou	Geng Shen	Xin Mao	Xin You	Ren Chen	Ren Shu
23	Ji Chou	Geng Shen	Wu Zi	Ji Wei	Ji Chou	Geng Shen	Geng Yin	Xin You	Ren Chen	Ren Shu	Kui Si	Kui Hai
24	Geng Yin	Xin You	Ji Chou	Geng Shen	Geng Yin	Xin You	Xin Mao	Ren Shu	Kui Si	Kui Hai	Jia Wu	Jia Zi
25	Xin Mao	Ren Shu	Geng Yin	Xin You	Xin Mao	Ren Shu	Ren Chen	Kui Hai	Jia Wu	Jia Zi	Yi Wei	Yi Chou
26	Ren Chen	Kui Hai	Xin Mao	Ren Shu	Ren Chen	Kui Hai	Kui Si	Jia Zi	Yi Wei	Yi Chou	Bing Shen	Bing Yin
27	Kui Si	Jia Zi	Ren Chen	Kui Hai	Kui Si	Jia Zi	Jia Wu	Yi Chou	Bing Shen	Bing Yin	Ding You	Ding Mao
28	Jia Wu	Yi Chou	Kui Si	Jia Zi	Jia Wu	Yi Chou	Yi Wei	Bing Yin	Ding You	Ding Mao	Wu Shu	Wu Chen
29	Yi Wei		Jia Wu	Yi Chou	Yi Wei	Bing Yin	Bing Shen	Ding Mao	Wu Shu	Wu Chen	Ji Hai	Ji Si
30	Bing Shen		Yi Wei	Bing Yin	Bing Shen	Ding Mao	Ding You	Wu Chen	Ji Hai	Ji Si	Geng Zi	Geng Wu
31	Ding You		Bing Shen		Ding You		Wu Shu	Ji Si		Geng Wu		Xin Wei

1934 The Year of the Dog (Jia Shu)

Day	JAN	FEB	MAR	APR	MAY	JUNE	JULY	AUG	SEPT	OCT	NOV	DEC
	Jia Zi	Yi Chou	Bing Yin	Ding Mao	Wu Chen	Ji Si	Geng Wu	Xin Wei	Ren Shen	Kui You	Jia Shu	Yi Hai
	Yi Chou 1/6 8:17	Bing Yin 2/4 20:04	Ding Mao 3/6 14:27	Wu Chen 4/5 22:44	Ji Si 5/6 13:31	Geng Wu 6/6 18:02	Xin Wei 7/8 4:25	Ren Shen 8/8 14:04	Kui You 9/8 17:36	Jia Shu 10/9 7:45	Yi Hai 11/8 11:41	Bing Zi 12/8 3:53
1	Ren Shen	Kui Mao	Xin Wei	Ren Yin	Ren Shen	Kui Mao	Kui You	Jia Chen	Yi Hai	Yi Si	Bing Zi	Bing Wu
2	Kui You	Jia Chen	Ren Shen	Kui Mao	Kui You	Jia Chen	Jia Shu	Yi Si	Bing Zi	Bing Wu	Ding Chou	Ding Wei
3	Jia Shu	Yi Si	Kui You	Jia Chen	Jia Shu	Yi Si	Yi Hai	Bing Wu	Ding Chou	Ding Wei	Wu Yin	Wu Shen
4	Yi Hai	Bing Wu	Jia Shu	Yi Si	Yi Hai	Bing Wu	Bing Zi	Ding Wei	Wu Yin	Wu Shen	Ji Mao	Ji You
5	Bing Zi	Ding Wei	Yi Hai	Bing Wu	Bing Zi	Ding Wei	Ding Chou	Wu Shen	Ji Mao	Ji You	Geng Chen	Geng Shu
6	Ding Chou	Wu Shen	Bing Zi	Ding Wei	Ding Chou	Wu Shen	Wu Yin	Ji You	Geng Chen	Geng Shu	Xin Si	Xin Hai
7	Wu Yin	Ji You	Ding Chou	Wu Shen	Wu Yin	Ji You	Ji Mao	Geng Shu	Xin Si	Xin Hai	Ren Wu	Ren Zi
8	Ji Mao	Geng Shu	Wu Yin	Ji You	Ji Mao	Geng Shu	Geng Chen	Xin Hai	Ren Wu	Ren Zi	Kui Wei	Kui Chou
9	Geng Chen	Xin Hai	Ji Mao	Geng Shu	Geng Chen	Xin Hai	Xin Si	Ren Zi	Kui Wei	Kui Chou	Jia Shen	Jia Yin
10	Xin Si	Ren Zi	Geng Chen	Xin Hai	Xin Si	Ren Zi	Ren Wu	Kui Chou	Jia Shen	Jia Yin	Yi You	Yi Mao
11	Ren Wu	Kui Chou	Xin Si	Ren Zi	Ren Wu	Kui Chou	Kui Wei	Jia Yin	Yi You	Yi Mao	Bing Shu	Bing Chen
12	Kui Wei	Jia Yin	Ren Wu	Kui Chou	Kui Wei	Jia Yin	Jia Shen	Yi Mao	Bing Shu	Bing Chen	Ding Hai	Ding Si
13	Jia Shen	Yi Mao	Kui Wei	Jia Yin	Jia Shen	Yi Mao	Yi You	Bing Chen	Ding Hai	Ding Si	Wu Zi	Wu Wu
14	Yi You	Bing Chen	Jia Shen	Yi Mao	Yi You	Bing Chen	Bing Shu	Ding Si	Wu Zi	Wu Wu	Ji Chou	Ji Wei
15	Bing Shu	Ding Si	Yi You	Bing Chen	Bing Shu	Ding Si	Ding Hai	Wu Wu	Ji Chou	Ji Wei	Geng Yin	Geng Shen
16	Ding Hai	Wu Wu	Bing Shu	Ding Si	Ding Hai	Wu Wu	Wu Zi	Ji Wei	Geng Yin	Geng Shen	Xin Mao	Xin You
17	Wu Zi	Ji Wei	Ding Hai	Wu Wu	Wu Zi	Ji Wei	Ji Chou	Geng Shen	Xin Mao	Xin You	Ren Chen	Ren Shu
18	Ji Chou	Geng Shen	Wu Zi	Ji Wei	Ji Chou	Geng Shen	Geng Yin	Xin You	Ren Chen	Ren Shu	Kui Si	Kui Hai
19	Geng Yin	Xin You	Ji Chou	Geng Shen	Geng Yin	Xin You	Xin Mao	Ren Shu	Kui Si	Kui Hai	Jia Wu	Jia Zi
20	Xin Mao	Ren Shu	Geng Yin	Xin You	Xin Mao	Ren Shu	Ren Chen	Kui Hai	Jia Wu	Jia Zi	Yi Wei	Yi Chou
21	Ren Chen	Kui Hai	Xin Mao	Ren Shu	Ren Chen	Kui Hai	Kui Si	Jia Zi	Yi Wei	Yi Chou	Bing Shen	Bing Yin
22	Kui Si	Jia Zi	Ren Chen	Kui Hai	Kui Si	Jia Zi	Jia Wu	Yi Chou	Bing Shen	Bing Yin	Ding You	Ding Mao
23	Jia Wu	Yi Chou	Kui Si	Jia Zi	Jia Wu	Yi Chou	Yi Wei	Bing Yin	Ding You	Ding Mao	Wu Shu	Wu Chen
24	Yi Wei	Bing Yin	Jia Wu	Yi Chou	Yi Wei	Bing Yin	Bing Shen	Ding Mao	Wu Shu	Wu Chen	Ji Hai	Ji Si
25	Bing Shen	Ding Mao	Yi Wei	Bing Yin	Bing Shen	Ding Mao	Ding You	Wu Chen	Ji Hai	Ji Si	Geng Zi	Geng Wu
26	Ding You	Wu Chen	Bing Shen	Ding Mao	Ding You	Wu Chen	Wu Shu	Ji Si	Geng Zi	Geng Wu	Xin Chou	Xin Wei
27	Wu Shu	Ji Si	Ding You	Wu Chen	Wu Shu	Ji Si	Ji Hai	Geng Wu	Xin Chou	Xin Wei	Ren Yin	Ren Shen
28	Ji Hai	Geng Wu	Wu Shu	Ji Si	Ji Hai	Geng Wu	Geng Zi	Xin Wei	Ren Yin	Ren Shen	Kui Mao	Kui You
29	Geng Zi		Ji Hai	Geng Wu	Geng Zi	Xin Wei	Xin Chou	Ren Shen	Kui Mao	Kui You	Jia Chen	Jia Shu
30	Xin Chou		Geng Zi	Xin Wei	Xin Chou	Ren Shen	Ren Yin	Kui You	Jia Chen	Jia Shu	Yi Si	Yi Hai
31	Ren Yin		Xin Chou		Ren Yin		Kui Mao	Jia Shu		Yi Hai		Bing Zi

134

1935 The Year of the Boar (Yi Hai)

#	JAN	FEB	MAR	APR	MAY	JUNE	JULY	AUG	SEPT	OCT	NOV	DEC
Bing Zi	Ding Chou	Wu Yin	Ji Mao	Geng Chen	Xin Si	Ren Wu	Kui Wei	Jia Shen	Yi You	Bing Shu	Ding Hai	Wu Zi
	1/6	2/5	3/6	4/6	5/6	6/7	7/8	8/8	9/8	10/9	11/8	12/8
	14:03	1:49	20:11	1:27	19:12	0:06	10:06	19:48	23:25	13:36	17:30	9:43
1	Ding Chou	Wu Shen	Bing Zi	Ding Wei	Ding Chou	Wu Shen	Wu Yin	Ji You	Geng Chen	Geng Shu	Xin Si	Xin Hai
2	Wu Yin	Ji You	Ding Chou	Wu Shen	Wu Yin	Ji You	Ji Mao	Geng Shu	Xin Si	Xin Hai	Ren Wu	Ren Zi
3	Ji Mao	Geng Shu	Wu Yin	Ji You	Ji Mao	Geng Shu	Geng Chen	Xin Hai	Ren Wu	Ren Zi	Kui Wei	Kui Chou
4	Geng Chen	Xin Hai	Ji Mao	Geng Shu	Geng Chen	Xin Hai	Xin Si	Ren Zi	Kui Wei	Kui Chou	Jia Shen	Jia yin
5	Xin Si	Ren Zi	Geng Chen	Xin Hai	Xin Si	Ren Zi	Ren Wu	Kui Chou	Jia Shen	Jia yin	Yi You	Yi Mao
6	Ren Wu	Kui Chou	Xin Si	Ren Zi	Ren Wu	Kui Chou	Kui Wei	Jia yin	Yi You	Yi Mao	Bing Shu	Bing Chen
7	Kui Wei	Jia yin	Ren Wu	Kui Chou	Kui Wei	Jia yin	Jia Shen	Yi Mao	Bing Shu	Bing Chen	Ding Hai	Ding Si
8	Jia Shen	Yi Mao	Kui Wei	Jia yin	Jia Shen	Yi Mao	Yi You	Bing Chen	Ding Hai	Ding Si	Wu Zi	Wu Wu
9	Yi You	Bing Chen	Jia Shen	Yi Mao	Yi You	Bing Chen	Bing Shu	Ding Si	Wu Zi	Wu Wu	Ji Chou	Ji Wei
10	Bing Shu	Ding Si	Yi You	Bing Chen	Bing Shu	Ding Si	Ding Hai	Wu Wu	Ji Chou	Ji Wei	Geng Yin	Geng Shen
11	Ding Hai	Wu Wu	Bing Shu	Ding Si	Ding Hai	Wu Wu	Wu Zi	Ji Wei	Geng Yin	Geng Shen	Xin Mao	Xin You
12	Wu Zi	Ji Wei	Ding Hai	Wu Wu	Wu Zi	Ji Wei	Ji Chou	Geng Shen	Xin Mao	Xin You	Ren Chen	Ren Shu
13	Ji Chou	Geng Shen	Wu Zi	Ji Wei	Ji Chou	Geng Shen	Geng Yin	Xin You	Ren Chen	Ren Shu	Kui Si	Kui Hai
14	Geng Yin	Xin You	Ji Chou	Geng Shen	Geng Yin	Xin You	Xin Mao	Ren Shu	Kui Si	Kui Hai	Jia Wu	Jia Zi
15	Xin Mao	Ren Shu	Geng Yin	Xin You	Xin Mao	Ren Shu	Ren Chen	Kui Hai	Jia Wu	Jia Zi	Yi Wei	Yi Chou
16	Ren Chen	Kui Hai	Xin Mao	Ren Shu	Ren Chen	Kui Hai	Kui Si	Jia Zi	Yi Wei	Yi Chou	Bing Shen	Bing Yin
17	Kui Si	Jia Zi	Ren Chen	Kui Hai	Kui Si	Jia Zi	Jia Wu	Yi Chou	Bing Shen	Bing Yin	Ding You	Ding Mao
18	Jia Wu	Yi Chou	Kui Si	Jia Zi	Jia Wu	Yi Chou	Yi Wei	Bing Yin	Ding You	Ding Mao	Wu Shu	Wu Chen
19	Yi Wei	Bing Yin	Jia Wu	Yi Chou	Yi Wei	Bing Yin	Bing Shen	Ding Mao	Wu Shu	Wu Chen	Ji Hai	Ji Si
20	Bing Shen	Ding Mao	Yi Wei	Bing Yin	Bing Shen	Ding Mao	Ding You	Wu Chen	Ji Hai	Ji Si	Geng Zi	Geng Wu
21	Ding You	Wu Chen	Bing Shen	Ding Mao	Ding You	Wu Chen	Wu Shu	Ji Si	Geng Zi	Geng Wu	Xin Chou	Xin Wei
22	Wu Shu	Ji Si	Ding You	Wu Chen	Wu Shu	Ji Si	Ji Hai	Geng Wu	Xin Chou	Xin Wei	Ren Yin	Ren Shen
23	Ji Hai	Geng Wu	Wu Shu	Ji Si	Ji Hai	Geng Wu	Geng Zi	Xin Wei	Ren Yin	Ren Shen	Kui Mao	Kui You
24	Geng Zi	Xin Wei	Ji Hai	Geng Wu	Geng Zi	Xin Wei	Xin Chou	Ren Shen	Kui Mao	Kui You	Jia Chen	Jia Shu
25	Xin Chou	Ren Shen	Geng Zi	Xin Wei	Xin Chou	Ren Shen	Ren Yin	Kui You	Jia Chen	Jia Shu	Yi Si	Yi Hai
26	Ren Yin	Kui You	Xin Chou	Ren Shen	Ren Yin	Kui You	Kui Mao	Jia Shu	Yi Si	Yi Hai	Bing Wu	Bing Zi
27	Kui Mao	Jia Shu	Ren Yin	Kui You	Kui Mao	Jia Shu	Jia Chen	Yi Hai	Bing Wu	Bing Zi	Ding Wei	Ding Chou
28	Jia Chen	Yi Hai	Kui Mao	Jia Shu	Jia Chen	Yi Hai	Yi Si	Bing Zi	Ding Wei	Ding Chou	Wu Shen	Wu Yin
29	Yi Si		Jia Chen	Yi Hai	Yi Si	Bing Zi	Bing Wu	Ding Chou	Wu Shen	Wu Yin	Ji You	Ji Mao
30	Bing Wu		Yi Si	Bing Zi	Bing Wu	Ding Chou	Ding Wei	Wu Yin	Ji You	Ji Mao	Geng Shu	Geng Chen
31	Ding Wei		Bing Wu		Ding Wei		Wu Shen	Ji Mao		Geng Chen		Xin Si

1936 The Year of the Rat (Bing Zi)

Day	JAN	FEB	MAR	APR	MAY	JUNE	JULY	AUG	SEPT	OCT	NOV	DEC
	Wu Zi	Ji Chou	Geng Yin	Xin Mao	Ren Chen	Kui Si	Jia Wu	Yi Wei	Bing Shen	Ding You	Wu Shu	Ji Hai
	Ji Chou	Geng Yin	Xin Mao	Ren Chen	Kui Si	Jia Wu	Yi Wei	Bing Shen	Ding You	Wu Shu	Ji Hai	Geng Zi
	1/6	2/5	3/6	4/5	5/6	6/6	7/7	8/8	9/8	10/8	11/7	12/7
	19:47	7:30	1:50	7:07	1:14	5:31	15:59	1:43	5:13	19:33	23:19	15:33
1	Ren Wu	Kui Chou	Ren Wu	Kui Chou	Kui Wei	Jia yin	Jia Shen	Yi Mao	Bing Shu	Bing Chen	Ding Hai	Ding Si
2	Kui Wei	Jia yin	Kui Wei	Jia yin	Jia Shen	Yi Mao	Yi You	Bing Chen	Ding Hai	Ding Si	Wu Zi	Wu Wu
3	Jia Shen	Yi Mao	Jia Shen	Yi Mao	Yi You	Bing Chen	Bing Shu	Ding Si	Wu Zi	Wu Wu	Ji Chou	Ji Wei
4	Yi You	Bing Chen	Yi You	Bing Chen	Bing Shu	Ding Si	Ding Hai	Wu Wu	Ji Chou	Ji Wei	Geng Yin	Geng Shen
5	Bing Shu	Ding Si	Bing Shu	Ding Si	Ding Hai	Wu Wu	Wu Zi	Ji Wei	Geng Yin	Geng Shen	Xin Mao	Xin You
6	Ding Hai	Wu Wu	Ding Hai	Wu Wu	Wu Zi	Ji Wei	Ji Chou	Geng Shen	Xin Mao	Xin You	Ren Chen	Ren Shu
7	Wu Zi	Ji Wei	Wu Zi	Ji Wei	Ji Chou	Geng Shen	Geng Yin	Xin You	Ren Chen	Ren Shu	Kui Si	Kui Hai
8	Ji Chou	Geng Shen	Ji Chou	Geng Shen	Geng Yin	Xin You	Xin Mao	Ren Shu	Kui Si	Kui Hai	Jia Wu	Jia Zi
9	Geng Yin	Xin You	Geng Yin	Xin You	Xin Mao	Ren Shu	Ren Chen	Kui Hai	Jia Wu	Jia Zi	Yi Wei	Yi Chou
10	Xin Mao	Ren Shu	Xin Mao	Ren Shu	Ren Chen	Kui Hai	Kui Si	Jia Zi	Yi Wei	Yi Chou	Bing Shen	Bing Yin
11	Ren Chen	Kui Hai	Ren Chen	Kui Hai	Kui Si	Jia Zi	Jia Wu	Yi Chou	Bing Shen	Bing Yin	Ding You	Ding Mao
12	Kui Si	Jia Zi	Kui Si	Jia Zi	Jia Wu	Yi Chou	Yi Wei	Bing Yin	Ding You	Ding Mao	Wu Shu	Wu Chen
13	Jia Wu	Yi Chou	Jia Wu	Yi Chou	Yi Wei	Bing Yin	Bing Shen	Ding Mao	Wu Shu	Wu Chen	Ji Hai	Ji Si
14	Yi Wei	Bing Yin	Yi Wei	Bing Yin	Bing Shen	Ding Mao	Ding You	Wu Chen	Ji Hai	Ji Si	Geng Zi	Geng Wu
15	Bing Shen	Ding Mao	Bing Shen	Ding Mao	Ding You	Wu Chen	Wu Shu	Ji Si	Geng Zi	Geng Wu	Xin Chou	Xin Wei
16	Ding You	Wu Chen	Ding You	Wu Chen	Wu Shu	Ji Si	Ji Hai	Geng Wu	Xin Chou	Xin Wei	Ren Yin	Ren Shen
17	Wu Shu	Ji Si	Wu Shu	Ji Si	Ji Hai	Geng Wu	Geng Zi	Xin Wei	Ren Yin	Ren Shen	Kui Mao	Kui You
18	Ji Hai	Geng Wu	Ji Hai	Geng Wu	Geng Zi	Xin Wei	Xin Chou	Ren Shen	Kui Mao	Kui You	Jia Chen	Jia Shu
19	Geng Zi	Xin Wei	Geng Zi	Xin Wei	Xin Chou	Ren Shen	Ren Yin	Kui You	Jia Chen	Jia Shu	Yi Si	Yi Hai
20	Xin Chou	Ren Shen	Xin Chou	Ren Shen	Ren Yin	Kui You	Kui Mao	Jia Shu	Yi Si	Yi Hai	Bing Wu	Bing Zi
21	Ren Yin	Kui You	Ren Yin	Kui You	Kui Mao	Jia Shu	Jia Chen	Yi Hai	Bing Wu	Bing Zi	Ding Wei	Ding Chou
22	Kui Mao	Jia Shu	Kui Mao	Jia Shu	Jia Chen	Yi Hai	Yi Si	Bing Zi	Ding Wei	Ding Chou	Wu Shen	Wu Yin
23	Jia Chen	Yi Hai	Jia Chen	Yi Hai	Yi Si	Bing Zi	Bing Wu	Ding Chou	Wu Shen	Wu Yin	Ji You	Ji Mao
24	Yi Si	Bing Zi	Yi Si	Bing Zi	Bing Wu	Ding Chou	Ding Wei	Wu Yin	Ji You	Ji Mao	Geng Shu	Geng Chen
25	Bing Wu	Ding Chou	Bing Wu	Ding Chou	Ding Wei	Wu Yin	Wu Shen	Ji Mao	Geng Shu	Geng Chen	Xin Hai	Xin Si
26	Ding Wei	Wu Yin	Ding Wei	Wu Yin	Wu Shen	Ji Mao	Ji You	Geng Chen	Xin Hai	Xin Si	Ren Zi	Ren Wu
27	Wu Shen	Ji Mao	Wu Shen	Ji Mao	Ji You	Geng Chen	Geng Shu	Xin Si	Ren Zi	Ren Wu	Kui Chou	Kui Wei
28	Ji You	Geng Chen	Ji You	Geng Chen	Geng Shu	Xin Si	Xin Hai	Ren Wu	Kui Chou	Kui Wei	Jia yin	Jia Shen
29	Geng Shu	Xin Si	Geng Shu	Xin Si	Xin Hai	Ren Wu	Ren Zi	Kui Wei	Jia yin	Jia Shen	Yi Mao	Yi You
30	Xin Hai		Xin Hai	Ren Wu	Ren Zi	Kui Wei	Kui Chou	Jia Shen	Yi Mao	Yi You	Bing Chen	Bing Shu
31	Ren Zi		Ren Zi		Kui Chou		Jia yin	Yi You		Bing Shu		Ding Hai

1937 The Year of the Ox (Ding Chou)

	JAN	FEB	MAR	APR	MAY	JUNE	JULY	AUG	SEPT	OCT	NOV	DEC
Pillar	Geng Zi / Xin Chou	Xin Chou / Ren Yin	Ren Yin / Kui Mao	Kui Mao / Jia Chen	Jia Chen / Yi Si	Yi Si / Bing Wu	Bing Wu / Ding Wei	Ding Wei / Wu Shen	Wu Shen / Ji You	Ji You / Geng Shu	Geng Shu / Xin Hai	Xin Hai / Ren Zi
Date	1/6	2/4	3/6	4/5	5/6	6/6	7/7	8/8	9/8	10/9	11/8	12/7
Time	1:44	13:26	7:45	13:02	7:02	11:23	21:46	7:26	11:01	11:01	5:09	21:22
1	Wu Zi	Ji Wei	Ding Hai	Wu Wu	Wu Zi	Ji Wei	Ji Chou	Geng Shen	Xin Mao	Xin You	Ren Chen	Ren Shu
2	Ji Chou	Geng Shen	Wu Zi	Ji Wei	Ji Chou	Geng Shen	Geng Yin	Xin You	Ren Chen	Ren Shu	Kui Si	Kui Hai
3	Geng Yin	Xin You	Ji Chou	Geng Shen	Geng Yin	Xin You	Xin Mao	Ren Shu	Kui Si	Kui Hai	Jia Wu	Jia Zi
4	Xin Mao	Ren Shu	Geng Yin	Xin You	Xin Mao	Ren Shu	Ren Chen	Kui Hai	Jia Wu	Jia Zi	Yi Wei	Yi Chou
5	Ren Chen	Kui Hai	Xin Mao	Ren Shu	Ren Chen	Kui Hai	Kui Si	Jia Zi	Yi Wei	Yi Chou	Bing Shen	Bing Yin
6	Kui Si	Jia Zi	Ren Chen	Kui Hai	Kui Si	Jia Zi	Jia Wu	Yi Chou	Bing Shen	Bing Yin	Ding You	Ding Mao
7	Jia Wu	Yi Chou	Kui Si	Jia Zi	Jia Wu	Yi Chou	Yi Wei	Bing Yin	Ding You	Ding Mao	Wu Shu	Wu Chen
8	Yi Wei	Bing Yin	Jia Wu	Yi Chou	Yi Wei	Bing Yin	Bing Shen	Ding Mao	Wu Shu	Wu Chen	Ji Hai	Ji Si
9	Bing Shen	Ding Mao	Yi Wei	Bing Yin	Bing Shen	Ding Mao	Ding You	Wu Chen	Ji Hai	Ji Si	Geng Zi	Geng Wu
10	Ding You	Wu Chen	Bing Shen	Ding Mao	Ding You	Wu Chen	Wu Shu	Ji Si	Geng Zi	Geng Wu	Xin Chou	Xin Wei
11	Wu Shu	Ji Si	Ding You	Wu Chen	Wu Shu	Ji Si	Ji Hai	Geng Wu	Xin Chou	Xin Wei	Ren Yin	Ren Shen
12	Ji Hai	Geng Wu	Wu Shu	Ji Si	Ji Hai	Geng Wu	Geng Zi	Xin Wei	Ren Yin	Ren Shen	Kui Mao	Kui You
13	Geng Zi	Xin Wei	Ji Hai	Geng Wu	Geng Zi	Xin Wei	Xin Chou	Ren Shen	Kui Mao	Kui You	Jia Chen	Jia Shu
14	Xin Chou	Ren Shen	Geng Zi	Xin Wei	Xin Chou	Ren Shen	Ren Yin	Kui You	Jia Chen	Jia Shu	Yi Si	Yi Hai
15	Ren Yin	Kui You	Xin Chou	Ren Shen	Ren Yin	Kui You	Kui Mao	Jia Shu	Yi Si	Yi Hai	Bing Wu	Bing Zi
16	Kui Mao	Jia Shu	Ren Yin	Kui You	Kui Mao	Jia Shu	Jia Chen	Yi Hai	Bing Wu	Bing Zi	Ding Wei	Ding Chou
17	Jia Chen	Yi Hai	Kui Mao	Jia Shu	Jia Chen	Yi Hai	Yi Si	Bing Zi	Ding Wei	Ding Chou	Wu Shen	Wu Yin
18	Yi Si	Bing Zi	Jia Chen	Yi Hai	Yi Si	Bing Zi	Bing Wu	Ding Chou	Wu Shen	Wu Yin	Ji You	Ji Mao
19	Bing Wu	Ding Chou	Yi Si	Bing Zi	Bing Wu	Ding Chou	Ding Wei	Wu Yin	Ji You	Ji Mao	Geng Shu	Geng Chen
20	Ding Wei	Wu Yin	Bing Wu	Ding Chou	Ding Wei	Wu Yin	Wu Shen	Ji Mao	Geng Shu	Geng Chen	Xin Hai	Xin Si
21	Wu Shen	Ji Mao	Ding Wei	Wu Yin	Wu Shen	Ji Mao	Ji You	Geng Chen	Xin Hai	Xin Si	Ren Zi	Ren Wu
22	Ji You	Geng Chen	Wu Shen	Ji Mao	Ji You	Geng Chen	Geng Shu	Xin Si	Ren Zi	Ren Wu	Kui Chou	Kui Wei
23	Geng Shu	Xin Si	Ji You	Geng Chen	Geng Shu	Xin Si	Xin Hai	Ren Wu	Kui Chou	Kui Wei	Jia yin	Jia Shen
24	Xin Hai	Ren Wu	Geng Shu	Xin Si	Xin Hai	Ren Wu	Ren Zi	Kui Wei	Jia yin	Jia Shen	Yi Mao	Yi You
25	Ren Zi	Kui Wei	Xin Hai	Ren Wu	Ren Zi	Kui Wei	Kui Chou	Jia Shen	Yi Mao	Yi You	Bing Chen	Bing Shu
26	Kui Chou	Jia Shen	Ren Zi	Kui Wei	Kui Chou	Jia Shen	Jia yin	Yi You	Bing Chen	Bing Shu	Ding Si	Ding Hai
27	Jia yin	Yi You	Kui Chou	Jia Shen	Jia yin	Yi You	Yi Mao	Bing Shu	Ding Si	Ding Hai	Wu Wu	Wu Zi
28	Yi Mao	Bing Shu	Jia yin	Yi You	Yi Mao	Bing Shu	Bing Chen	Ding Hai	Wu Wu	Wu Zi	Ji Wei	Ji Chou
29	Bing Chen		Yi Mao	Bing Shu	Bing Chen	Ding Hai	Ding Si	Wu Zi	Ji Wei	Ji Chou	Geng Shen	Geng Yin
30	Ding Si		Bing Chen	Ding Hai	Ding Si	Wu Zi	Wu Wu	Ji Chou	Geng Shen	Geng Yin	Xin You	Xin Mao
31	Wu Wu		Ding Si		Wu Wu		Ji Wei	Geng Yin		Xin Mao		Ren Chen

1938 The Year of the Tiger (Wu Yin)

	Ren Zi	Kui Chou	Jia Yin	Yi Mao	Bing Chen	Ding Si	Wu Wu	Ji Wei	Geng Shen	Xin You	Ren Shu	Kui Hai
	Kui Chou 1/6 7:32	Jia Yin 2/4 19:15	Yi Mao 3/6 13:34	Bing Chen 4/5 18:49	Ding Si 5/6 12:36	Wu Wu 6/6 17:07	Ji Wei 7/8 3:32	Geng Shen 8/8 13:13	Xin You 9/8 15:49	Ren Shu 10/9 7:02	Kui Hai 11/8 9:49	Jia Zi 12/8 3:13
	JAN	FEB	MAR	APR	MAY	JUNE	JULY	AUG	SEPT	OCT	NOV	DEC
1	Kui Si	Jia Zi	Ren Chen	Kui Hai	Kui Si	Jia Zi	Jia Wu	Yi Chou	Bing Shen	Bing Yin	Ding You	Ding Mao
2	Jia Wu	Yi Chou	Kui Si	Jia Zi	Jia Wu	Yi Chou	Yi Wei	Bing Yin	Ding You	Ding Mao	Wu Shu	Wu Chen
3	Yi Wei	Bing Yin	Jia Wu	Yi Chou	Yi Wei	Bing Yin	Bing Shen	Ding Mao	Wu Shu	Wu Chen	Ji Hai	Ji Si
4	Bing Shen	Ding Mao	Yi Wei	Bing Yin	Bing Shen	Ding Mao	Ding You	Wu Chen	Ji Hai	Ji Si	Geng Zi	Geng Wu
5	Ding You	Wu Chen	Bing Shen	Ding Mao	Ding You	Wu Chen	Wu Shu	Ji Si	Geng Zi	Geng Wu	Xin Chou	Xin Wei
6	Wu Shu	Ji Si	Ding You	Wu Chen	Wu Shu	Ji Si	Ji Hai	Geng Wu	Xin Chou	Xin Wei	Ren Yin	Ren Shen
7	Ji Hai	Geng Wu	Wu Shu	Ji Si	Ji Hai	Geng Wu	Geng Zi	Xin Wei	Ren Yin	Ren Shen	Kui Mao	Kui You
8	Geng Zi	Xin Wei	Ji Hai	Geng Wu	Geng Zi	Xin Wei	Xin Chou	Ren Shen	Kui Mao	Kui You	Jia Chen	Jia Shu
9	Xin Chou	Ren Shen	Geng Zi	Xin Wei	Xin Chou	Ren Shen	Ren Yin	Kui You	Jia Chen	Jia Shu	Yi Si	Yi Hai
10	Ren Yin	Kui You	Xin Chou	Ren Shen	Ren Yin	Kui You	Kui Mao	Jia Shu	Yi Si	Yi Hai	Bing Wu	Bing Zi
11	Kui Mao	Jia Shu	Ren Yin	Kui You	Kui Mao	Jia Shu	Jia Chen	Yi Hai	Bing Wu	Bing Zi	Ding Wei	Ding Chou
12	Jia Chen	Yi Hai	Kui Mao	Jia Shu	Jia Chen	Yi Hai	Yi Si	Bing Zi	Ding Wei	Ding Chou	Wu Shen	Wu Yin
13	Yi Si	Bing Zi	Jia Chen	Yi Hai	Yi Si	Bing Zi	Bing Wu	Ding Chou	Wu Shen	Wu Yin	Ji You	Ji Mao
14	Bing Wu	Ding Chou	Yi Si	Bing Zi	Bing Wu	Ding Chou	Ding Wei	Wu Yin	Ji You	Ji Mao	Geng Shu	Geng Chen
15	Ding Wei	Wu Yin	Bing Wu	Ding Chou	Ding Wei	Wu Yin	Wu Shen	Ji Mao	Geng Shu	Geng Chen	Xin Hai	Xin Si
16	Wu Shen	Ji Mao	Ding Wei	Wu Yin	Wu Shen	Ji Mao	Ji You	Geng Chen	Xin Hai	Xin Si	Ren Zi	Ren Wu
17	Ji You	Geng Chen	Wu Shen	Ji Mao	Ji You	Geng Chen	Geng Shu	Xin Si	Ren Zi	Ren Wu	Kui Chou	Kui Wei
18	Geng Shu	Xin Si	Ji You	Geng Chen	Geng Shu	Xin Si	Xin Hai	Ren Wu	Kui Chou	Kui Wei	Jia yin	Jia Shen
19	Xin Hai	Ren Wu	Geng Shu	Xin Si	Xin Hai	Ren Wu	Ren Zi	Kui Wei	Jia yin	Jia Shen	Yi Mao	Yi You
20	Ren Zi	Kui Wei	Xin Hai	Ren Wu	Ren Zi	Kui Wei	Kui Chou	Jia Shen	Yi Mao	Yi You	Bing Chen	Bing Shu
21	Kui Chou	Jia Shen	Ren Zi	Kui Wei	Kui Chou	Jia Shen	Jia yin	Yi You	Bing Chen	Bing Shu	Ding Si	Ding Hai
22	Jia yin	Yi You	Kui Chou	Jia Shen	Jia Yin	Yi You	Yi Mao	Bing Shu	Ding Si	Ding Hai	Wu Wu	Wu Zi
23	Yi Mao	Bing Shu	Jia yin	Yi You	Yi Mao	Bing Shu	Bing Chen	Ding Hai	Wu Wu	Wu Zi	Ji Wei	Ji Chou
24	Bing Chen	Ding Hai	Yi Mao	Bing Shu	Bing Chen	Ding Hai	Ding Si	Wu Zi	Ji Wei	Ji Chou	Geng Shen	Geng Yin
25	Ding Si	Wu Zi	Bing Chen	Ding Hai	Ding Si	Wu Zi	Wu Wu	Ji Chou	Geng Shen	Geng Yin	Xin You	Xin Mao
26	Wu Wu	Ji Chou	Ding Si	Wu Zi	Wu Wu	Ji Chou	Ji Wei	Geng Yin	Xin You	Xin Mao	Ren Shu	Ren Chen
27	Ji Wei	Geng Yin	Wu Wu	Ji Chou	Ji Wei	Geng Yin	Geng Shen	Xin Mao	Ren Shu	Ren Chen	Kui Hai	Kui Si
28	Geng Shen	Xin Mao	Ji Wei	Geng Yin	Geng Shen	Xin Mao	Xin You	Ren Chen	Kui Hai	Kui Si	Jia Zi	Jia Wu
29	Xin You		Geng Shen	Xin Mao	Xin You	Ren Chen	Ren Shu	Kui Si	Jia Zi	Jia Wu	Yi Chou	Yi Wei
30	Ren Shu		Xin You	Ren Chen	Ren Shu	Kui Si	Kui Hai	Jia Wu	Yi Chou	Yi Wei	Bing Yin	Bing Shen
31	Kui Hai		Ren Shu		Kui Hai		Jia Zi	Yi Wei		Bing Shen		Ding You

138

1939 The Year of the Rabbit (Ji Mao)

The Best Feng Shui Alignment

Jia Zi	JAN (Yi Chou 1/6 13:28)	FEB (Bing Yin 2/5 1:11)	MAR (Ding Mao 3/6 19:27)	APR (Wu Chen 4/6 0:38)	MAY (Ji Si 5/6 18:21)	JUNE (Geng Wu 6/6 23:19)	JULY (Xin Wei 7/8 9:19)	AUG (Ren Shen 8/8 19:04)	SEPT (Kui You 9/8 20:39)	OCT (Jia Shu 10/9 14:05)	NOV (Yi Hai 11/8 15:40)	DEC (Bing Zi 12/8 9:02)
1	Wu Shu	Ji Si	Ding You	Wu Chen	Wu Shu	Ji Si	Ji Hai	Geng Wu	Xin Chou	Xin Wei	Ren Yin	Ren Shen
2	Ji Hai	Geng Wu	Wu Shu	Ji Si	Ji Hai	Geng Wu	Geng Zi	Xin Wei	Ren Yin	Ren Shen	Kui Mao	Kui You
3	Geng Zi	Xin Wei	Ji Hai	Geng Wu	Geng Zi	Xin Wei	Xin Chou	Ren Shen	Kui Mao	Kui You	Jia Chen	Jia Shu
4	Xin Chou	Ren Shen	Geng Zi	Xin Wei	Xin Chou	Ren Shen	Ren Yin	Kui You	Jia Chen	Jia Shu	Yi Si	Yi Hai
5	Ren Yin	Kui You	Xin Chou	Ren Shen	Ren Yin	Kui You	Kui Mao	Jia Shu	Yi Si	Yi Hai	Bing Wu	Bing Zi
6	Kui Mao	Jia Shu	Ren Yin	Kui You	Kui Mao	Jia Shu	Jia Chen	Yi Hai	Bing Wu	Bing Zi	Ding Wei	Ding Chou
7	Jia Chen	Yi Hai	Kui Mao	Jia Shu	Jia Chen	Yi Hai	Yi Si	Bing Zi	Ding Wei	Ding Chou	Wu Shen	Wu Yin
8	Yi Si	Bing Zi	Jia Chen	Yi Hai	Yi Si	Bing Zi	Bing Wu	Ding Chou	Wu Shen	Wu Yin	Ji You	Ji Mao
9	Bing Wu	Ding Chou	Yi Si	Bing Zi	Bing Wu	Ding Chou	Ding Wei	Wu Yin	Ji You	Ji Mao	Geng Shu	Geng Chen
10	Ding Wei	Wu Yin	Bing Wu	Ding Chou	Ding Wei	Wu Yin	Wu Shen	Ji Mao	Geng Shu	Geng Chen	Xin Hai	Xin Si
11	Wu Shen	Ji Mao	Ding Wei	Wu Yin	Wu Shen	Ji Mao	Ji You	Geng Chen	Xin Hai	Xin Si	Ren Zi	Ren Wu
12	Ji You	Geng Chen	Wu Shen	Ji Mao	Ji You	Geng Chen	Geng Shu	Xin Si	Ren Zi	Ren Wu	Kui Chou	Kui Wei
13	Geng Shu	Xin Si	Ji You	Geng Chen	Geng Shu	Xin Si	Xin Hai	Ren Wu	Kui Chou	Kui Wei	Jia yin	Jia Shen
14	Xin Hai	Ren Wu	Geng Shu	Xin Si	Xin Hai	Ren Wu	Ren Zi	Kui Wei	Jia yin	Jia Shen	Yi Mao	Yi You
15	Ren Zi	Kui Wei	Xin Hai	Ren Wu	Ren Zi	Kui Wei	Kui Chou	Jia Shen	Yi Mao	Yi You	Bing Chen	Bing Shu
16	Kui Chou	Jia Shen	Ren Zi	Kui Wei	Kui Chou	Jia Shen	Jia yin	Yi You	Bing Chen	Bing Shu	Ding Si	Ding Hai
17	Jia yin	Yi You	Kui Chou	Jia Shen	Jia yin	Yi You	Yi Mao	Bing Shu	Ding Si	Ding Hai	Wu Wu	Wu Zi
18	Yi Mao	Bing Shu	Jia yin	Yi You	Yi Mao	Bing Shu	Bing Chen	Ding Hai	Wu Wu	Wu Zi	Ji Wei	Ji Chou
19	Bing Chen	Ding Hai	Yi Mao	Bing Shu	Bing Chen	Ding Hai	Ding Si	Wu Zi	Ji Wei	Ji Chou	Geng Shen	Geng Yin
20	Ding Si	Wu Zi	Bing Chen	Ding Hai	Ding Si	Wu Zi	Wu Wu	Ji Chou	Geng Shen	Geng Yin	Xin You	Xin Mao
21	Wu Wu	Ji Chou	Ding Si	Wu Zi	Wu Wu	Ji Chou	Ji Wei	Geng Yin	Xin You	Xin Mao	Ren Shu	Ren Chen
22	Ji Wei	Geng Yin	Wu Wu	Ji Chou	Ji Wei	Geng Yin	Geng Shen	Xin Mao	Ren Shu	Ren Chen	Kui Hai	Kui Si
23	Geng Shen	Xin Mao	Ji Wei	Geng Yin	Geng Shen	Xin Mao	Xin You	Ren Chen	Kui Hai	Kui Si	Jia Zi	Jia Wu
24	Xin You	Ren Chen	Geng Shen	Xin Mao	Xin You	Ren Chen	Ren Shu	Kui Si	Jia Zi	Jia Wu	Yi Chou	Yi Wei
25	Ren Shu	Kui Si	Xin You	Ren Chen	Ren Shu	Kui Si	Kui Hai	Jia Wu	Yi Chou	Yi Wei	Bing Yin	Bing Shen
26	Kui Hai	Jia Wu	Ren Shu	Kui Si	Kui Hai	Jia Wu	Jia Zi	Yi Wei	Bing Yin	Bing Shen	Ding Mao	Ding You
27	Jia Zi	Yi Wei	Kui Hai	Jia Wu	Jia Zi	Yi Wei	Yi Chou	Bing Shen	Ding Mao	Ding You	Wu Chen	Wu Shu
28	Yi Chou	Bing Shen	Jia Zi	Yi Wei	Yi Chou	Bing Shen	Bing Yin	Ding You	Wu Chen	Wu Shu	Ji Si	Ji Hai
29	Bing Yin		Yi Chou	Bing Shen	Bing Yin	Ding You	Ding Mao	Wu Shu	Ji Si	Ji Hai	Geng Wu	Geng Zi
30	Ding Mao		Bing Yin	Ding You	Ding Mao	Wu Shu	Wu Chen	Ji Hai	Geng Wu	Geng Zi	Xin Wei	Xin Chou
31	Wu Chen		Ding Mao		Wu Chen		Ji Si	Geng Zi		Xin Chou		Ren Yin

1940 The Year of the Dragon (Geng Chen)

Day	JAN	FEB	MAR	APR	MAY	JUNE	JULY	AUG	SEPT	OCT	NOV	DEC
	Bing Zi	Ding Chou	Wu Yin	Ji Mao	Geng Chen	Xin Si	Ren Wu	Kui Wei	Jia Shen	Yi You	Bing Shu	Ding Hai
	Ding Chou	Wu Yin	Ji Mao	Geng Chen	Xin Si	Ren Wu	Kui Wei	Jia Shen	Yi You	Bing Shu	Ding Hai	Wu Zi
	1/6	2/5	3/6	4/5	5/6	6/6	7/7	8/8	9/8	10/8	11/7	12/7
	19:24	7:08	1:24	6:35	0:16	5:07	15:08	1:34	3:30	19:54	21:27	13:58
1	Kui Mao	Jia Shu	Kui Mao	Jia Shu	Jia Chen	Yi Hai	Yi Si	Bing Zi	Ding Wei	Ding Chou	Wu Shen	Wu Yin
2	Jia Chen	Yi Hai	Jia Chen	Yi Hai	Yi Si	Bing Zi	Bing Wu	Ding Chou	Wu Shen	Wu Yin	Ji You	Ji Mao
3	Yi Si	Bing Zi	Yi Si	Bing Zi	Bing Wu	Ding Chou	Ding Wei	Wu Yin	Ji You	Ji Mao	Geng Shu	Geng Chen
4	Bing Wu	Ding Chou	Bing Wu	Ding Chou	Ding Wei	Wu Yin	Wu Shen	Ji Mao	Geng Shu	Geng Chen	Xin Hai	Xin Si
5	Ding Wei	Wu Yin	Ding Wei	Wu Yin	Wu Shen	Ji Mao	Ji You	Geng Chen	Xin Hai	Xin Si	Ren Zi	Ren Wu
6	Wu Shen	Ji Mao	Wu Shen	Ji Mao	Ji You	Geng Chen	Geng Shu	Xin Si	Ren Zi	Ren Wu	Kui Chou	Kui Wei
7	Ji You	Geng Chen	Ji You	Geng Chen	Geng Shu	Xin Si	Xin Hai	Ren Wu	Kui Chou	Kui Wei	Jia Yin	Jia Shen
8	Geng Shu	Xin Si	Geng Shu	Xin Si	Xin Hai	Ren Wu	Ren Zi	Kui Wei	Jia Yin	Jia Shen	Yi Mao	Yi You
9	Xin Hai	Ren Wu	Xin Hai	Ren Wu	Ren Zi	Kui Wei	Kui Chou	Jia Shen	Yi Mao	Yi You	Bing Chen	Bing Shu
10	Ren Zi	Kui Wei	Ren Zi	Kui Wei	Kui Chou	Jia Shen	Jia Yin	Yi You	Bing Chen	Bing Shu	Ding Si	Ding Hai
11	Kui Chou	Jia Shen	Kui Chou	Jia Shen	Jia Yin	Yi You	Yi Mao	Bing Shu	Ding Si	Ding Hai	Wu Wu	Wu Zi
12	Jia Yin	Yi You	Jia Yin	Yi You	Yi Mao	Bing Shu	Bing Chen	Ding Hai	Wu Wu	Wu Zi	Ji Wei	Ji Chou
13	Yi Mao	Bing Shu	Yi Mao	Bing Shu	Bing Chen	Ding Hai	Ding Si	Wu Zi	Ji Wei	Ji Chou	Geng Shen	Geng Yin
14	Bing Chen	Ding Hai	Bing Chen	Ding Hai	Ding Si	Wu Zi	Wu Wu	Ji Chou	Geng Shen	Geng Yin	Xin You	Xin Mao
15	Ding Si	Wu Zi	Ding Si	Wu Zi	Wu Wu	Ji Chou	Ji Wei	Geng Yin	Xin You	Xin Mao	Ren Shu	Ren Chen
16	Wu Wu	Ji Chou	Wu Wu	Ji Chou	Ji Wei	Geng Yin	Geng Shen	Xin Mao	Ren Shu	Ren Chen	Kui Hai	Kui Si
17	Ji Wei	Geng Yin	Ji Wei	Geng Yin	Geng Shen	Xin Mao	Xin You	Ren Chen	Kui Hai	Kui Si	Jia Zi	Jia Wu
18	Geng Shen	Xin Mao	Geng Shen	Xin Mao	Xin You	Ren Chen	Ren Shu	Kui Si	Jia Zi	Jia Wu	Yi Chou	Yi Wei
19	Xin You	Ren Chen	Xin You	Ren Chen	Ren Shu	Kui Si	Kui Hai	Jia Wu	Yi Chou	Yi Wei	Bing Yin	Bing Shen
20	Ren Shu	Kui Si	Ren Shu	Kui Si	Kui Hai	Jia Wu	Jia Zi	Yi Wei	Bing Yin	Bing Shen	Ding Mao	Ding You
21	Kui Hai	Jia Wu	Kui Hai	Jia Wu	Jia Zi	Yi Wei	Yi Chou	Bing Shen	Ding Mao	Ding You	Wu Chen	Wu Shu
22	Jia Zi	Yi Wei	Jia Zi	Yi Wei	Yi Chou	Bing Shen	Bing Yin	Ding You	Wu Chen	Wu Shu	Ji Si	Ji Hai
23	Yi Chou	Bing Shen	Yi Chou	Bing Shen	Bing Yin	Ding You	Ding Mao	Wu Shu	Ji Si	Ji Hai	Geng Wu	Geng Zi
24	Bing Yin	Ding You	Bing Yin	Ding You	Ding Mao	Wu Shu	Wu Chen	Ji Hai	Geng Wu	Geng Zi	Xin Wei	Xin Chou
25	Ding Mao	Wu Shu	Ding Mao	Wu Shu	Wu Chen	Ji Hai	Ji Si	Geng Zi	Xin Wei	Xin Chou	Ren Shen	Ren Yin
26	Wu Chen	Ji Hai	Wu Chen	Ji Hai	Ji Si	Geng Zi	Geng Wu	Xin Chou	Ren Shen	Ren Yin	Kui You	Kui Mao
27	Ji Si	Geng Zi	Ji Si	Geng Zi	Geng Wu	Xin Chou	Xin Wei	Ren Yin	Kui You	Kui Mao	Jia Shu	Jia Chen
28	Geng Wu	Xin Chou	Geng Wu	Xin Chou	Xin Wei	Ren Yin	Ren Shen	Kui Mao	Jia Shu	Jia Chen	Yi Hai	Yi Si
29	Xin Wei	Ren Yin	Xin Wei	Ren Yin	Ren Shen	Kui Mao	Kui You	Jia Chen	Yi Hai	Yi Si	Bing Zi	Bing Wu
30	Ren Shen		Ren Shen	Kui Mao	Kui You	Jia Chen	Jia Shu	Yi Si	Bing Zi	Bing Wu	Ding Chou	Ding Wei
31	Kui You		Kui You		Jia Shu		Yi Hai	Bing Wu		Ding Wei		Wu Shen

The Best Feng Shui Alignment

1941 The Year of the Snake (Xin Si)

	Wu Zi	Ji Chou	Geng Yin	Xin Mao	Ren Chen	Kui Si	Jia Wu	Yi Wei	Bing Shen	Ding You	Wu Shu	Ji Hai
	JAN	FEB	MAR	APR	MAY	JUNE	JULY	AUG	SEPT	OCT	NOV	DEC
	Ji Chou	Geng Yin	Xin Mao	Ren Chen	Kui Si	Jia Wu	Yi Wei	Bing Shen	Ding You	Wu Shu	Ji Hai	Geng Zi
	1/6	2/4	3/6	4/5	5/6	6/6	7/7	8/8	9/8	10/9	11/8	12/7
	1:04	12:50	7:10	12:25	6:10	10:40	21:03	7:22	9:24	0:39	3:25	19:57
1	Ji You	Geng Chen	Wu Shen	Ji Mao	Ji You	Geng Chen	Geng Shu	Xin Si	Ren Zi	Ren Wu	Kui Chou	Kui Wei
2	Geng Shu	Xin Si	Ji You	Geng Chen	Geng Shu	Xin Si	Xin Hai	Ren Wu	Kui Chou	Kui Wei	Jia Yin	Jia Shen
3	Xin Hai	Ren Wu	Geng Shu	Xin Si	Xin Hai	Ren Wu	Ren Zi	Kui Wei	Jia Yin	Jia Shen	Yi Mao	Yi You
4	Ren Zi	Kui Wei	Xin Hai	Ren Wu	Ren Zi	Kui Wei	Kui Chou	Jia Shen	Yi Mao	Yi You	Bing Chen	Bing Shu
5	Kui Chou	Jia Shen	Ren Zi	Kui Wei	Kui Chou	Jia Shen	Jia Yin	Yi You	Bing Chen	Bing Shu	Ding Si	Ding Hai
6	Jia Yin	Yi You	Kui Chou	Jia Shen	Jia Yin	Yi You	Yi Mao	Bing Shu	Ding Si	Ding Hai	Wu Wu	Wu Zi
7	Yi Mao	Bing Shu	Jia Yin	Yi You	Yi Mao	Bing Shu	Bing Chen	Ding Hai	Wu Wu	Wu Zi	Ji Wei	Ji Chou
8	Bing Chen	Ding Hai	Yi Mao	Bing Shu	Bing Chen	Ding Hai	Ding Si	Wu Zi	Ji Wei	Ji Chou	Geng Shen	Geng Yin
9	Ding Si	Wu Zi	Bing Chen	Ding Hai	Ding Si	Wu Zi	Wu Wu	Ji Chou	Geng Shen	Geng Yin	Xin You	Xin Mao
10	Wu Wu	Ji Chou	Ding Si	Wu Zi	Wu Wu	Ji Chou	Ji Wei	Geng Yin	Xin You	Xin Mao	Ren Shu	Ren Chen
11	Ji Wei	Geng Yin	Wu Wu	Ji Chou	Ji Wei	Geng Yin	Geng Shen	Xin Mao	Ren Shu	Ren Chen	Kui Hai	Kui Si
12	Geng Shen	Xin Mao	Ji Wei	Geng Yin	Geng Shen	Xin Mao	Xin You	Ren Chen	Kui Hai	Kui Si	Jia Zi	Jia Wu
13	Xin You	Ren Chen	Geng Shen	Xin Mao	Xin You	Ren Chen	Ren Shu	Kui Si	Jia Zi	Jia Wu	Yi Chou	Yi Wei
14	Ren Shu	Kui Si	Xin You	Ren Chen	Ren Shu	Kui Si	Kui Hai	Jia Wu	Yi Chou	Yi Wei	Bing Yin	Bing Shen
15	Kui Hai	Jia Wu	Ren Shu	Kui Si	Kui Hai	Jia Wu	Jia Zi	Yi Wei	Bing Yin	Bing Shen	Ding Mao	Ding You
16	Jia Zi	Yi Wei	Kui Hai	Jia Wu	Jia Zi	Yi Wei	Yi Chou	Bing Shen	Ding Mao	Ding You	Wu Chen	Wu Shu
17	Yi Chou	Bing Shen	Jia Zi	Yi Wei	Yi Chou	Bing Shen	Bing Yin	Ding You	Wu Chen	Wu Shu	Ji Si	Ji Hai
18	Bing Yin	Ding You	Yi Chou	Bing Shen	Bing Yin	Ding You	Ding Mao	Wu Shu	Ji Si	Ji Hai	Geng Wu	Geng Zi
19	Ding Mao	Wu Shu	Bing Yin	Ding You	Ding Mao	Wu Shu	Wu Chen	Ji Hai	Geng Wu	Geng Zi	Xin Wei	Xin Chou
20	Wu Chen	Ji Hai	Ding Mao	Wu Shu	Wu Chen	Ji Hai	Ji Si	Geng Zi	Xin Wei	Xin Chou	Ren Shen	Ren Yin
21	Ji Si	Geng Zi	Wu Chen	Ji Hai	Ji Si	Geng Zi	Geng Wu	Xin Chou	Ren Shen	Ren Yin	Kui You	Kui Mao
22	Geng Wu	Xin Chou	Ji Si	Geng Zi	Geng Wu	Xin Chou	Xin Wei	Ren Yin	Kui You	Kui Mao	Jia Shu	Jia Chen
23	Xin Wei	Ren Yin	Geng Wu	Xin Chou	Xin Wei	Ren Yin	Ren Shen	Kui Mao	Jia Shu	Jia Chen	Yi Hai	Yi Si
24	Ren Shen	Kui Mao	Xin Wei	Ren Yin	Ren Shen	Kui Mao	Kui You	Jia Chen	Yi Hai	Yi Si	Bing Zi	Bing Wu
25	Kui You	Jia Chen	Ren Shen	Kui Mao	Kui You	Jia Chen	Jia Shu	Yi Si	Bing Zi	Bing Wu	Ding Chou	Ding Wei
26	Jia Shu	Yi Si	Kui You	Jia Chen	Jia Shu	Yi Si	Yi Hai	Bing Wu	Ding Chou	Ding Wei	Wu Yin	Wu Shen
27	Yi Hai	Bing Wu	Jia Shu	Yi Si	Yi Hai	Bing Wu	Bing Zi	Ding Wei	Wu Yin	Wu Shen	Ji Mao	Ji You
28	Bing Zi	Ding Wei	Yi Hai	Bing Wu	Bing Zi	Ding Wei	Ding Chou	Wu Shen	Ji Mao	Ji You	Geng Chen	Geng Shu
29	Ding Chou		Bing Zi	Ding Wei	Ding Chou	Wu Shen	Wu Yin	Ji You	Geng Chen	Geng Shu	Xin Si	Xin Hai
30	Wu Yin		Ding Chou	Wu Shen	Wu Yin	Ji You	Ji Mao	Geng Shu	Xin Si	Xin Hai	Ren Wu	Ren Zi
31	Ji Mao		Wu Yin		Ji Mao		Geng Chen	Xin Hai		Ren Zi		Kui Chou

1942 The Year of the Horse (Ren Wu)

	JAN	FEB	MAR	APR	MAY	JUNE	JULY	AUG	SEPT	OCT	NOV	DEC
(year/month pillar)	Geng Zi	Xin Chou	Ren Yin	Kui Mao	Jia Chen	Yi Si	Bing Wu	Ding Wei	Wu Shen	Ji You	Geng Shu	Xin Hai
(month pillar)	Xin Chou	Ren Yin	Kui Mao	Jia Chen	Yi Si	Bing Wu	Ding Wei	Wu Shen	Ji You	Geng Shu	Xin Hai	Ren Zi
date	1/6	2/4	3/6	4/5	5/6	6/6	7/8	8/8	9/8	10/9	11/8	12/8
time	7:03	18:49	12:53	18:24	12:07	16:37	3:14	13:10	15:07	7:32	9:12	1:47
1	Jia yin	Yi You	Kui Chou	Jia Shen	Jia yin	Yi You	Yi Mao	Bing Shu	Ding Si	Ding Hai	Wu Wu	Wu Zi
2	Yi Mao	Bing Shu	Jia yin	Yi You	Yi Mao	Bing Shu	Bing Chen	Ding Hai	Wu Wu	Wu Zi	Ji Wei	Ji Chou
3	Bing Chen	Ding Hai	Yi Mao	Bing Shu	Bing Chen	Ding Hai	Ding Si	Wu Zi	Ji Wei	Ji Chou	Geng Shen	Geng Yin
4	Ding Si	Wu Zi	Bing Chen	Ding Hai	Ding Si	Wu Zi	Wu Wu	Ji Chou	Geng Shen	Geng Yin	Xin You	Xin Mao
5	Wu Wu	Ji Chou	Ding Si	Wu Zi	Wu Wu	Ji Chou	Ji Wei	Geng Yin	Xin You	Xin Mao	Ren Shu	Ren Chen
6	Ji Wei	Geng Yin	Wu Wu	Ji Chou	Ji Wei	Geng Yin	Geng Shen	Xin Mao	Ren Shu	Ren Chen	Kui Hai	Kui Si
7	Geng Shen	Xin Mao	Ji Wei	Geng Yin	Geng Shen	Xin Mao	Xin You	Ren Chen	Kui Hai	Kui Si	Jia Zi	Jia Wu
8	Xin You	Ren Chen	Geng Shen	Xin Mao	Xin You	Ren Chen	Ren Shu	Kui Si	Jia Zi	Jia Wu	Yi Chou	Yi Wei
9	Ren Shu	Kui Si	Xin You	Ren Chen	Ren Shu	Kui Si	Kui Hai	Jia Wu	Yi Chou	Yi Wei	Bing Yin	Bing Shen
10	Kui Hai	Jia Wu	Ren Shu	Kui Si	Kui Hai	Jia Wu	Jia Zi	Yi Wei	Bing Yin	Bing Shen	Ding Mao	Ding You
11	Jia Zi	Yi Wei	Kui Hai	Jia Wu	Jia Zi	Yi Wei	Yi Chou	Bing Shen	Ding Mao	Ding You	Wu Chen	Wu Shu
12	Yi Chou	Bing Shen	Jia Zi	Yi Wei	Yi Chou	Bing Shen	Bing Yin	Ding You	Wu Chen	Wu Shu	Ji Si	Ji Hai
13	Bing Yin	Ding You	Yi Chou	Bing Shen	Bing Yin	Ding You	Ding Mao	Wu Shu	Ji Si	Ji Hai	Geng Wu	Geng Zi
14	Ding Mao	Wu Shu	Bing Yin	Ding You	Ding Mao	Wu Shu	Wu Chen	Ji Hai	Geng Wu	Geng Zi	Xin Wei	Xin Chou
15	Wu Chen	Ji Hai	Ding Mao	Wu Shu	Wu Chen	Ji Hai	Ji Si	Geng Zi	Xin Wei	Xin Chou	Ren Shen	Ren Yin
16	Ji Si	Geng Zi	Wu Chen	Ji Hai	Ji Si	Geng Zi	Geng Wu	Xin Chou	Ren Shen	Ren Yin	Kui You	Kui Mao
17	Geng Wu	Xin Chou	Ji Si	Geng Zi	Geng Wu	Xin Chou	Xin Wei	Ren Yin	Kui You	Kui Mao	Jia Shu	Jia Chen
18	Xin Wei	Ren Yin	Geng Wu	Xin Chou	Xin Wei	Ren Yin	Ren Shen	Kui Mao	Jia Shu	Jia Chen	Yi Hai	Yi Si
19	Ren Shen	Kui Mao	Xin Wei	Ren Yin	Ren Shen	Kui Mao	Kui You	Jia Chen	Yi Hai	Yi Si	Bing Zi	Bing Wu
20	Kui You	Jia Chen	Ren Shen	Kui Mao	Kui You	Jia Chen	Jia Shu	Yi Si	Bing Zi	Bing Wu	Ding Chou	Ding Wei
21	Jia Shu	Yi Si	Kui You	Jia Chen	Jia Shu	Yi Si	Yi Hai	Bing Wu	Ding Chou	Ding Wei	Wu Yin	Wu Shen
22	Yi Hai	Bing Wu	Jia Shu	Yi Si	Yi Hai	Bing Wu	Bing Zi	Ding Wei	Wu Yin	Wu Shen	Ji Mao	Ji You
23	Bing Zi	Ding Wei	Yi Hai	Bing Wu	Bing Zi	Ding Wei	Ding Chou	Wu Shen	Ji Mao	Ji You	Geng Chen	Geng Shu
24	Ding Chou	Wu Shen	Bing Zi	Ding Wei	Ding Chou	Wu Shen	Wu Yin	Ji You	Geng Chen	Geng Shu	Xin Si	Xin Hai
25	Wu Yin	Ji You	Ding Chou	Wu Shen	Wu Yin	Ji You	Ji Mao	Geng Shu	Xin Si	Xin Hai	Ren Wu	Ren Zi
26	Ji Mao	Geng Shu	Wu Yin	Ji You	Ji Mao	Geng Shu	Geng Chen	Xin Hai	Ren Wu	Ren Zi	Kui Wei	Kui Chou
27	Geng Chen	Xin Hai	Ji Mao	Geng Shu	Geng Chen	Xin Hai	Xin Si	Ren Zi	Kui Wei	Kui Chou	Jia Shen	Jia yin
28	Xin Si	Ren Zi	Geng Chen	Xin Hai	Xin Si	Ren Zi	Ren Wu	Kui Chou	Jia Shen	Jia yin	Yi You	Yi Mao
29	Ren Wu		Xin Si	Ren Zi	Ren Wu	Kui Chou	Kui Wei	Jia yin	Yi You	Yi Mao	Bing Shu	Bing Chen
30	Kui Wei		Ren Wu	Kui Chou	Kui Wei	Jia yin	Jia Shen	Yi Mao	Bing Shu	Bing Chen	Ding Hai	Ding Si
31	Jia Shen		Kui Wei		Jia Shen		Yi You	Bing Chen		Ding Si		Wu Wu

142

1943 The Year of the Sheep (Kui Wei)

	Ren Zi	Kui Chou	Jia Yin	Yi Mao	Bing Chen	Ding Si	Wu Wu	Ji Wei	Geng Shen	Xin You	Ren Shu	Kui Hai
	Kui Chou	Jia Yin	Yi Mao	Bing Chen	Ding Si	Wu Wu	Ji Wei	Geng Shen	Xin You	Ren Shu	Kui Hai	Jia Zi
	1/6	2/5	3/6	4/5	5/6	6/6	7/8	8/8	9/8	10/9	11/8	12/8
	13:10	0:41	18:59	23:59	17:54	23:19	9:03	18:19	21:53	13:21	16:06	7:33
	JAN	FEB	MAR	APR	MAY	JUNE	JULY	AUG	SEPT	OCT	NOV	DEC
1	Ji Wei	Geng Yin	Wu Wu	Ji Chou	Ji Wei	Geng Yin	Geng Shen	Xin Mao	Ren Shu	Ren Chen	Kui Hai	Kui Si
2	Geng Shen	Xin Mao	Ji Wei	Geng Yin	Geng Shen	Xin Mao	Xin You	Ren Chen	Kui Hai	Kui Si	Jia Zi	Jia Wu
3	Xin You	Ren Chen	Geng Shen	Xin Mao	Xin You	Ren Chen	Ren Shu	Kui Si	Jia Zi	Jia Wu	Yi Chou	Yi Wei
4	Ren Shu	Kui Si	Xin You	Ren Chen	Ren Shu	Kui Si	Kui Hai	Jia Wu	Yi Chou	Yi Wei	Bing Yin	Bing Shen
5	Kui Hai	Jia Wu	Ren Shu	Kui Si	Kui Hai	Jia Wu	Jia Zi	Yi Wei	Bing Yin	Bing Shen	Ding Mao	Ding You
6	Jia Zi	Yi Wei	Kui Hai	Jia Wu	Jia Zi	Yi Wei	Yi Chou	Bing Shen	Ding Mao	Ding You	Wu Chen	Wu Shu
7	Yi Chou	Bing Shen	Jia Zi	Yi Wei	Yi Chou	Bing Shen	Bing Yin	Ding You	Wu Chen	Wu Shu	Ji Si	Ji Hai
8	Bing Yin	Ding You	Yi Chou	Bing Shen	Bing Yin	Ding You	Ding Mao	Wu Shu	Ji Si	Ji Hai	Geng Wu	Geng Zi
9	Ding Mao	Wu Shu	Bing Yin	Ding You	Ding Mao	Wu Shu	Wu Chen	Ji Hai	Geng Wu	Geng Zi	Xin Wei	Xin Chou
10	Wu Chen	Ji Hai	Ding Mao	Wu Shu	Wu Chen	Ji Hai	Ji Si	Geng Zi	Xin Wei	Xin Chou	Ren Shen	Ren Yin
11	Ji Si	Geng Zi	Wu Chen	Ji Hai	Ji Si	Geng Zi	Geng Wu	Xin Chou	Ren Shen	Ren Yin	Kui You	Kui Mao
12	Geng Wu	Xin Chou	Ji Si	Geng Zi	Geng Wu	Xin Chou	Xin Wei	Ren Yin	Kui You	Kui Mao	Jia Shu	Jia Chen
13	Xin Wei	Ren Yin	Geng Wu	Xin Chou	Xin Wei	Ren Yin	Ren Shen	Kui Mao	Jia Shu	Jia Chen	Yi Hai	Yi Si
14	Ren Shen	Kui Mao	Xin Wei	Ren Yin	Ren Shen	Kui Mao	Kui You	Jia Chen	Yi Hai	Yi Si	Bing Zi	Bing Wu
15	Kui You	Jia Chen	Ren Shen	Kui Mao	Kui You	Jia Chen	Jia Shu	Yi Si	Bing Zi	Bing Wu	Ding Chou	Ding Wei
16	Jia Shu	Yi Si	Kui You	Jia Chen	Jia Shu	Yi Si	Yi Hai	Bing Wu	Ding Chou	Ding Wei	Wu Yin	Wu Shen
17	Yi Hai	Bing Wu	Jia Shu	Yi Si	Yi Hai	Bing Wu	Bing Zi	Ding Wei	Wu Yin	Wu Shen	Ji Mao	Ji You
18	Bing Zi	Ding Wei	Yi Hai	Bing Wu	Bing Zi	Ding Wei	Ding Chou	Wu Shen	Ji Mao	Ji You	Geng Chen	Geng Shu
19	Ding Chou	Wu Shen	Bing Zi	Ding Wei	Ding Chou	Wu Shen	Wu Yin	Ji You	Geng Chen	Geng Shu	Xin Si	Xin Hai
20	Wu Yin	Ji You	Ding Chou	Wu Shen	Wu Yin	Ji You	Ji Mao	Geng Shu	Xin Si	Xin Hai	Ren Wu	Ren Zi
21	Ji Mao	Geng Shu	Wu Yin	Ji You	Ji Mao	Geng Shu	Geng Chen	Xin Hai	Ren Wu	Ren Zi	Kui Wei	Kui Chou
22	Geng Chen	Xin Hai	Ji Mao	Geng Shu	Geng Chen	Xin Hai	Xin Si	Ren Zi	Kui Wei	Kui Chou	Jia Shen	Jia Yin
23	Xin Si	Ren Zi	Geng Chen	Xin Hai	Xin Si	Ren Zi	Ren Wu	Kui Chou	Jia Shen	Jia Yin	Yi You	Yi Mao
24	Ren Wu	Kui Chou	Xin Si	Ren Zi	Ren Wu	Kui Chou	Kui Wei	Jia Yin	Yi You	Yi Mao	Bing Shu	Bing Chen
25	Kui Wei	Jia Yin	Ren Wu	Kui Chou	Kui Wei	Jia Yin	Jia Shen	Yi Mao	Bing Shu	Bing Chen	Ding Hai	Ding Si
26	Jia Shen	Yi Mao	Kui Wei	Jia Yin	Jia Shen	Yi Mao	Yi You	Bing Chen	Ding Hai	Ding Si	Wu Zi	Wu Wu
27	Yi You	Bing Chen	Jia Shen	Yi Mao	Yi You	Bing Chen	Bing Shu	Ding Si	Wu Zi	Wu Wu	Ji Chou	Ji Wei
28	Bing Shu	Ding Si	Yi You	Bing Chen	Bing Shu	Ding Si	Ding Hai	Wu Wu	Ji Chou	Ji Wei	Geng Yin	Geng Shen
29	Ding Hai		Bing Shu	Ding Si	Ding Hai	Wu Wu	Wu Zi	Ji Wei	Geng Yin	Geng Shen	Xin Mao	Xin You
30	Wu Zi		Ding Hai	Wu Wu	Wu Zi	Ji Wei	Ji Chou	Geng Shen	Xin Mao	Xin You	Ren Chen	Ren Shu
31	Ji Chou		Wu Zi		Ji Chou		Geng Yin	Xin You		Ren Shu		Kui Hai

1944 The Year of the Monkey (Jia Shen)

	JAN	FEB	MAR	APR	MAY	JUNE	JULY	AUG	SEPT	OCT	NOV	DEC
	Jia Zi	Yi Chou	Bing Yin	Ding Mao	Wu Chen	Ji Si	Geng Wu	Xin Wei	Ren Shen	Kui You	Jia Shu	Yi Hai
	Yi Chou	Bing Yin	Ding Mao	Wu Chen	Ji Si	Geng Wu	Xin Wei	Ren Shen	Kui You	Jia Shu	Yi Hai	Bing Zi
	1/6	2/5	3/6	4/5	5/5	6/6	7/7	8/8	9/8	10/8	11/7	12/7
	19:10	6:23	0:41	5:54	23:40	4:11	14:37	0:19	3:42	19:10	21:55	13:28
1	Jia Zi	Yi Wei	Jia Zi	Yi Wei	Yi Chou	Bing Shen	Bing Yin	Ding You	Wu Chen	Wu Shu	Ji Si	Ji Hai
2	Yi Chou	Bing Shen	Yi Chou	Bing Shen	Bing Yin	Ding You	Ding Mao	Wu Shu	Ji Si	Ji Hai	Geng Wu	Geng Zi
3	Bing Yin	Ding You	Bing Yin	Ding You	Ding Mao	Wu Shu	Wu Chen	Ji Hai	Geng Wu	Geng Zi	Xin Wei	Xin Chou
4	Ding Mao	Wu Shu	Ding Mao	Wu Shu	Wu Chen	Ji Hai	Ji Si	Geng Zi	Xin Wei	Xin Chou	Ren Shen	Ren Yin
5	Wu Chen	Ji Hai	Wu Chen	Ji Hai	Ji Si	Geng Zi	Geng Wu	Xin Chou	Ren Shen	Ren Yin	Kui You	Kui Mao
6	Ji Si	Geng Zi	Ji Si	Geng Zi	Geng Wu	Xin Chou	Xin Wei	Ren Yin	Kui You	Kui Mao	Jia Shu	Jia Chen
7	Geng Wu	Xin Chou	Geng Wu	Xin Chou	Xin Wei	Ren Yin	Ren Shen	Kui Mao	Jia Shu	Jia Chen	Yi Hai	Yi Si
8	Xin Wei	Ren Yin	Xin Wei	Ren Yin	Ren Shen	Kui Mao	Kui You	Jia Chen	Yi Hai	Yi Si	Bing Zi	Bing Wu
9	Ren Shen	Kui Mao	Ren Shen	Kui Mao	Kui You	Jia Chen	Jia Shu	Yi Si	Bing Zi	Bing Wu	Ding Chou	Ding Wei
10	Kui You	Jia Chen	Kui You	Jia Chen	Jia Shu	Yi Si	Yi Hai	Bing Wu	Ding Chou	Ding Wei	Wu Yin	Wu Shen
11	Jia Shu	Yi Si	Jia Shu	Yi Si	Yi Hai	Bing Wu	Bing Zi	Ding Wei	Wu Yin	Wu Shen	Ji Mao	Ji You
12	Yi Hai	Bing Wu	Yi Hai	Bing Wu	Bing Zi	Ding Wei	Ding Chou	Wu Shen	Ji Mao	Ji You	Geng Chen	Geng Shu
13	Bing Zi	Ding Wei	Bing Zi	Ding Wei	Ding Chou	Wu Shen	Wu Yin	Ji You	Geng Chen	Geng Shu	Xin Si	Xin Hai
14	Ding Chou	Wu Shen	Ding Chou	Wu Shen	Wu Yin	Ji You	Ji Mao	Geng Shu	Xin Si	Xin Hai	Ren Wu	Ren Zi
15	Wu Yin	Ji You	Wu Yin	Ji You	Ji Mao	Geng Shu	Geng Chen	Xin Hai	Ren Wu	Ren Zi	Kui Wei	Kui Chou
16	Ji Mao	Geng Shu	Ji Mao	Geng Shu	Geng Chen	Xin Hai	Xin Si	Ren Zi	Kui Wei	Kui Chou	Jia Shen	Jia Yin
17	Geng Chen	Xin Hai	Geng Chen	Xin Hai	Xin Si	Ren Zi	Ren Wu	Kui Chou	Jia Shen	Jia Yin	Yi You	Yi Mao
18	Xin Si	Ren Zi	Xin Si	Ren Zi	Ren Wu	Kui Chou	Kui Wei	Jia Yin	Yi You	Yi Mao	Bing Shu	Bing Chen
19	Ren Wu	Kui Chou	Ren Wu	Kui Chou	Kui Wei	Jia Yin	Jia Shen	Yi Mao	Bing Shu	Bing Chen	Ding Hai	Ding Si
20	Kui Wei	Jia Yin	Kui Wei	Jia Yin	Jia Shen	Yi Mao	Yi You	Bing Chen	Ding Hai	Ding Si	Wu Zi	Wu Wu
21	Jia Shen	Yi Mao	Jia Shen	Yi Mao	Yi You	Bing Chen	Bing Shu	Ding Si	Wu Zi	Wu Wu	Ji Chou	Ji Wei
22	Yi You	Bing Chen	Yi You	Bing Chen	Bing Shu	Ding Si	Ding Hai	Wu Wu	Ji Chou	Ji Wei	Geng Yin	Geng Shen
23	Bing Shu	Ding Si	Bing Shu	Ding Si	Ding Hai	Wu Wu	Wu Zi	Ji Wei	Geng Yin	Geng Shen	Xin Mao	Xin You
24	Ding Hai	Wu Wu	Ding Hai	Wu Wu	Wu Zi	Ji Wei	Ji Chou	Geng Shen	Xin Mao	Xin You	Ren Chen	Ren Shu
25	Wu Zi	Ji Wei	Wu Zi	Ji Wei	Ji Chou	Geng Shen	Geng Yin	Xin You	Ren Chen	Ren Shu	Kui Si	Kui Hai
26	Ji Chou	Geng Shen	Ji Chou	Geng Shen	Geng Yin	Xin You	Xin Mao	Ren Shu	Kui Si	Kui Hai	Jia Wu	Jia Zi
27	Geng Yin	Xin You	Geng Yin	Xin You	Xin Mao	Ren Shu	Ren Chen	Kui Hai	Jia Wu	Jia Zi	Yi Wei	Yi Chou
28	Xin Mao	Ren Shu	Xin Mao	Ren Shu	Ren Chen	Kui Hai	Kui Si	Jia Zi	Yi Wei	Yi Chou	Bing Shen	Bing Yin
29	Ren Chen	Kui Hai	Ren Chen	Kui Hai	Kui Si	Jia Zi	Jia Wu	Yi Chou	Bing Shen	Bing Yin	Ding You	Ding Mao
30	Kui Si		Kui Si	Jia Zi	Jia Wu	Yi Chou	Yi Wei	Bing Yin	Ding You	Ding Mao	Wu Shu	Wu Chen
31	Jia Wu		Jia Wu		Yi Wei		Bing Shen	Ding Mao		Wu Chen		Ji Si

1945 The Year of the Rooster (Yi You)

The Best Feng Shui Alignment

Day	JAN	FEB	MAR	APR	MAY	JUNE	JULY	AUG	SEPT	OCT	NOV	DEC
(month pillar)	Bing Zi	Ding Chou	Wu Yin	Ji Mao	Geng Chen	Xin Si	Ren Wu	Kui Wei	Jia Shen	Yi You	Bing Shu	Ding Hai
(term / date / time)	Ding Chou 1/6 0:35	Wu Yin 2/4 21:20	Ji Mao 3/6 6:38	Geng Chen 4/5 11:52	Xin Si 5/6 5:37	Ren Wu 6/6 10:06	Kui Wei 7/7 20:27	Jia Shen 8/8 6:06	Yi You 9/8 9:30	Bing Shu 10/9 0:59	Ding Hai 11/8 3:44	Wu Zi 12/7 19:18
1	Geng Wu	Xin Chou	Ji Si	Geng Zi	Geng Wu	Xin Chou	Xin Wei	Ren Yin	Kui You	Kui Mao	Jia Shu	Jia Chen
2	Xin Wei	Ren Yin	Geng Wu	Xin Chou	Xin Wei	Ren Yin	Ren Shen	Kui Mao	Jia Shu	Jia Chen	Yi Hai	Yi Si
3	Ren Shen	Kui Mao	Xin Wei	Ren Yin	Ren Shen	Kui Mao	Kui You	Jia Chen	Yi Hai	Yi Si	Bing Zi	Bing Wu
4	Kui You	Jia Chen	Ren Shen	Kui Mao	Kui You	Jia Chen	Jia Shu	Yi Si	Bing Zi	Bing Wu	Ding Chou	Ding Wei
5	Jia Shu	Yi Si	Kui You	Jia Chen	Jia Shu	Yi Si	Yi Hai	Bing Wu	Ding Chou	Ding Wei	Wu Yin	Wu Shen
6	Yi Hai	Bing Wu	Jia Shu	Yi Si	Yi Hai	Bing Wu	Bing Zi	Ding Wei	Wu Yin	Wu Shen	Ji Mao	Ji You
7	Bing Zi	Ding Wei	Yi Hai	Bing Wu	Bing Zi	Ding Wei	Ding Chou	Wu Shen	Ji Mao	Ji You	Geng Chen	Geng Shu
8	Ding Chou	Wu Shen	Bing Zi	Ding Wei	Ding Chou	Wu Shen	Wu Yin	Ji You	Geng Chen	Geng Shu	Xin Si	Xin Hai
9	Wu Yin	Ji You	Ding Chou	Wu Shen	Wu Yin	Ji You	Ji Mao	Geng Shu	Xin Si	Xin Hai	Ren Wu	Ren Zi
10	Ji Mao	Geng Shu	Wu Yin	Ji You	Ji Mao	Geng Shu	Geng Chen	Xin Hai	Ren Wu	Ren Zi	Kui Wei	Kui Chou
11	Geng Chen	Xin Hai	Ji Mao	Geng Shu	Geng Chen	Xin Hai	Xin Si	Ren Zi	Kui Wei	Kui Chou	Jia Shen	Jia yin
12	Xin Si	Ren Zi	Geng Chen	Xin Hai	Xin Si	Ren Zi	Ren Wu	Kui Chou	Jia Shen	Jia yin	Yi You	Yi Mao
13	Ren Wu	Kui Chou	Xin Si	Ren Zi	Ren Wu	Kui Chou	Kui Wei	Jia yin	Yi You	Yi Mao	Bing Shu	Bing Chen
14	Kui Wei	Jia yin	Ren Wu	Kui Chou	Kui Wei	Jia yin	Jia Shen	Yi Mao	Bing Shu	Bing Chen	Ding Hai	Ding Si
15	Jia Shen	Yi Mao	Kui Wei	Jia yin	Jia Shen	Yi Mao	Yi You	Bing Chen	Ding Hai	Ding Si	Wu Zi	Wu Wu
16	Yi You	Bing Chen	Jia Shen	Yi Mao	Yi You	Bing Chen	Bing Shu	Ding Si	Wu Zi	Wu Wu	Ji Chou	Ji Wei
17	Bing Shu	Ding Si	Yi You	Bing Chen	Bing Shu	Ding Si	Ding Hai	Wu Wu	Ji Chou	Ji Wei	Geng Yin	Geng Shen
18	Ding Hai	Wu Wu	Bing Shu	Ding Si	Ding Hai	Wu Wu	Wu Zi	Ji Wei	Geng Yin	Geng Shen	Xin Mao	Xin You
19	Wu Zi	Ji Wei	Ding Hai	Wu Wu	Wu Zi	Ji Wei	Ji Chou	Geng Shen	Xin Mao	Xin You	Ren Chen	Ren Shu
20	Ji Chou	Geng Shen	Wu Zi	Ji Wei	Ji Chou	Geng Shen	Geng Yin	Xin You	Ren Chen	Ren Shu	Kui Si	Kui Hai
21	Geng Yin	Xin You	Ji Chou	Geng Shen	Geng Yin	Xin You	Xin Mao	Ren Shu	Kui Si	Kui Hai	Jia Wu	Jia Zi
22	Xin Mao	Ren Shu	Geng Yin	Xin You	Xin Mao	Ren Shu	Ren Chen	Kui Hai	Jia Wu	Jia Zi	Yi Wei	Yi Chou
23	Ren Chen	Kui Hai	Xin Mao	Ren Shu	Ren Chen	Kui Hai	Kui Si	Jia Zi	Yi Wei	Yi Chou	Bing Shen	Bing Yin
24	Kui Si	Jia Zi	Ren Chen	Kui Hai	Kui Si	Jia Zi	Jia Wu	Yi Chou	Bing Shen	Bing Yin	Ding You	Ding Mao
25	Jia Wu	Yi Chou	Kui Si	Jia Zi	Jia Wu	Yi Chou	Yi Wei	Bing Yin	Ding You	Ding Mao	Wu Shu	Wu Chen
26	Yi Wei	Bing Yin	Jia Wu	Yi Chou	Yi Wei	Bing Yin	Bing Shen	Ding Mao	Wu Shu	Wu Chen	Ji Hai	Ji Si
27	Bing Shen	Ding Mao	Yi Wei	Bing Yin	Bing Shen	Ding Mao	Ding You	Wu Chen	Ji Hai	Ji Si	Geng Zi	Geng Wu
28	Ding You	Wu Chen	Bing Shen	Ding Mao	Ding You	Wu Chen	Wu Shu	Ji Si	Geng Zi	Geng Wu	Xin Chou	Xin Wei
29	Wu Shu		Ding You	Wu Chen	Wu Shu	Ji Si	Ji Hai	Geng Wu	Xin Chou	Xin Wei	Ren Yin	Ren Shen
30	Ji Hai		Wu Shu	Ji Si	Ji Hai	Geng Wu	Geng Zi	Xin Wei	Ren Yin	Ren Shen	Kui Mao	Kui You
31	Geng Zi		Ji Hai		Geng Zi		Xin Chou	Ren Shen		Kui You		Jia Shu

1946 The Year of the Dog (Bing Shu)

	JAN	FEB	MAR	APR	MAY	JUNE	JULY	AUG	SEPT	OCT	NOV	DEC
Pillar (from)	Wu Zi	Ji Chou	Geng Yin	Xin Mao	Ren Chen	Kui Si	Jia Wu	Yi Wei	Bing Shen	Ding You	Wu Shu	Ji Hai
Pillar (to)	Ji Chou	Geng Yin	Xin Mao	Ren Chen	Kui Si	Jia Wu	Yi Wei	Bing Shen	Ding You	Wu Shu	Ji Hai	Geng Zi
Term date	1/6	2/4	3/6	4/5	5/6	6/6	7/7	8/8	9/8	10/9	11/8	12/7
Time	0:35	21:20	6:38	11:52	5:37	10:06	20:27	6:06	9:30	0:59	3:44	19:18
1	Yi Hai	Bing Wu	Jia Shu	Yi Si	Yi Hai	Bing Wu	Bing Zi	Ding Wei	Wu Yin	Wu Shen	Ji Mao	Ji You
2	Bing Zi	Ding Wei	Yi Hai	Bing Wu	Bing Zi	Ding Wei	Ding Chou	Wu Shen	Ji Mao	Ji You	Geng Chen	Geng Shu
3	Ding Chou	Wu Shen	Bing Zi	Ding Wei	Ding Chou	Wu Shen	Wu Yin	Ji You	Geng Chen	Geng Shu	Xin Si	Xin Hai
4	Wu Yin	Ji You	Ding Chou	Wu Shen	Wu Yin	Ji You	Ji Mao	Geng Shu	Xin Si	Xin Hai	Ren Wu	Ren Zi
5	Ji Mao	Geng Shu	Wu Yin	Ji You	Ji Mao	Geng Shu	Geng Chen	Xin Hai	Ren Wu	Ren Zi	Kui Wei	Kui Chou
6	Geng Chen	Xin Hai	Ji Mao	Geng Shu	Geng Chen	Xin Hai	Xin Si	Ren Zi	Kui Wei	Kui Chou	Jia Shen	Jia Yin
7	Xin Si	Ren Zi	Geng Chen	Xin Hai	Xin Si	Ren Zi	Ren Wu	Kui Chou	Jia Shen	Jia Yin	Yi You	Yi Mao
8	Ren Wu	Kui Chou	Xin Si	Ren Zi	Ren Wu	Kui Chou	Kui Wei	Jia Yin	Yi You	Yi Mao	Bing Shu	Bing Chen
9	Kui Wei	Jia Yin	Ren Wu	Kui Chou	Kui Wei	Jia Yin	Jia Shen	Yi Mao	Bing Shu	Bing Chen	Ding Hai	Ding Si
10	Jia Shen	Yi Mao	Kui Wei	Jia Yin	Jia Shen	Yi Mao	Yi You	Bing Chen	Ding Hai	Ding Si	Wu Zi	Wu Wu
11	Yi You	Bing Chen	Jia Shen	Yi Mao	Yi You	Bing Chen	Bing Shu	Ding Si	Wu Zi	Wu Wu	Ji Chou	Ji Wei
12	Bing Shu	Ding Si	Yi You	Bing Chen	Bing Shu	Ding Si	Ding Hai	Wu Wu	Ji Chou	Ji Wei	Geng Yin	Geng Shen
13	Ding Hai	Wu Wu	Bing Shu	Ding Si	Ding Hai	Wu Wu	Wu Zi	Ji Wei	Geng Yin	Geng Shen	Xin Mao	Xin You
14	Wu Zi	Ji Wei	Ding Hai	Wu Wu	Wu Zi	Ji Wei	Ji Chou	Geng Shen	Xin Mao	Xin You	Ren Chen	Ren Shu
15	Ji Chou	Geng Shen	Wu Zi	Ji Wei	Ji Chou	Geng Shen	Geng Yin	Xin You	Ren Chen	Ren Shu	Kui Si	Kui Hai
16	Geng Yin	Xin You	Ji Chou	Geng Shen	Geng Yin	Xin You	Xin Mao	Ren Shu	Kui Si	Kui Hai	Jia Wu	Jia Zi
17	Xin Mao	Ren Shu	Geng Yin	Xin You	Xin Mao	Ren Shu	Ren Chen	Kui Hai	Jia Wu	Jia Zi	Yi Wei	Yi Chou
18	Ren Chen	Kui Hai	Xin Mao	Ren Shu	Ren Chen	Kui Hai	Kui Si	Jia Zi	Yi Wei	Yi Chou	Bing Shen	Bing Yin
19	Kui Si	Jia Zi	Ren Chen	Kui Hai	Kui Si	Jia Zi	Jia Wu	Yi Chou	Bing Shen	Bing Yin	Ding You	Ding Mao
20	Jia Wu	Yi Chou	Kui Si	Jia Zi	Jia Wu	Yi Chou	Yi Wei	Bing Yin	Ding You	Ding Mao	Wu Shu	Wu Chen
21	Yi Wei	Bing Yin	Jia Wu	Yi Chou	Yi Wei	Bing Yin	Bing Shen	Ding Mao	Wu Shu	Wu Chen	Ji Hai	Ji Si
22	Bing Shen	Ding Mao	Yi Wei	Bing Yin	Bing Shen	Ding Mao	Ding You	Wu Chen	Ji Hai	Ji Si	Geng Zi	Geng Wu
23	Ding You	Wu Chen	Bing Shen	Ding Mao	Ding You	Wu Chen	Wu Shu	Ji Si	Geng Zi	Geng Wu	Xin Chou	Xin Wei
24	Wu Shu	Ji Si	Ding You	Wu Chen	Wu Shu	Ji Si	Ji Hai	Geng Wu	Xin Chou	Xin Wei	Ren Yin	Ren Shen
25	Ji Hai	Geng Wu	Wu Shu	Ji Si	Ji Hai	Geng Wu	Geng Zi	Xin Wei	Ren Yin	Ren Shen	Kui Mao	Kui You
26	Geng Zi	Xin Wei	Ji Hai	Geng Wu	Geng Zi	Xin Wei	Xin Chou	Ren Shen	Kui Mao	Kui You	Jia Chen	Jia Shu
27	Xin Chou	Ren Shen	Geng Zi	Xin Wei	Xin Chou	Ren Shen	Ren Yin	Kui You	Jia Chen	Jia Shu	Yi Si	Yi Hai
28	Ren Yin	Kui You	Xin Chou	Ren Shen	Ren Yin	Kui You	Kui Mao	Jia Shu	Yi Si	Yi Hai	Bing Wu	Bing Zi
29	Kui Mao		Ren Yin	Kui You	Kui Mao	Jia Shu	Jia Chen	Yi Hai	Bing Wu	Bing Zi	Ding Wei	Ding Chou
30	Jia Chen		Kui Mao	Jia Shu	Jia Chen	Yi Hai	Yi Si	Bing Zi	Ding Wei	Ding Chou	Wu Shen	Wu Yin
31	Yi Si		Jia Chen		Yi Si		Bing Wu	Ding Chou		Wu Yin		Ji Mao

1947 The Year of the Boar (Ding Hai)

	JAN	FEB	MAR	APR	MAY	JUNE	JULY	AUG	SEPT	OCT	NOV	DEC
Prev. pillar	Geng Zi	Xin Chou	Ren Yin	Kui Mao	Jia Chen	Yi Si	Bing Wu	Ding Wei	Wu Shen	Ji You	Geng Shu	Xin Hai
Month pillar	Xin Chou	Ren Yin	Kui Mao	Jia Chen	Yi Si	Bing Wu	Ding Wei	Wu Shen	Ji You	Geng Shu	Xin Hai	Ren Zi
Solar term	1/6	2/4	3/6	4/5	5/6	6/6	7/8	8/8	9/8	10/9	11/8	12/8
Time	12:11	23:55	18:12	23:23	17:05	21:33	7:56	17:39	21:07	11:32	15:23	7:40
1	Geng Chen	Xin Hai	Ji Mao	Geng Shu	Geng Chen	Xin Hai	Xin Si	Ren Zi	Kui Wei	Kui Chou	Jia Shen	Jia Yin
2	Xin Si	Ren Zi	Geng Chen	Xin Hai	Xin Si	Ren Zi	Ren Wu	Kui Chou	Jia Shen	Jia Yin	Yi You	Yi Mao
3	Ren Wu	Kui Chou	Xin Si	Ren Zi	Ren Wu	Kui Chou	Kui Wei	Jia Yin	Yi You	Yi Mao	Bing Shu	Bing Chen
4	Kui Wei	Jia Yin	Ren Wu	Kui Chou	Kui Wei	Jia Yin	Jia Shen	Yi Mao	Bing Shu	Bing Chen	Ding Hai	Ding Si
5	Jia Shen	Yi Mao	Kui Wei	Jia Yin	Jia Shen	Yi Mao	Yi You	Bing Chen	Ding Hai	Ding Si	Wu Zi	Wu Wu
6	Yi You	Bing Chen	Jia Shen	Yi Mao	Yi You	Bing Chen	Bing Shu	Ding Si	Wu Zi	Wu Wu	Ji Chou	Ji Wei
7	Bing Shu	Ding Si	Yi You	Bing Chen	Bing Shu	Ding Si	Ding Hai	Wu Wu	Ji Chou	Ji Wei	Geng Yin	Geng Shen
8	Ding Hai	Wu Wu	Bing Shu	Ding Si	Ding Hai	Wu Wu	Wu Zi	Ji Wei	Geng Yin	Geng Shen	Xin Mao	Xin You
9	Wu Zi	Ji Wei	Ding Hai	Wu Wu	Wu Zi	Ji Wei	Ji Chou	Geng Shen	Xin Mao	Xin You	Ren Chen	Ren Shu
10	Ji Chou	Geng Shen	Wu Zi	Ji Wei	Ji Chou	Geng Shen	Geng Yin	Xin You	Ren Chen	Ren Shu	Kui Si	Kui Hai
11	Geng Yin	Xin You	Ji Chou	Geng Shen	Geng Yin	Xin You	Xin Mao	Ren Shu	Kui Si	Kui Hai	Jia Wu	Jia Zi
12	Xin Mao	Ren Shu	Geng Yin	Xin You	Xin Mao	Ren Shu	Ren Chen	Kui Hai	Jia Wu	Jia Zi	Yi Wei	Yi Chou
13	Ren Chen	Kui Hai	Xin Mao	Ren Shu	Ren Chen	Kui Hai	Kui Si	Jia Zi	Yi Wei	Yi Chou	Bing Shen	Bing Yin
14	Kui Si	Jia Zi	Ren Chen	Kui Hai	Kui Si	Jia Zi	Jia Wu	Yi Chou	Bing Shen	Bing Yin	Ding You	Ding Mao
15	Jia Wu	Yi Chou	Kui Si	Jia Zi	Jia Wu	Yi Chou	Yi Wei	Bing Yin	Ding You	Ding Mao	Wu Shu	Wu Chen
16	Yi Wei	Bing Yin	Jia Wu	Yi Chou	Yi Wei	Bing Yin	Bing Shen	Ding Mao	Wu Shu	Wu Chen	Ji Hai	Ji Si
17	Bing Shen	Ding Mao	Yi Wei	Bing Yin	Bing Shen	Ding Mao	Ding You	Wu Chen	Ji Hai	Ji Si	Geng Zi	Geng Wu
18	Ding You	Wu Chen	Bing Shen	Ding Mao	Ding You	Wu Chen	Wu Shu	Ji Si	Geng Zi	Geng Wu	Xin Chou	Xin Wei
19	Wu Shu	Ji Si	Ding You	Wu Chen	Wu Shu	Ji Si	Ji Hai	Geng Wu	Xin Chou	Xin Wei	Ren Yin	Ren Shen
20	Ji Hai	Geng Wu	Wu Shu	Ji Si	Ji Hai	Geng Wu	Geng Zi	Xin Wei	Ren Yin	Ren Shen	Kui Mao	Kui You
21	Geng Zi	Xin Wei	Ji Hai	Geng Wu	Geng Zi	Xin Wei	Xin Chou	Ren Shen	Kui Mao	Kui You	Jia Chen	Jia Shu
22	Xin Chou	Ren Shen	Geng Zi	Xin Wei	Xin Chou	Ren Shen	Ren Yin	Kui You	Jia Chen	Jia Shu	Yi Si	Yi Hai
23	Ren Yin	Kui You	Xin Chou	Ren Shen	Ren Yin	Kui You	Kui Mao	Jia Shu	Yi Si	Yi Hai	Bing Wu	Bing Zi
24	Kui Mao	Jia Shu	Ren Yin	Kui You	Kui Mao	Jia Shu	Jia Chen	Yi Hai	Bing Wu	Bing Zi	Ding Wei	Ding Chou
25	Jia Chen	Yi Hai	Kui Mao	Jia Shu	Jia Chen	Yi Hai	Yi Si	Bing Zi	Ding Wei	Ding Chou	Wu Shen	Wu Yin
26	Yi Si	Bing Zi	Jia Chen	Yi Hai	Yi Si	Bing Zi	Bing Wu	Ding Chou	Wu Shen	Wu Yin	Ji You	Ji Mao
27	Bing Wu	Ding Chou	Yi Si	Bing Zi	Bing Wu	Ding Chou	Ding Wei	Wu Yin	Ji You	Ji Mao	Geng Shu	Geng Chen
28	Ding Wei	Wu Yin	Bing Wu	Ding Chou	Ding Wei	Wu Yin	Wu Shen	Ji Mao	Geng Shu	Geng Chen	Xin Hai	Xin Si
29	Wu Shen		Ding Wei	Wu Yin	Wu Shen	Ji Mao	Ji You	Geng Chen	Xin Hai	Xin Si	Ren Zi	Ren Wu
30	Ji You		Wu Shen	Ji Mao	Ji You	Geng Chen	Geng Shu	Xin Si	Ren Zi	Ren Wu	Kui Chou	Kui Wei
31	Geng Shu		Ji You		Geng Shu		Xin Hai	Ren Wu		Kui Wei		Jia Shen

1948 The Year of the Rat (Wu Zi)

	JAN	FEB	MAR	APR	MAY	JUNE	JULY	AUG	SEPT	OCT	NOV	DEC
Ren Zi	Kui Chou	Kui Chou	Yi Yin	Yi Mao	Bing Chen	Ding Si	Wu Wu	Ji Wei	Geng Shen	Xin You	Ren Shu	Kui Hai
	Kui Chou	Jia Yin	Yi Mao	Bing Chen	Ding Si	Wu Wu	Ji Wei	Geng Shen	Xin You	Ren Shu	Kui Hai	Jia Zi
	1/6	2/5	3/5	4/5	5/5	6/6	7/7	8/7	9/8	10/8	11/7	12/7
	18:01	5:43	23:58	5:10	22:23	3:21	13:44	23:27	2:06	17:21	21:12	13:29

Day	JAN	FEB	MAR	APR	MAY	JUNE	JULY	AUG	SEPT	OCT	NOV	DEC
1	Bing Chen	Ding Hai	Bing Chen	Ding Hai	Ding Si	Wu Zi	Wu Wu	Ji Chou	Geng Shen	Geng Yin	Xin You	Xin Mao
2	Ding Si	Wu Zi	Ding Si	Wu Zi	Wu Wu	Ji Chou	Ji Wei	Geng Yin	Xin You	Xin Mao	Ren Shu	Ren Chen
3	Wu Wu	Ji Chou	Wu Wu	Ji Chou	Ji Wei	Geng Yin	Geng Shen	Xin Mao	Ren Shu	Ren Chen	Kui Hai	Kui Si
4	Ji Wei	Geng Yin	Ji Wei	Geng Yin	Geng Shen	Xin Mao	Xin You	Ren Chen	Kui Hai	Kui Si	Jia Zi	Jia Wu
5	Geng Shen	Xin Mao	Geng Shen	Xin Mao	Xin You	Ren Chen	Ren Shu	Kui Si	Jia Zi	Jia Wu	Yi Chou	Yi Wei
6	Xin You	Ren Chen	Xin You	Ren Chen	Ren Shu	Kui Si	Kui Hai	Jia Wu	Yi Chou	Yi Wei	Bing Yin	Bing Shen
7	Ren Shu	Kui Si	Ren Shu	Kui Si	Kui Hai	Jia Wu	Jia Zi	Yi Wei	Bing Yin	Bing Shen	Ding Mao	Ding You
8	Kui Hai	Jia Wu	Kui Hai	Jia Wu	Jia Zi	Yi Wei	Yi Chou	Bing Shen	Ding Mao	Ding You	Wu Chen	Wu Shu
9	Jia Zi	Yi Wei	Jia Zi	Yi Wei	Yi Chou	Bing Shen	Bing Yin	Ding You	Wu Chen	Wu Shu	Ji Si	Ji Hai
10	Yi Chou	Bing Shen	Yi Chou	Bing Shen	Bing Yin	Ding You	Ding Mao	Wu Shu	Ji Si	Ji Hai	Geng Wu	Geng Zi
11	Bing Yin	Ding You	Bing Yin	Ding You	Ding Mao	Wu Shu	Wu Chen	Ji Hai	Geng Wu	Geng Zi	Xin Wei	Xin Chou
12	Ding Mao	Wu Shu	Ding Mao	Wu Shu	Wu Chen	Ji Hai	Ji Si	Geng Zi	Xin Wei	Xin Chou	Ren Shen	Ren Yin
13	Wu Chen	Ji Hai	Wu Chen	Ji Hai	Ji Si	Geng Zi	Geng Wu	Xin Chou	Ren Shen	Ren Yin	Kui You	Kui Mao
14	Ji Si	Geng Zi	Ji Si	Geng Zi	Geng Wu	Xin Chou	Xin Wei	Ren Yin	Kui You	Kui Mao	Jia Shu	Jia Chen
15	Geng Wu	Xin Chou	Geng Wu	Xin Chou	Xin Wei	Ren Yin	Ren Shen	Kui Mao	Jia Shu	Jia Chen	Yi Hai	Yi Si
16	Xin Wei	Ren Yin	Xin Wei	Ren Yin	Ren Shen	Kui Mao	Kui You	Jia Chen	Yi Hai	Yi Si	Bing Zi	Bing Wu
17	Ren Shen	Kui Mao	Ren Shen	Kui Mao	Kui You	Jia Chen	Jia Shu	Yi Si	Bing Zi	Bing Wu	Ding Chou	Ding Wei
18	Kui You	Jia Chen	Kui You	Jia Chen	Jia Shu	Yi Si	Yi Hai	Bing Wu	Ding Chou	Ding Wei	Wu Yin	Wu Shen
19	Jia Shu	Yi Si	Jia Shu	Yi Si	Yi Hai	Bing Wu	Bing Zi	Ding Wei	Wu Yin	Wu Shen	Ji Mao	Ji You
20	Yi Hai	Bing Wu	Yi Hai	Bing Wu	Bing Zi	Ding Wei	Ding Chou	Wu Shen	Ji Mao	Ji You	Geng Chen	Geng Shu
21	Bing Zi	Ding Wei	Bing Zi	Ding Wei	Ding Chou	Wu Shen	Wu Yin	Ji You	Geng Chen	Geng Shu	Xin Si	Xin Hai
22	Ding Chou	Wu Shen	Ding Chou	Wu Shen	Wu Yin	Ji You	Ji Mao	Geng Shu	Xin Si	Xin Hai	Ren Wu	Ren Zi
23	Wu Yin	Ji You	Wu Yin	Ji You	Ji Mao	Geng Shu	Geng Chen	Xin Hai	Ren Wu	Ren Zi	Kui Wei	Kui Chou
24	Ji Mao	Geng Shu	Ji Mao	Geng Shu	Geng Chen	Xin Hai	Xin Si	Ren Zi	Kui Wei	Kui Chou	Jia Shen	Jia Yin
25	Geng Chen	Xin Hai	Geng Chen	Xin Hai	Xin Si	Ren Zi	Ren Wu	Kui Chou	Jia Shen	Jia Yin	Yi You	Yi Mao
26	Xin Si	Ren Zi	Xin Si	Ren Zi	Ren Wu	Kui Chou	Kui Wei	Jia Yin	Yi You	Yi Mao	Bing Shu	Bing Chen
27	Ren Wu	Kui Chou	Ren Wu	Kui Chou	Kui Wei	Jia Yin	Jia Shen	Yi Mao	Bing Shu	Bing Chen	Ding Hai	Ding Si
28	Kui Wei	Jia Yin	Kui Wei	Jia Yin	Jia Shen	Yi Mao	Yi You	Bing Chen	Ding Hai	Ding Si	Wu Zi	Wu Wu
29	Jia Shen	Yi Mao	Jia Shen	Yi Mao	Yi You	Bing Chen	Bing Shu	Ding Si	Wu Zi	Wu Wu	Ji Chou	Ji Wei
30	Yi You		Yi You	Bing Chen	Bing Shu	Ding Si	Ding Hai	Wu Wu	Ji Chou	Ji Wei	Geng Yin	Geng Shen
31	Bing Shu		Bing Shu		Ding Hai		Wu Zi	Ji Wei		Geng Shen		Xin You

1949 The Year of the Ox (Ji Chou)

The Best Feng Shui Alignment

Day	Jia Zi / Yi Chou 1/6 0:08 JAN	Yi Chou / Bing Yin 2/4 11:23 FEB	Bing Yin / Ding Mao 3/6 5:40 MAR	Ding Mao / Wu Chen 4/5 10:52 APR	Wu Chen / Ji Si 5/6 4:37 MAY	Ji Si / Geng Wu 6/6 9:07 JUNE	Geng Wu / Xin Wei 7/7 19:32 JULY	Xin Wei / Ren Shen 8/8 5:16 AUG	Ren Shen / Kui You 9/8 7:55 SEPT	Kui You / Jia Shu 10/9 0:15 OCT	Jia Shu / Yi Hai 11/8 3:02 NOV	Yi Hai / Bing Zi 12/7 19/20 DEC
1	Xin Mao	Ren Shu	Geng Yin	Xin You	Xin Mao	Ren Shu	Ren Chen	Kui Hai	Jia Wu	Jia Zi	Yi Wei	Yi Chou
2	Ren Chen	Kui Hai	Xin Mao	Ren Shu	Ren Chen	Kui Hai	Kui Si	Jia Zi	Yi Wei	Yi Chou	Bing Shen	Bing Yin
3	Kui Si	Jia Zi	Ren Chen	Kui Hai	Kui Si	Jia Zi	Jia Wu	Yi Chou	Bing Shen	Bing Yin	Ding You	Ding Mao
4	Jia Wu	Yi Chou	Kui Si	Jia Zi	Jia Wu	Yi Chou	Yi Wei	Bing Yin	Ding You	Ding Mao	Wu Shu	Wu Chen
5	Yi Wei	Bing Yin	Jia Wu	Yi Chou	Yi Wei	Bing Yin	Bing Shen	Ding Mao	Wu Shu	Wu Chen	Ji Hai	Ji Si
6	Bing Shen	Ding Mao	Yi Wei	Bing Yin	Bing Shen	Ding Mao	Ding You	Wu Chen	Ji Hai	Ji Si	Geng Zi	Geng Wu
7	Ding You	Wu Chen	Bing Shen	Ding Mao	Ding You	Wu Chen	Wu Shu	Ji Si	Geng Zi	Geng Wu	Xin Chou	Xin Wei
8	Wu Shu	Ji Si	Ding You	Wu Chen	Wu Shu	Ji Si	Ji Hai	Geng Wu	Xin Chou	Xin Wei	Ren Yin	Ren Shen
9	Ji Hai	Geng Wu	Wu Shu	Ji Si	Ji Hai	Geng Wu	Geng Zi	Xin Wei	Ren Yin	Ren Shen	Kui Mao	Kui You
10	Geng Zi	Xin Wei	Ji Hai	Geng Wu	Geng Zi	Xin Wei	Xin Chou	Ren Shen	Kui Mao	Kui You	Jia Chen	Jia Shu
11	Xin Chou	Ren Shen	Geng Zi	Xin Wei	Xin Chou	Ren Shen	Ren Yin	Kui You	Jia Chen	Jia Shu	Yi Si	Yi Hai
12	Ren Yin	Kui You	Xin Chou	Ren Shen	Ren Yin	Kui You	Kui Mao	Jia Shu	Yi Si	Yi Hai	Bing Wu	Bing Zi
13	Kui Mao	Jia Shu	Ren Yin	Kui You	Kui Mao	Jia Shu	Jia Chen	Yi Hai	Bing Wu	Bing Zi	Ding Wei	Ding Chou
14	Jia Chen	Yi Hai	Kui Mao	Jia Shu	Jia Chen	Yi Hai	Yi Si	Bing Zi	Ding Wei	Ding Chou	Wu Shen	Wu Yin
15	Yi Si	Bing Zi	Jia Chen	Yi Hai	Yi Si	Bing Zi	Bing Wu	Ding Chou	Wu Shen	Wu Yin	Ji You	Ji Mao
16	Bing Wu	Ding Chou	Yi Si	Bing Zi	Bing Wu	Ding Chou	Ding Wei	Wu Yin	Ji You	Ji Mao	Geng Shu	Geng Chen
17	Ding Wei	Wu Yin	Bing Wu	Ding Chou	Ding Wei	Wu Yin	Wu Shen	Ji Mao	Geng Shu	Geng Chen	Xin Hai	Xin Si
18	Wu Shen	Ji Mao	Ding Wei	Wu Yin	Wu Shen	Ji Mao	Ji You	Geng Chen	Xin Hai	Xin Si	Ren Zi	Ren Wu
19	Ji You	Geng Chen	Wu Shen	Ji Mao	Ji You	Geng Chen	Geng Shu	Xin Si	Ren Zi	Ren Wu	Kui Chou	Kui Wei
20	Geng Shu	Xin Si	Ji You	Geng Chen	Geng Shu	Xin Si	Xin Hai	Ren Wu	Kui Chou	Kui Wei	Jia yin	Jia Shen
21	Xin Hai	Ren Wu	Geng Shu	Xin Si	Xin Hai	Ren Wu	Ren Zi	Kui Wei	Jia yin	Jia Shen	Yi Mao	Yi You
22	Ren Zi	Kui Wei	Xin Hai	Ren Wu	Ren Zi	Kui Wei	Kui Chou	Jia Shen	Yi Mao	Yi You	Bing Chen	Bing Shu
23	Kui Chou	Jia Shen	Ren Zi	Kui Wei	Kui Chou	Jia Shen	Jia yin	Yi You	Bing Chen	Bing Shu	Ding Si	Ding Hai
24	Jia yin	Yi You	Kui Chou	Jia Shen	Jia yin	Yi You	Yi Mao	Bing Shu	Ding Si	Ding Hai	Wu Wu	Wu Zi
25	Yi Mao	Bing Shu	Jia yin	Yi You	Yi Mao	Bing Shu	Bing Chen	Ding Hai	Wu Wu	Wu Zi	Ji Wei	Ji Chou
26	Bing Chen	Ding Hai	Yi Mao	Bing Shu	Bing Chen	Ding Hai	Ding Si	Wu Zi	Ji Wei	Ji Chou	Geng Shen	Geng Yin
27	Ding Si	Wu Zi	Bing Chen	Ding Hai	Ding Si	Wu Zi	Wu Wu	Ji Chou	Geng Shen	Geng Yin	Xin You	Xin Mao
28	Wu Wu	Ji Chou	Ding Si	Wu Zi	Wu Wu	Ji Chou	Ji Wei	Geng Yin	Xin You	Xin Mao	Ren Shu	Ren Chen
29	Ji Wei		Wu Wu	Ji Chou	Ji Wei	Geng Yin	Geng Shen	Xin Mao	Ren Shu	Ren Chen	Kui Hai	Kui Si
30	Geng Shen		Ji Wei	Geng Yin	Geng Shen	Xin Mao	Xin You	Ren Chen	Kui Hai	Kui Si	Jia Zi	Jia Wu
31	Xin You		Geng Shen		Xin You		Ren Shu	Kui Si		Jia Wu		Yi Wei

1950 The Year of the Tiger (Geng Yin)

	JAN	FEB	MAR	APR	MAY	JUNE	JULY	AUG	SEPT	OCT	NOV	DEC
pillar (upper)	Bing Zi	Ding Chou	Wu Yin	Ji Mao	Geng Chen	Xin Si	Ren Wu	Kui Wei	Jia Shen	Yi You	Bing Shu	Ding Hai
pillar (lower)	Ding Chou	Wu Yin	Ji Mao	Geng Chen	Xin Si	Ren Wu	Kui Wei	Jia Shen	Yi You	Bing Shu	Ding Hai	Wu Zi
solar term	1/6 5:39	2/4 17:21	3/6 11:36	4/5 16:45	5/6 10:25	6/6 15:09	7/8 1:14	8/8 11:36	9/8 13:34	10/9 6:04	11/8 7:44	12/8 1:10
1	Bing Shen	Ding Mao	Yi Wei	Bing Yin	Bing Shen	Ding Mao	Ding You	Wu Chen	Ji Hai	Ji Si	Geng Zi	Geng Wu
2	Ding You	Wu Chen	Bing Shen	Ding Mao	Ding You	Wu Chen	Wu Shu	Ji Si	Geng Zi	Geng Wu	Xin Chou	Xin Wei
3	Wu Shu	Ji Si	Ding You	Wu Chen	Wu Shu	Ji Si	Ji Hai	Geng Wu	Xin Chou	Xin Wei	Ren Yin	Ren Shen
4	Ji Hai	Geng Wu	Wu Shu	Ji Si	Ji Hai	Geng Wu	Geng Zi	Xin Wei	Ren Yin	Ren Shen	Kui Mao	Kui You
5	Geng Zi	Xin Wei	Ji Hai	Geng Wu	Geng Zi	Xin Wei	Xin Chou	Ren Shen	Kui Mao	Kui You	Jia Chen	Jia Shu
6	Xin Chou	Ren Shen	Geng Zi	Xin Wei	Xin Chou	Ren Shen	Ren Yin	Kui You	Jia Chen	Jia Shu	Yi Si	Yi Hai
7	Ren Yin	Kui You	Xin Chou	Ren Shen	Ren Yin	Kui You	Kui Mao	Jia Shu	Yi Si	Yi Hai	Bing Wu	Bing Zi
8	Kui Mao	Jia Shu	Ren Yin	Kui You	Kui Mao	Jia Shu	Jia Chen	Yi Hai	Bing Wu	Bing Zi	Ding Wei	Ding Chou
9	Jia Chen	Yi Hai	Kui Mao	Jia Shu	Jia Chen	Yi Hai	Yi Si	Bing Zi	Ding Wei	Ding Chou	Wu Shen	Wu Yin
10	Yi Si	Bing Zi	Jia Chen	Yi Hai	Yi Si	Bing Zi	Bing Wu	Ding Chou	Wu Shen	Wu Yin	Ji You	Ji Mao
11	Bing Wu	Ding Chou	Yi Si	Bing Zi	Bing Wu	Ding Chou	Ding Wei	Wu Yin	Ji You	Ji Mao	Geng Shu	Geng Chen
12	Ding Wei	Wu Yin	Bing Wu	Ding Chou	Ding Wei	Wu Yin	Wu Shen	Ji Mao	Geng Shu	Geng Chen	Xin Hai	Xin Si
13	Wu Shen	Ji Mao	Ding Wei	Wu Yin	Wu Shen	Ji Mao	Ji You	Geng Chen	Xin Hai	Xin Si	Ren Zi	Ren Wu
14	Ji You	Geng Chen	Wu Shen	Ji Mao	Ji You	Geng Chen	Geng Shu	Xin Si	Ren Zi	Ren Wu	Kui Chou	Kui Wei
15	Geng Shu	Xin Si	Ji You	Geng Chen	Geng Shu	Xin Si	Xin Hai	Ren Wu	Kui Chou	Kui Wei	Jia Yin	Jia Shen
16	Xin Hai	Ren Wu	Geng Shu	Xin Si	Xin Hai	Ren Wu	Ren Zi	Kui Wei	Jia Yin	Jia Shen	Yi Mao	Yi You
17	Ren Zi	Kui Wei	Xin Hai	Ren Wu	Ren Zi	Kui Wei	Kui Chou	Jia Shen	Yi Mao	Yi You	Bing Chen	Bing Shu
18	Kui Chou	Jia Shen	Ren Zi	Kui Wei	Kui Chou	Jia Shen	Jia Yin	Yi You	Bing Chen	Bing Shu	Ding Si	Ding Hai
19	Jia Yin	Yi You	Kui Chou	Jia Shen	Jia Yin	Yi You	Yi Mao	Bing Shu	Ding Si	Ding Hai	Wu Wu	Wu Zi
20	Yi Mao	Bing Shu	Jia Yin	Yi You	Yi Mao	Bing Shu	Bing Chen	Ding Hai	Wu Wu	Wu Zi	Ji Wei	Ji Chou
21	Bing Chen	Ding Hai	Yi Mao	Bing Shu	Bing Chen	Ding Hai	Ding Si	Wu Zi	Ji Wei	Ji Chou	Geng Shen	Geng Yin
22	Ding Si	Wu Zi	Bing Chen	Ding Hai	Ding Si	Wu Zi	Wu Wu	Ji Chou	Geng Shen	Geng Yin	Xin You	Xin Mao
23	Wu Wu	Ji Chou	Ding Si	Wu Zi	Wu Wu	Ji Chou	Ji Wei	Geng Yin	Xin You	Xin Mao	Ren Shu	Ren Chen
24	Ji Wei	Geng Yin	Wu Wu	Ji Chou	Ji Wei	Geng Yin	Geng Shen	Xin Mao	Ren Shu	Ren Chen	Kui Hai	Kui Si
25	Geng Shen	Xin Mao	Ji Wei	Geng Yin	Geng Shen	Xin Mao	Xin You	Ren Chen	Kui Hai	Kui Si	Jia Zi	Jia Wu
26	Xin You	Ren Chen	Geng Shen	Xin Mao	Xin You	Ren Chen	Ren Shu	Kui Si	Jia Zi	Jia Wu	Yi Chou	Yi Wei
27	Ren Shu	Kui Si	Xin You	Ren Chen	Ren Shu	Kui Si	Kui Hai	Jia Wu	Yi Chou	Yi Wei	Bing Yin	Bing Shen
28	Kui Hai	Jia Wu	Ren Shu	Kui Si	Kui Hai	Jia Wu	Jia Zi	Yi Wei	Bing Yin	Bing Shen	Ding Mao	Ding You
29	Jia Zi		Kui Hai	Jia Wu	Jia Zi	Yi Wei	Yi Chou	Bing Shen	Ding Mao	Ding You	Wu Chen	Wu Shu
30	Yi Chou		Jia Zi	Yi Wei	Yi Chou	Bing Shen	Bing Yin	Ding You	Wu Chen	Wu Shu	Ji Si	Ji Hai
31	Bing Yin		Yi Chou		Bing Yin		Ding Mao	Wu Shu		Ji Hai		Geng Zi

150

1951 The Year of the Rabbit (Xin Mao)

Day	JAN	FEB	MAR	APR	MAY	JUNE	JULY	AUG	SEPT	OCT	NOV	DEC
Month pillar (start)	Wu Zi	Ji Chou	Geng Yin	Xin Mao	Ren Chen	Kui Si	Jia Wu	Yi Wei	Bing Shen	Ding You	Wu Shu	Ji Hai
Month pillar (after term)	Ji Chou	Geng Yin	Xin Mao	Ren Chen	Kui Si	Jia Wu	Yi Wei	Bing Shen	Ding You	Wu Shu	Ji Hai	Geng Zi
Solar term	1/6 11:31	2/4 23:14	3/6 17:27	4/5 22:33	5/6 16:10	6/6 20:33	7/8 7:28	8/8 17:24	9/8 19:19	10/9 11:53	11/8 13:27	12/8 6:03
1	Xin Chou	Ren Shen	Geng Zi	Xin Wei	Xin Chou	Ren Shen	Ren Yin	Kui You	Jia Chen	Jia Shu	Yi Si	Yi Hai
2	Ren Yin	Kui You	Xin Chou	Ren Shen	Ren Yin	Kui You	Kui Mao	Jia Shu	Yi Si	Yi Hai	Bing Wu	Bing Zi
3	Kui Mao	Jia Shu	Ren Yin	Kui You	Kui Mao	Jia Shu	Jia Chen	Yi Hai	Bing Wu	Bing Zi	Ding Wei	Ding Chou
4	Jia Chen	Yi Hai	Kui Mao	Jia Shu	Jia Chen	Yi Hai	Yi Si	Bing Zi	Ding Wei	Ding Chou	Wu Shen	Wu Yin
5	Yi Si	Bing Zi	Jia Chen	Yi Hai	Yi Si	Bing Zi	Bing Wu	Ding Chou	Wu Shen	Wu Yin	Ji You	Ji Mao
6	Bing Wu	Ding Chou	Yi Si	Bing Zi	Bing Wu	Ding Chou	Ding Wei	Wu Yin	Ji You	Ji Mao	Geng Shu	Geng Chen
7	Ding Wei	Wu Yin	Bing Wu	Ding Chou	Ding Wei	Wu Yin	Wu Shen	Ji Mao	Geng Shu	Geng Chen	Xin Hai	Xin Si
8	Wu Shen	Ji Mao	Ding Wei	Wu Yin	Wu Shen	Ji Mao	Ji You	Geng Chen	Xin Hai	Xin Si	Ren Zi	Ren Wu
9	Ji You	Geng Chen	Wu Shen	Ji Mao	Ji You	Geng Chen	Geng Shu	Xin Si	Ren Zi	Ren Wu	Kui Chou	Kui Wei
10	Geng Shu	Xin Si	Ji You	Geng Chen	Geng Shu	Xin Si	Xin Hai	Ren Wu	Kui Chou	Kui Wei	Jia yin	Jia Shen
11	Xin Hai	Ren Wu	Geng Shu	Xin Si	Xin Hai	Ren Wu	Ren Zi	Kui Wei	Jia yin	Jia Shen	Yi Mao	Yi You
12	Ren Zi	Kui Wei	Xin Hai	Ren Wu	Ren Zi	Kui Wei	Kui Chou	Jia Shen	Yi Mao	Yi You	Bing Chen	Bing Shu
13	Kui Chou	Jia Shen	Ren Zi	Kui Wei	Kui Chou	Jia Shen	Jia yin	Yi You	Bing Chen	Bing Shu	Ding Si	Ding Hai
14	Jia yin	Yi You	Kui Chou	Jia Shen	Jia yin	Yi You	Yi Mao	Bing Shu	Ding Si	Ding Hai	Wu Wu	Wu Zi
15	Yi Mao	Bing Shu	Jia yin	Yi You	Yi Mao	Bing Shu	Bing Chen	Ding Hai	Wu Wu	Wu Zi	Ji Wei	Ji Chou
16	Bing Chen	Ding Hai	Yi Mao	Bing Shu	Bing Chen	Ding Hai	Ding Si	Wu Zi	Ji Wei	Ji Chou	Geng Shen	Geng Yin
17	Ding Si	Wu Zi	Bing Chen	Ding Hai	Ding Si	Wu Zi	Wu Wu	Ji Chou	Geng Shen	Geng Yin	Xin You	Xin Mao
18	Wu Wu	Ji Chou	Ding Si	Wu Zi	Wu Wu	Ji Chou	Ji Wei	Geng Yin	Xin You	Xin Mao	Ren Shu	Ren Chen
19	Ji Wei	Geng Yin	Wu Wu	Ji Chou	Ji Wei	Geng Yin	Geng Shen	Xin Mao	Ren Shu	Ren Chen	Kui Hai	Kui Si
20	Geng Shen	Xin Mao	Ji Wei	Geng Yin	Geng Shen	Xin Mao	Xin You	Ren Chen	Kui Hai	Kui Si	Jia Zi	Jia Wu
21	Xin You	Ren Chen	Geng Shen	Xin Mao	Xin You	Ren Chen	Ren Shu	Kui Si	Jia Zi	Jia Wu	Yi Chou	Yi Wei
22	Ren Shu	Kui Si	Xin You	Ren Chen	Ren Shu	Kui Si	Kui Hai	Jia Wu	Yi Chou	Yi Wei	Bing Yin	Bing Shen
23	Kui Hai	Jia Wu	Ren Shu	Kui Si	Kui Hai	Jia Wu	Jia Zi	Yi Wei	Bing Yin	Bing Shen	Ding Mao	Ding You
24	Jia Zi	Yi Wei	Kui Hai	Jia Wu	Jia Zi	Yi Wei	Yi Chou	Bing Shen	Ding Mao	Ding You	Wu Chen	Wu Shu
25	Yi Chou	Bing Shen	Jia Zi	Yi Wei	Yi Chou	Bing Shen	Bing Yin	Ding You	Wu Chen	Wu Shu	Ji Si	Ji Hai
26	Bing Yin	Ding You	Yi Chou	Bing Shen	Bing Yin	Ding You	Ding Mao	Wu Shu	Ji Si	Ji Hai	Geng Wu	Geng Zi
27	Ding Mao	Wu Shu	Bing Yin	Ding You	Ding Mao	Wu Shu	Wu Chen	Ji Hai	Geng Wu	Geng Zi	Xin Wei	Xin Chou
28	Wu Chen	Ji Hai	Ding Mao	Wu Shu	Wu Chen	Ji Hai	Ji Si	Geng Zi	Xin Wei	Xin Chou	Ren Shen	Ren Yin
29	Ji Si		Wu Chen	Ji Hai	Ji Si	Geng Zi	Geng Wu	Xin Chou	Ren Shen	Ren Yin	Kui You	Kui Mao
30	Geng Wu		Ji Si	Geng Zi	Geng Wu	Xin Chou	Xin Wei	Ren Yin	Kui You	Kui Mao	Jia Shu	Jia Chen
31	Xin Wei		Geng Wu		Xin Wei		Ren Shen	Kui Mao		Jia Chen		Yi Si

1952 The Year of the Dragon (Ren Chen)

	JAN	FEB	MAR	APR	MAY	JUNE	JULY	AUG	SEPT	OCT	NOV	DEC
Month pillar	Geng Zi	Xin Chou	Ren Yin	Kui Mao	Jia Chen	Yi Si	Bing Wu	Ding Wei	Wu Shen	Ji You	Geng Shu	Xin Hai
Month pillar	Xin Chou	Ren Yin	Kui Mao	Jia Chen	Yi Si	Bing Wu	Ding Wei	Wu Shen	Ji You	Geng Shu	Xin Hai	Ren Zi
Date	1/6	2/5	3/5	4/5	5/5	6/6	7/7	8/7	9/8	10/8	11/7	12/7
Time	17:10	4:54	23:08	4:16	21:54	2:21	13:15	23:12	1:14	17:42	19:22	11:56
1	Bing Wu	Ding Chou	Bing Wu	Ding Chou	Ding Wei	Wu Yin	Wu Shen	Ji Mao	Geng Shu	Geng Chen	Xin Hai	Xin Si
2	Ding Wei	Wu Yin	Ding Wei	Wu Yin	Wu Shen	Ji Mao	Ji You	Geng Chen	Xin Hai	Xin Si	Ren Zi	Ren Wu
3	Wu Shen	Ji Mao	Wu Shen	Ji Mao	Ji You	Geng Chen	Geng Shu	Xin Si	Ren Zi	Ren Wu	Kui Chou	Kui Wei
4	Ji You	Geng Chen	Ji You	Geng Chen	Geng Shu	Xin Si	Xin Hai	Ren Wu	Kui Chou	Kui Wei	Jia yin	Jia Shen
5	Geng Shu	Xin Si	Geng Shu	Xin Si	Xin Hai	Ren Wu	Ren Zi	Kui Wei	Jia yin	Jia Shen	Yi Mao	Yi You
6	Xin Hai	Ren Wu	Xin Hai	Ren Wu	Ren Zi	Kui Wei	Kui Chou	Jia Shen	Yi Mao	Yi You	Bing Chen	Bing Shu
7	Ren Zi	Kui Wei	Ren Zi	Kui Wei	Kui Chou	Jia Shen	Jia yin	Yi You	Bing Chen	Bing Shu	Ding Si	Ding Hai
8	Kui Chou	Jia Shen	Kui Chou	Jia Shen	Jia yin	Yi You	Yi Mao	Bing Shu	Ding Si	Ding Hai	Wu Wu	Wu Zi
9	Jia yin	Yi You	Jia yin	Yi You	Yi Mao	Bing Shu	Bing Chen	Ding Hai	Wu Wu	Wu Zi	Ji Wei	Ji Chou
10	Yi Mao	Bing Shu	Yi Mao	Bing Shu	Bing Chen	Ding Hai	Ding Si	Wu Zi	Ji Wei	Ji Chou	Geng Shen	Geng Yin
11	Bing Chen	Ding Hai	Bing Chen	Ding Hai	Ding Si	Wu Zi	Wu Wu	Ji Chou	Geng Shen	Geng Yin	Xin You	Xin Mao
12	Ding Si	Wu Zi	Ding Si	Wu Zi	Wu Wu	Ji Chou	Ji Wei	Geng Yin	Xin You	Xin Mao	Ren Shu	Ren Chen
13	Wu Wu	Ji Chou	Wu Wu	Ji Chou	Ji Wei	Geng Yin	Geng Shen	Xin Mao	Ren Shu	Ren Chen	Kui Hai	Kui Si
14	Ji Wei	Geng Yin	Ji Wei	Geng Yin	Geng Shen	Xin Mao	Xin You	Ren Chen	Kui Hai	Kui Si	Jia Zi	Jia Wu
15	Geng Shen	Xin Mao	Geng Shen	Xin Mao	Xin You	Ren Chen	Ren Shu	Kui Si	Jia Zi	Jia Wu	Yi Chou	Yi Wei
16	Xin You	Ren Chen	Xin You	Ren Chen	Ren Shu	Kui Si	Kui Hai	Jia Wu	Yi Chou	Yi Wei	Bing Yin	Bing Shen
17	Ren Shu	Kui Si	Ren Shu	Kui Si	Kui Hai	Jia Wu	Jia Zi	Yi Wei	Bing Yin	Bing Shen	Ding Mao	Ding You
18	Kui Hai	Jia Wu	Kui Hai	Jia Wu	Jia Zi	Yi Wei	Yi Chou	Bing Shen	Ding Mao	Ding You	Wu Chen	Wu Shu
19	Jia Zi	Yi Wei	Jia Zi	Yi Wei	Yi Chou	Bing Shen	Bing Yin	Ding You	Wu Chen	Wu Shu	Ji Si	Ji Hai
20	Yi Chou	Bing Shen	Yi Chou	Bing Shen	Bing Yin	Ding You	Ding Mao	Wu Shu	Ji Si	Ji Hai	Geng Wu	Geng Zi
21	Bing Yin	Ding You	Bing Yin	Ding You	Ding Mao	Wu Shu	Wu Chen	Ji Hai	Geng Wu	Geng Zi	Xin Wei	Xin Chou
22	Ding Mao	Wu Shu	Ding Mao	Wu Shu	Wu Chen	Ji Hai	Ji Si	Geng Zi	Xin Wei	Xin Chou	Ren Shen	Ren Yin
23	Wu Chen	Ji Hai	Wu Chen	Ji Hai	Ji Si	Geng Zi	Geng Wu	Xin Chou	Ren Shen	Ren Yin	Kui You	Kui Mao
24	Ji Si	Geng Zi	Ji Si	Geng Zi	Geng Wu	Xin Chou	Xin Wei	Ren Yin	Kui You	Kui Mao	Jia Shu	Jia Chen
25	Geng Wu	Xin Chou	Geng Wu	Xin Chou	Xin Wei	Ren Yin	Ren Shen	Kui Mao	Jia Shu	Jia Chen	Yi Hai	Yi Si
26	Xin Wei	Ren Yin	Xin Wei	Ren Yin	Ren Shen	Kui Mao	Kui You	Jia Chen	Yi Hai	Yi Si	Bing Zi	Bing Wu
27	Ren Shen	Kui Mao	Ren Shen	Kui Mao	Kui You	Jia Chen	Jia Shu	Yi Si	Bing Zi	Bing Wu	Ding Chou	Ding Wei
28	Kui You	Jia Chen	Kui You	Jia Chen	Jia Shu	Yi Si	Yi Hai	Bing Wu	Ding Chou	Ding Wei	Wu Yin	Wu Shen
29	Jia Shu	Yi Si	Jia Shu	Yi Si	Yi Hai	Bing Wu	Bing Zi	Ding Wei	Wu Yin	Wu Shen	Ji Mao	Ji You
30	Yi Hai		Yi Hai	Bing Wu	Bing Zi	Ding Wei	Ding Chou	Wu Shen	Ji Mao	Ji You	Geng Chen	Geng Shu
31	Bing Zi		Bing Zi		Ding Chou		Wu Yin	Ji You		Geng Shu		Xin Hai

152

1953 The Year of the Snake (Kui Si)

Day	JAN	FEB	MAR	APR	MAY	JUNE	JULY	AUG	SEPT	OCT	NOV	DEC
Pillar	Ren Zi	Kui Chou	Jia Yin	Yi Mao	Bing Chen	Ding Si	Wu Wu	Ji Wei	Geng Shen	Xin You	Ren Shu	Kui Hai
Term	Kui Chou 1/5 23:03	Jia Yin 2/4 10:46	Yi Mao 3/6 4:56	Bing Chen 4/5 10:13	Ding Si 5/6 3:53	Wu Wu 6/6 8:17	Ji Wei 7/7 19:03	Geng Shen 8/8 5:00	Xin You 9/8 7:59	Ren Shu 10/8 23:31	Kui Hai 11/8 1:02	Jia Zi 12/7 17:38
1	Ren Zi	Kui Wei	Xin Hai	Ren Wu	Ren Zi	Kui Wei	Kui Chou	Jia Shen	Yi Mao	Yi You	Bing Chen	Bing Shu
2	Kui Chou	Jia Shen	Ren Zi	Kui Wei	Kui Chou	Jia Shen	Jia Yin	Yi You	Bing Chen	Bing Shu	Ding Si	Ding Hai
3	Jia Yin	Yi You	Kui Chou	Jia Shen	Jia Yin	Yi You	Yi Mao	Bing Shu	Ding Si	Ding Hai	Wu Wu	Wu Zi
4	Yi Mao	Bing Shu	Jia Yin	Yi You	Yi Mao	Bing Shu	Bing Chen	Ding Hai	Wu Wu	Wu Zi	Ji Wei	Ji Chou
5	Bing Chen	Ding Hai	Yi Mao	Bing Shu	Bing Chen	Ding Hai	Ding Si	Wu Zi	Ji Wei	Ji Chou	Geng Shen	Geng Yin
6	Ding Si	Wu Zi	Bing Chen	Ding Hai	Ding Si	Wu Zi	Wu Wu	Ji Chou	Geng Shen	Geng Yin	Xin You	Xin Mao
7	Wu Wu	Ji Chou	Ding Si	Wu Zi	Wu Wu	Ji Chou	Ji Wei	Geng Yin	Xin You	Xin Mao	Ren Shu	Ren Chen
8	Ji Wei	Geng Yin	Wu Wu	Ji Chou	Ji Wei	Geng Yin	Geng Shen	Xin Mao	Ren Shu	Ren Chen	Kui Hai	Kui Si
9	Geng Shen	Xin Mao	Ji Wei	Geng Yin	Geng Shen	Xin Mao	Xin You	Ren Chen	Kui Hai	Kui Si	Jia Zi	Jia Wu
10	Xin You	Ren Chen	Geng Shen	Xin Mao	Xin You	Ren Chen	Ren Shu	Kui Si	Jia Zi	Jia Wu	Yi Chou	Yi Wei
11	Ren Shu	Kui Si	Xin You	Ren Chen	Ren Shu	Kui Si	Kui Hai	Jia Wu	Yi Chou	Yi Wei	Bing Yin	Bing Shen
12	Kui Hai	Jia Wu	Ren Shu	Kui Si	Kui Hai	Jia Wu	Jia Zi	Yi Wei	Bing Yin	Bing Shen	Ding Mao	Ding You
13	Jia Zi	Yi Wei	Kui Hai	Jia Wu	Jia Zi	Yi Wei	Yi Chou	Bing Shen	Ding Mao	Ding You	Wu Chen	Wu Shu
14	Yi Chou	Bing Shen	Jia Zi	Yi Wei	Yi Chou	Bing Shen	Bing Yin	Ding You	Wu Chen	Wu Shu	Ji Si	Ji Hai
15	Bing Yin	Ding You	Yi Chou	Bing Shen	Bing Yin	Ding You	Ding Mao	Wu Shu	Ji Si	Ji Hai	Geng Wu	Geng Zi
16	Ding Mao	Wu Shu	Bing Yin	Ding You	Ding Mao	Wu Shu	Wu Chen	Ji Hai	Geng Wu	Geng Zi	Xin Wei	Xin Chou
17	Wu Chen	Ji Hai	Ding Mao	Wu Shu	Wu Chen	Ji Hai	Ji Si	Geng Zi	Xin Wei	Xin Chou	Ren Shen	Ren Yin
18	Ji Si	Geng Zi	Wu Chen	Ji Hai	Ji Si	Geng Zi	Geng Wu	Xin Chou	Ren Shen	Ren Yin	Kui You	Kui Mao
19	Geng Wu	Xin Chou	Ji Si	Geng Zi	Geng Wu	Xin Chou	Xin Wei	Ren Yin	Kui You	Kui Mao	Jia Shu	Jia Chen
20	Xin Wei	Ren Yin	Geng Wu	Xin Chou	Xin Wei	Ren Yin	Ren Shen	Kui Mao	Jia Shu	Jia Chen	Yi Hai	Yi Si
21	Ren Shen	Kui Mao	Xin Wei	Ren Yin	Ren Shen	Kui Mao	Kui You	Jia Chen	Yi Hai	Yi Si	Bing Zi	Bing Wu
22	Kui You	Jia Chen	Ren Shen	Kui Mao	Kui You	Jia Chen	Jia Shu	Yi Si	Bing Zi	Bing Wu	Ding Chou	Ding Wei
23	Jia Shu	Yi Si	Kui You	Jia Chen	Jia Shu	Yi Si	Yi Hai	Bing Wu	Ding Chou	Ding Wei	Wu Yin	Wu Shen
24	Yi Hai	Bing Wu	Jia Shu	Yi Si	Yi Hai	Bing Wu	Bing Zi	Ding Wei	Wu Yin	Wu Shen	Ji Mao	Ji You
25	Bing Zi	Ding Wei	Yi Hai	Bing Wu	Bing Zi	Ding Wei	Ding Chou	Wu Shen	Ji Mao	Ji You	Geng Chen	Geng Shu
26	Ding Chou	Wu Shen	Bing Zi	Ding Wei	Ding Chou	Wu Shen	Wu Yin	Ji You	Geng Chen	Geng Shu	Xin Si	Xin Hai
27	Wu Yin	Ji You	Ding Chou	Wu Shen	Wu Yin	Ji You	Ji Mao	Geng Shu	Xin Si	Xin Hai	Ren Wu	Ren Zi
28	Ji Mao	Geng Shu	Wu Yin	Ji You	Ji Mao	Geng Shu	Geng Chen	Xin Hai	Ren Wu	Ren Zi	Kui Wei	Kui Chou
29	Geng Chen		Ji Mao	Geng Shu	Geng Chen	Xin Hai	Xin Si	Ren Zi	Kui Wei	Kui Chou	Jia Shen	Jia Yin
30	Xin Si		Geng Chen	Xin Hai	Xin Si	Ren Zi	Ren Wu	Kui Chou	Jia Shen	Jia Yin	Yi You	Yi Mao
31	Ren Wu		Xin Si		Ren Wu		Kui Wei	Jia Yin		Yi Mao		Bing Chen

1954 The Year of the Horse (Jia Wu)

	JAN	FEB	MAR	APR	MAY	JUNE	JULY	AUG	SEPT	OCT	NOV	DEC
	Jia Zi	Yi Chou	Bing Yin	Ding Mao	Wu Chen	Ji Si	Geng Wu	Xin Wei	Ren Shen	Kui You	Jia Shu	Yi Hai
	Yi Chou	Bing Yin	Ding Mao	Wu Chen	Ji Si	Geng Wu	Xin Wei	Ren Shen	Kui You	Jia Shu	Yi Hai	Bing Zi
	1/6	2/4	3/6	4/5	5/6	6/6	7/8	8/8	9/8	10/9	11/8	12/8
	5:18	16:31	10:29	16:00	9:39	14:02	0:20	10:00	13:47	5:20	8:09	0:28
1	Ding Si	Wu Zi	Bing Chen	Ding Hai	Ding Si	Wu Zi	Wu Wu	Ji Chou	Geng Shen	Geng Yin	Xin You	Xin Mao
2	Wu Wu	Ji Chou	Ding Si	Wu Zi	Wu Wu	Ji Chou	Ji Wei	Geng Yin	Xin You	Xin Mao	Ren Shu	Ren Chen
3	Ji Wei	Geng Yin	Wu Wu	Ji Chou	Ji Wei	Geng Yin	Geng Shen	Xin Mao	Ren Shu	Ren Chen	Kui Hai	Kui Si
4	Geng Shen	Xin Mao	Ji Wei	Geng Yin	Geng Shen	Xin Mao	Xin You	Ren Chen	Kui Hai	Kui Si	Jia Zi	Jia Wu
5	Xin You	Ren Chen	Geng Shen	Xin Mao	Xin You	Ren Chen	Ren Shu	Kui Si	Jia Zi	Jia Wu	Yi Chou	Yi Wei
6	Ren Shu	Kui Si	Xin You	Ren Chen	Ren Shu	Kui Si	Kui Hai	Jia Wu	Yi Chou	Yi Wei	Bing Yin	Bing Shen
7	Kui Hai	Jia Wu	Ren Shu	Kui Si	Kui Hai	Jia Wu	Jia Zi	Yi Wei	Bing Yin	Bing Shen	Ding Mao	Ding You
8	Jia Zi	Yi Wei	Kui Hai	Jia Wu	Jia Zi	Yi Wei	Yi Chou	Bing Shen	Ding Mao	Ding You	Wu Chen	Wu Shu
9	Yi Chou	Bing Shen	Jia Zi	Yi Wei	Yi Chou	Bing Shen	Bing Yin	Ding You	Wu Chen	Wu Shu	Ji Si	Ji Hai
10	Bing Yin	Ding You	Yi Chou	Bing Shen	Bing Yin	Ding You	Ding Mao	Wu Shu	Ji Si	Ji Hai	Geng Wu	Geng Zi
11	Ding Mao	Wu Shu	Bing Yin	Ding You	Ding Mao	Wu Shu	Wu Chen	Ji Hai	Geng Wu	Geng Zi	Xin Wei	Xin Chou
12	Wu Chen	Ji Hai	Ding Mao	Wu Shu	Wu Chen	Ji Hai	Ji Si	Geng Zi	Xin Wei	Xin Chou	Ren Shen	Ren Yin
13	Ji Si	Geng Zi	Wu Chen	Ji Hai	Ji Si	Geng Zi	Geng Wu	Xin Chou	Ren Shen	Ren Yin	Kui You	Kui Mao
14	Geng Wu	Xin Chou	Ji Si	Geng Zi	Geng Wu	Xin Chou	Xin Wei	Ren Yin	Kui You	Kui Mao	Jia Shu	Jia Chen
15	Xin Wei	Ren Yin	Geng Wu	Xin Chou	Xin Wei	Ren Yin	Ren Shen	Kui Mao	Jia Shu	Jia Chen	Yi Hai	Yi Si
16	Ren Shen	Kui Mao	Xin Wei	Ren Yin	Ren Shen	Kui Mao	Kui You	Jia Chen	Yi Hai	Yi Si	Bing Zi	Bing Wu
17	Kui You	Jia Chen	Ren Shen	Kui Mao	Kui You	Jia Chen	Jia Shu	Yi Si	Bing Zi	Bing Wu	Ding Chou	Ding Wei
18	Jia Shu	Yi Si	Kui You	Jia Chen	Jia Shu	Yi Si	Yi Hai	Bing Wu	Ding Chou	Ding Wei	Wu Yin	Wu Shen
19	Yi Hai	Bing Wu	Jia Shu	Yi Si	Yi Hai	Bing Wu	Bing Zi	Ding Wei	Wu Yin	Wu Shen	Ji Mao	Ji You
20	Bing Zi	Ding Wei	Yi Hai	Bing Wu	Bing Zi	Ding Wei	Ding Chou	Wu Shen	Ji Mao	Ji You	Geng Chen	Geng Shu
21	Ding Chou	Wu Shen	Bing Zi	Ding Wei	Ding Chou	Wu Shen	Wu Yin	Ji You	Geng Chen	Geng Shu	Xin Si	Xin Hai
22	Wu Yin	Ji You	Ding Chou	Wu Shen	Wu Yin	Ji You	Ji Mao	Geng Shu	Xin Si	Xin Hai	Ren Wu	Ren Zi
23	Ji Mao	Geng Shu	Wu Yin	Ji You	Ji Mao	Geng Shu	Geng Chen	Xin Hai	Ren Wu	Ren Zi	Kui Wei	Kui Chou
24	Geng Chen	Xin Hai	Ji Mao	Geng Shu	Geng Chen	Xin Hai	Xin Si	Ren Zi	Kui Wei	Kui Chou	Jia Shen	Jia Yin
25	Xin Si	Ren Zi	Geng Chen	Xin Hai	Xin Si	Ren Zi	Ren Wu	Kui Chou	Jia Shen	Jia Yin	Yi You	Yi Mao
26	Ren Wu	Kui Chou	Xin Si	Ren Zi	Ren Wu	Kui Chou	Kui Wei	Jia Yin	Yi You	Yi Mao	Bing Shu	Bing Chen
27	Kui Wei	Jia Yin	Ren Wu	Kui Chou	Kui Wei	Jia Yin	Jia Shen	Yi Mao	Bing Shu	Bing Chen	Ding Hai	Ding Si
28	Jia Shen	Yi Mao	Kui Wei	Jia Yin	Jia Shen	Yi Mao	Yi You	Bing Chen	Ding Hai	Ding Si	Wu Zi	Wu Wu
29	Yi You		Jia Shen	Yi Mao	Yi You	Bing Chen	Bing Shu	Ding Si	Wu Zi	Wu Wu	Ji Chou	Ji Wei
30	Bing Shu		Yi You	Bing Chen	Bing Shu	Ding Si	Ding Hai	Wu Wu	Ji Chou	Ji Wei	Geng Yin	Geng Shen
31	Ding Hai		Bing Shu		Ding Hai		Wu Zi	Ji Wei		Geng Shen		Xin You

154

1955 The Year of the Sheep (Yi Wei)

Day	JAN	FEB	MAR	APR	MAY	JUNE	JULY	AUG	SEPT	OCT	NOV	DEC
	Bing Zi	Ding Chou	Wu Yin	Ji Mao	Geng Chen	Xin Si	Ren Wu	Kui Wei	Jia Shen	Yi You	Bing Shu	Ding Hai
	Ding Chou	Wu Yin	Ji Mao	Geng Chen	Xin Si	Ren Wu	Kui Wei	Jia Shen	Yi You	Bing Shu	Ding Hai	Wu Zi
	1/6 11:08	2/4 22:18	3/6 16:32	4/5 21:39	5/6 15:18	6/6 19:44	7/8 6:07	8/8 15:50	9/8 19:36	10/9 11:09	11/8 13:49	12/8 5:23
1	Ren Shu	Kui Si	Xin You	Ren Chen	Ren Shu	Kui Si	Kui Hai	Jia Wu	Yi Chou	Yi Wei	Bing Yin	Bing Shen
2	Kui Hai	Jia Wu	Ren Shu	Kui Si	Kui Hai	Jia Wu	Jia Zi	Yi Wei	Bing Yin	Bing Shen	Ding Mao	Ding You
3	Jia Zi	Yi Wei	Kui Hai	Jia Wu	Jia Zi	Yi Wei	Yi Chou	Bing Shen	Ding Mao	Ding You	Wu Chen	Wu Shu
4	Yi Chou	Bing Shen	Jia Zi	Yi Wei	Yi Chou	Bing Shen	Bing Yin	Ding You	Wu Chen	Wu Shu	Ji Si	Ji Hai
5	Bing Yin	Ding You	Yi Chou	Bing Shen	Bing Yin	Ding You	Ding Mao	Wu Shu	Ji Si	Ji Hai	Geng Wu	Geng Zi
6	Ding Mao	Wu Shu	Bing Yin	Ding You	Ding Mao	Wu Shu	Wu Chen	Ji Hai	Geng Wu	Geng Zi	Xin Wei	Xin Chou
7	Wu Chen	Ji Hai	Ding Mao	Wu Shu	Wu Chen	Ji Hai	Ji Si	Geng Zi	Xin Wei	Xin Chou	Ren Shen	Ren Yin
8	Ji Si	Geng Zi	Wu Chen	Ji Hai	Ji Si	Geng Zi	Geng Wu	Xin Chou	Ren Shen	Ren Yin	Kui You	Kui Mao
9	Geng Wu	Xin Chou	Ji Si	Geng Zi	Geng Wu	Xin Chou	Xin Wei	Ren Yin	Kui You	Kui Mao	Jia Shu	Jia Chen
10	Xin Wei	Ren Yin	Geng Wu	Xin Chou	Xin Wei	Ren Yin	Ren Shen	Kui Mao	Jia Shu	Jia Chen	Yi Hai	Yi Si
11	Ren Shen	Kui Mao	Xin Wei	Ren Yin	Ren Shen	Kui Mao	Kui You	Jia Chen	Yi Hai	Yi Si	Bing Zi	Bing Wu
12	Kui You	Jia Chen	Ren Shen	Kui Mao	Kui You	Jia Chen	Jia Shu	Yi Si	Bing Zi	Bing Wu	Ding Chou	Ding Wei
13	Jia Shu	Yi Si	Kui You	Jia Chen	Jia Shu	Yi Si	Yi Hai	Bing Wu	Ding Chou	Ding Wei	Wu Yin	Wu Shen
14	Yi Hai	Bing Wu	Jia Shu	Yi Si	Yi Hai	Bing Wu	Bing Zi	Ding Wei	Wu Yin	Wu Shen	Ji Mao	Ji You
15	Bing Zi	Ding Wei	Yi Hai	Bing Wu	Bing Zi	Ding Wei	Ding Chou	Wu Shen	Ji Mao	Ji You	Geng Chen	Geng Shu
16	Ding Chou	Wu Shen	Bing Zi	Ding Wei	Ding Chou	Wu Shen	Wu Yin	Ji You	Geng Chen	Geng Shu	Xin Si	Xin Hai
17	Wu Yin	Ji You	Ding Chou	Wu Shen	Wu Yin	Ji You	Ji Mao	Geng Shu	Xin Si	Xin Hai	Ren Wu	Ren Zi
18	Ji Mao	Geng Shu	Wu Yin	Ji You	Ji Mao	Geng Shu	Geng Chen	Xin Hai	Ren Wu	Ren Zi	Kui Wei	Kui Chou
19	Geng Chen	Xin Hai	Ji Mao	Geng Shu	Geng Chen	Xin Hai	Xin Si	Ren Zi	Kui Wei	Kui Chou	Jia Shen	Jia yin
20	Xin Si	Ren Zi	Geng Chen	Xin Hai	Xin Si	Ren Zi	Ren Wu	Kui Chou	Jia Shen	Jia yin	Yi You	Yi Mao
21	Ren Wu	Kui Chou	Xin Si	Ren Zi	Ren Wu	Kui Chou	Kui Wei	Jia yin	Yi You	Yi Mao	Bing Shu	Bing Chen
22	Kui Wei	Jia yin	Ren Wu	Kui Chou	Kui Wei	Jia yin	Jia Shen	Yi Mao	Bing Shu	Bing Chen	Ding Hai	Ding Si
23	Jia Shen	Yi Mao	Kui Wei	Jia yin	Jia Shen	Yi Mao	Yi You	Bing Chen	Ding Hai	Ding Si	Wu Zi	Wu Wu
24	Yi You	Bing Chen	Jia Shen	Yi Mao	Yi You	Bing Chen	Bing Shu	Ding Si	Wu Zi	Wu Wu	Ji Chou	Ji Wei
25	Bing Shu	Ding Si	Yi You	Bing Chen	Bing Shu	Ding Si	Ding Hai	Wu Wu	Ji Chou	Ji Wei	Geng Yin	Geng Shen
26	Ding Hai	Wu Wu	Bing Shu	Ding Si	Ding Hai	Wu Wu	Wu Zi	Ji Wei	Geng Yin	Geng Shen	Xin Mao	Xin You
27	Wu Zi	Ji Wei	Ding Hai	Wu Wu	Wu Zi	Ji Wei	Ji Chou	Geng Shen	Xin Mao	Xin You	Ren Chen	Ren Shu
28	Ji Chou	Geng Shen	Wu Zi	Ji Wei	Ji Chou	Geng Shen	Geng Yin	Xin You	Ren Chen	Ren Shu	Kui Si	Kui Hai
29	Geng Yin		Ji Chou	Geng Shen	Geng Yin	Xin You	Xin Mao	Ren Shu	Kui Si	Kui Hai	Jia Wu	Jia Zi
30	Xin Mao		Geng Yin	Xin You	Xin Mao	Ren Shu	Ren Chen	Kui Hai	Jia Wu	Jia Zi	Yi Wei	Yi Chou
31	Ren Chen		Xin Mao		Ren Chen		Kui Si	Jia Zi		Yi Chou		Bing Yin

1956 The Year of the Monkey (Bing Shen)

	JAN	FEB	MAR	APR	MAY	JUNE	JULY	AUG	SEPT	OCT	NOV	DEC
	Wu Zi	Ji Chou	Geng Yin	Xin Mao	Ren Chen	Kui Si	Jia Wu	Yi Wei	Bing Shen	Ding You	Wu Shu	Ji Hai
	Ji Chou	Geng Yin	Xin Mao	Ren Chen	Kui Si	Jia Wu	Yi Wei	Bing Shen	Ding You	Wu Shu	Ji Hai	Geng Zi
	1/6	2/5	3/5	4/5	5/5	6/6	7/7	8/7	9/8	10/8	11/7	12/7
	16:31	4:13	22:25	3:32	21:11	1:36	11:59	21:41	1:24	15:37	19:48	11:03
1	Ding Mao	Wu Shu	Ding Mao	Wu Shu	Wu Chen	Ji Hai	Ji Si	Geng Zi	Xin Wei	Xin Chou	Ren Shen	Ren Yin
2	Wu Chen	Ji Hai	Wu Chen	Ji Hai	Ji Si	Geng Zi	Geng Wu	Xin Chou	Ren Shen	Ren Yin	Kui You	Kui Mao
3	Ji Si	Geng Zi	Ji Si	Geng Zi	Geng Wu	Xin Chou	Xin Wei	Ren Yin	Kui You	Kui Mao	Jia Shu	Jia Chen
4	Geng Wu	Xin Chou	Geng Wu	Xin Chou	Xin Wei	Ren Yin	Ren Shen	Kui Mao	Jia Shu	Jia Chen	Yi Hai	Yi Si
5	Xin Wei	Ren Yin	Xin Wei	Ren Yin	Ren Shen	Kui Mao	Kui You	Jia Chen	Yi Hai	Yi Si	Bing Zi	Bing Wu
6	Ren Shen	Kui Mao	Ren Shen	Kui Mao	Kui You	Jia Chen	Jia Shu	Yi Si	Bing Zi	Bing Wu	Ding Chou	Ding Wei
7	Kui You	Jia Chen	Kui You	Jia Chen	Jia Shu	Yi Si	Yi Hai	Bing Wu	Ding Chou	Ding Wei	Wu Yin	Wu Shen
8	Jia Shu	Yi Si	Jia Shu	Yi Si	Yi Hai	Bing Wu	Bing Zi	Ding Wei	Wu Yin	Wu Shen	Ji Mao	Ji You
9	Yi Hai	Bing Wu	Yi Hai	Bing Wu	Bing Zi	Ding Wei	Ding Chou	Wu Shen	Ji Mao	Ji You	Geng Chen	Geng Shu
10	Bing Zi	Ding Wei	Bing Zi	Ding Wei	Ding Chou	Wu Shen	Wu Yin	Ji You	Geng Chen	Geng Shu	Xin Si	Xin Hai
11	Ding Chou	Wu Shen	Ding Chou	Wu Shen	Wu Yin	Ji You	Ji Mao	Geng Shu	Xin Si	Xin Hai	Ren Wu	Ren Zi
12	Wu Yin	Ji You	Wu Yin	Ji You	Ji Mao	Geng Shu	Geng Chen	Xin Hai	Ren Wu	Ren Zi	Kui Wei	Kui Chou
13	Ji Mao	Geng Shu	Ji Mao	Geng Shu	Geng Chen	Xin Hai	Xin Si	Ren Zi	Kui Wei	Kui Chou	Jia Shen	Jia Yin
14	Geng Chen	Xin Hai	Geng Chen	Xin Hai	Xin Si	Ren Zi	Ren Wu	Kui Chou	Jia Shen	Jia Yin	Yi You	Yi Mao
15	Xin Si	Ren Zi	Xin Si	Ren Zi	Ren Wu	Kui Chou	Kui Wei	Jia Yin	Yi You	Yi Mao	Bing Shu	Bing Chen
16	Ren Wu	Kui Chou	Ren Wu	Kui Chou	Kui Wei	Jia Yin	Jia Shen	Yi Mao	Bing Shu	Bing Chen	Ding Hai	Ding Si
17	Kui Wei	Jia Yin	Kui Wei	Jia Yin	Jia Shen	Yi Mao	Yi You	Bing Chen	Ding Hai	Ding Si	Wu Zi	Wu Wu
18	Jia Shen	Yi Mao	Jia Shen	Yi Mao	Yi You	Bing Chen	Bing Shu	Ding Si	Wu Zi	Wu Wu	Ji Chou	Ji Wei
19	Yi You	Bing Chen	Yi You	Bing Chen	Bing Shu	Ding Si	Ding Hai	Wu Wu	Ji Chou	Ji Wei	Geng Yin	Geng Shen
20	Bing Shu	Ding Si	Bing Shu	Ding Si	Ding Hai	Wu Wu	Wu Zi	Ji Wei	Geng Yin	Geng Shen	Xin Mao	Xin You
21	Ding Hai	Wu Wu	Ding Hai	Wu Wu	Wu Zi	Ji Wei	Ji Chou	Geng Shen	Xin Mao	Xin You	Ren Chen	Ren Shu
22	Wu Zi	Ji Wei	Wu Zi	Ji Wei	Ji Chou	Geng Shen	Geng Yin	Xin You	Ren Chen	Ren Shu	Kui Si	Kui Hai
23	Ji Chou	Geng Shen	Ji Chou	Geng Shen	Geng Yin	Xin You	Xin Mao	Ren Shu	Kui Si	Kui Hai	Jia Wu	Jia Zi
24	Geng Yin	Xin You	Geng Yin	Xin You	Xin Mao	Ren Shu	Ren Chen	Kui Hai	Jia Wu	Jia Zi	Yi Wei	Yi Chou
25	Xin Mao	Ren Shu	Xin Mao	Ren Shu	Ren Chen	Kui Hai	Kui Si	Jia Zi	Yi Wei	Yi Chou	Bing Shen	Bing Yin
26	Ren Chen	Kui Hai	Ren Chen	Kui Hai	Kui Si	Jia Zi	Jia Wu	Yi Chou	Bing Shen	Bing Yin	Ding You	Ding Mao
27	Kui Si	Jia Zi	Kui Si	Jia Zi	Jia Wu	Yi Chou	Yi Wei	Bing Yin	Ding You	Ding Mao	Wu Shu	Wu Chen
28	Jia Wu	Yi Chou	Jia Wu	Yi Chou	Yi Wei	Bing Yin	Bing Shen	Ding Mao	Wu Shu	Wu Chen	Ji Hai	Ji Si
29	Yi Wei	Bing Yin	Yi Wei	Bing Yin	Bing Shen	Ding Mao	Ding You	Wu Chen	Ji Hai	Ji Si	Geng Zi	Geng Wu
30	Bing Shen		Bing Shen	Ding Mao	Ding You	Wu Chen	Wu Shu	Ji Si	Geng Zi	Geng Wu	Xin Chou	Xin Wei
31	Ding You		Ding You		Wu Shu		Ji Hai	Geng Wu		Xin Wei		Ren Shen

1957 The Year of the Rooster (Ding You)

	Geng Zi / Xin Chou	Xin Chou / Ren Yin	Ren Yin / Kui Mao	Kui Mao / Jia Chen	Jia Chen / Yi Si	Yi Si / Bing Wu	Bing Wu / Ding Wei	Ding Wei / Wu Shen	Wu Shen / Ji You	Ji You / Geng Shu	Geng Shu / Xin Hai	Xin Hai / Ren Zi
	1/5 22:11	2/4 9:55	3/6 4:11	4/5 9:19	5/6 3:11	6/6 7:25	7/7 17:49	8/8 3:33	9/8 7:03	10/8 21:31	11/8 1:37	12/7 17:57
Day	JAN	FEB	MAR	APR	MAY	JUNE	JULY	AUG	SEPT	OCT	NOV	DEC
1	Kui You	Jia Chen	Ren Shen	Kui Mao	Kui You	Jia Chen	Jia Shu	Yi Si	Bing Zi	Bing Wu	Ding Chou	Ding Wei
2	Jia Shu	Yi Si	Kui You	Jia Chen	Jia Shu	Yi Si	Yi Hai	Bing Wu	Ding Chou	Ding Wei	Wu Yin	Wu Shen
3	Yi Hai	Bing Wu	Jia Shu	Yi Si	Yi Hai	Bing Wu	Bing Zi	Ding Wei	Wu Yin	Wu Shen	Ji Mao	Ji You
4	Bing Zi	Ding Wei	Yi Hai	Bing Wu	Bing Zi	Ding Wei	Ding Chou	Wu Shen	Ji Mao	Ji You	Geng Chen	Geng Shu
5	Ding Chou	Wu Shen	Bing Zi	Ding Wei	Ding Chou	Wu Shen	Wu Yin	Ji You	Geng Chen	Geng Shu	Xin Si	Xin Hai
6	Wu Yin	Ji You	Ding Chou	Wu Shen	Wu Yin	Ji You	Ji Mao	Geng Shu	Xin Si	Xin Hai	Ren Wu	Ren Zi
7	Ji Mao	Geng Shu	Wu Yin	Ji You	Ji Mao	Geng Shu	Geng Chen	Xin Hai	Ren Wu	Ren Zi	Kui Wei	Kui Chou
8	Geng Chen	Xin Hai	Ji Mao	Geng Shu	Geng Chen	Xin Hai	Xin Si	Ren Zi	Kui Wei	Kui Chou	Jia Shen	Jia Yin
9	Xin Si	Ren Zi	Geng Chen	Xin Hai	Xin Si	Ren Zi	Ren Wu	Kui Chou	Jia Shen	Jia Yin	Yi You	Yi Mao
10	Ren Wu	Kui Chou	Xin Si	Ren Zi	Ren Wu	Kui Chou	Kui Wei	Jia Yin	Yi You	Yi Mao	Bing Shu	Bing Chen
11	Kui Wei	Jia Yin	Ren Wu	Kui Chou	Kui Wei	Jia Yin	Jia Shen	Yi Mao	Bing Shu	Bing Chen	Ding Hai	Ding Si
12	Jia Shen	Yi Mao	Kui Wei	Jia Yin	Jia Shen	Yi Mao	Yi You	Bing Chen	Ding Hai	Ding Si	Wu Zi	Wu Wu
13	Yi You	Bing Chen	Jia Shen	Yi Mao	Yi You	Bing Chen	Bing Shu	Ding Si	Wu Zi	Wu Wu	Ji Chou	Ji Wei
14	Bing Shu	Ding Si	Yi You	Bing Chen	Bing Shu	Ding Si	Ding Hai	Wu Wu	Ji Chou	Ji Wei	Geng Yin	Geng Shen
15	Ding Hai	Wu Wu	Bing Shu	Ding Si	Ding Hai	Wu Wu	Wu Zi	Ji Wei	Geng Yin	Geng Shen	Xin Mao	Xin You
16	Wu Zi	Ji Wei	Ding Hai	Wu Wu	Wu Zi	Ji Wei	Ji Chou	Geng Shen	Xin Mao	Xin You	Ren Chen	Ren Shu
17	Ji Chou	Geng Shen	Wu Zi	Ji Wei	Ji Chou	Geng Shen	Geng Yin	Xin You	Ren Chen	Ren Shu	Kui Si	Kui Hai
18	Geng Yin	Xin You	Ji Chou	Geng Shen	Geng Yin	Xin You	Xin Mao	Ren Shu	Kui Si	Kui Hai	Jia Wu	Jia Zi
19	Xin Mao	Ren Shu	Geng Yin	Xin You	Xin Mao	Ren Shu	Ren Chen	Kui Hai	Jia Wu	Jia Zi	Yi Wei	Yi Chou
20	Ren Chen	Kui Hai	Xin Mao	Ren Shu	Ren Chen	Kui Hai	Kui Si	Jia Zi	Yi Wei	Yi Chou	Bing Shen	Bing Yin
21	Kui Si	Jia Zi	Ren Chen	Kui Hai	Kui Si	Jia Zi	Jia Wu	Yi Chou	Bing Shen	Bing Yin	Ding You	Ding Mao
22	Jia Wu	Yi Chou	Kui Si	Jia Zi	Jia Wu	Yi Chou	Yi Wei	Bing Yin	Ding You	Ding Mao	Wu Shu	Wu Chen
23	Yi Wei	Bing Yin	Jia Wu	Yi Chou	Yi Wei	Bing Yin	Bing Shen	Ding Mao	Wu Shu	Wu Chen	Ji Hai	Ji Si
24	Bing Shen	Ding Mao	Yi Wei	Bing Yin	Bing Shen	Ding Mao	Ding You	Wu Chen	Ji Hai	Ji Si	Geng Zi	Geng Wu
25	Ding You	Wu Chen	Bing Shen	Ding Mao	Ding You	Wu Chen	Wu Shu	Ji Si	Geng Zi	Geng Wu	Xin Chou	Xin Wei
26	Wu Shu	Ji Si	Ding You	Wu Chen	Wu Shu	Ji Si	Ji Hai	Geng Wu	Xin Chou	Xin Wei	Ren Yin	Ren Shen
27	Ji Hai	Geng Wu	Wu Shu	Ji Si	Ji Hai	Geng Wu	Geng Zi	Xin Wei	Ren Yin	Ren Shen	Kui Mao	Kui You
28	Geng Zi	Xin Wei	Ji Hai	Geng Wu	Geng Zi	Xin Wei	Xin Chou	Ren Shen	Kui Mao	Kui You	Jia Chen	Jia Shu
29	Xin Chou		Geng Zi	Xin Wei	Xin Chou	Ren Shen	Ren Yin	Kui You	Jia Chen	Jia Shu	Yi Si	Yi Hai
30	Ren Yin		Xin Chou	Ren Shen	Ren Yin	Kui You	Kui Mao	Jia Shu	Yi Si	Yi Hai	Bing Wu	Bing Zi
31	Kui Mao		Ren Yin		Kui Mao		Jia Chen	Yi Hai		Bing Zi		Ding Chou

The Best Feng Shui Alignment

1958 The Year of the Dog (Wu Shu)

	JAN	FEB	MAR	APR	MAY	JUNE	JULY	AUG	SEPT	OCT	NOV	DEC
	Ren Zi	Kui Chou	Jia Yin	Yi Mao	Bing Chen	Ding Si	Wu Wu	Ji Wei	Geng Shen	Xin You	Ren Shu	Kui Hai
	Kui Chou	Jia Yin	Yi Mao	Bing Chen	Ding Si	Wu Wu	Ji Wei	Geng Shen	Xin You	Ren Shu	Kui Hai	Jia Zi
	1/6	2/4	3/6	4/5	5/6	6/6	7/8	8/8	9/8	10/9	11/8	12/7
	4:05	15:50	10:06	15:13	9:01	13:13	0:03	9:18	13:01	3:20	7:26	23:47
1	Wu Yin	Ji You	Ding Chou	Wu Shen	Wu Yin	Ji You	Ji Mao	Geng Shu	Xin Si	Xin Hai	Ren Wu	Ren Zi
2	Ji Mao	Geng Shu	Wu Yin	Ji You	Ji Mao	Geng Shu	Geng Chen	Xin Hai	Ren Wu	Ren Zi	Kui Wei	Kui Chou
3	Geng Chen	Xin Hai	Ji Mao	Geng Shu	Geng Chen	Xin Hai	Xin Si	Ren Zi	Kui Wei	Kui Chou	Jia Shen	Jia yin
4	Xin Si	Ren Zi	Geng Chen	Xin Hai	Xin Si	Ren Zi	Ren Wu	Kui Chou	Jia Shen	Jia yin	Yi You	Yi Mao
5	Ren Wu	Kui Chou	Xin Si	Ren Zi	Ren Wu	Kui Chou	Kui Wei	Jia yin	Yi You	Yi Mao	Bing Shu	Bing Chen
6	Kui Wei	Jia yin	Ren Wu	Kui Chou	Kui Wei	Jia yin	Jia Shen	Yi Mao	Bing Shu	Bing Chen	Ding Hai	Ding Si
7	Jia Shen	Yi Mao	Kui Wei	Jia yin	Jia Shen	Yi Mao	Yi You	Bing Chen	Ding Hai	Ding Si	Wu Zi	Wu Wu
8	Yi You	Bing Chen	Jia Shen	Yi Mao	Yi You	Bing Chen	Bing Shu	Ding Si	Wu Zi	Wu Wu	Ji Chou	Ji Wei
9	Bing Shu	Ding Si	Yi You	Bing Chen	Bing Shu	Ding Si	Ding Hai	Wu Wu	Ji Chou	Ji Wei	Geng Yin	Geng Shen
10	Ding Hai	Wu Wu	Bing Shu	Ding Si	Ding Hai	Wu Wu	Wu Zi	Ji Wei	Geng Yin	Geng Shen	Xin Mao	Xin You
11	Wu Zi	Ji Wei	Ding Hai	Wu Wu	Wu Zi	Ji Wei	Ji Chou	Geng Shen	Xin Mao	Xin You	Ren Chen	Ren Shu
12	Ji Chou	Geng Shen	Wu Zi	Ji Wei	Ji Chou	Geng Shen	Geng Yin	Xin You	Ren Chen	Ren Shu	Kui Si	Kui Hai
13	Geng Yin	Xin You	Ji Chou	Geng Shen	Geng Yin	Xin You	Xin Mao	Ren Shu	Kui Si	Kui Hai	Jia Wu	Jia Zi
14	Xin Mao	Ren Shu	Geng Yin	Xin You	Xin Mao	Ren Shu	Ren Chen	Kui Hai	Jia Wu	Jia Zi	Yi Wei	Yi Chou
15	Ren Chen	Kui Hai	Xin Mao	Ren Shu	Ren Chen	Kui Hai	Kui Si	Jia Zi	Yi Wei	Yi Chou	Bing Shen	Bing Yin
16	Kui Si	Jia Zi	Ren Chen	Kui Hai	Kui Si	Jia Zi	Jia Wu	Yi Chou	Bing Shen	Bing Yin	Ding You	Ding Mao
17	Jia Wu	Yi Chou	Kui Si	Jia Zi	Jia Wu	Yi Chou	Yi Wei	Bing Yin	Ding You	Ding Mao	Wu Shu	Wu Chen
18	Yi Wei	Bing Yin	Jia Wu	Yi Chou	Yi Wei	Bing Yin	Bing Shen	Ding Mao	Wu Shu	Wu Chen	Ji Hai	Ji Si
19	Bing Shen	Ding Mao	Yi Wei	Bing Yin	Bing Shen	Ding Mao	Ding You	Wu Chen	Ji Hai	Ji Si	Geng Zi	Geng Wu
20	Ding You	Wu Chen	Bing Shen	Ding Mao	Ding You	Wu Chen	Wu Shu	Ji Si	Geng Zi	Geng Wu	Xin Chou	Xin Wei
21	Wu Shu	Ji Si	Ding You	Wu Chen	Wu Shu	Ji Si	Ji Hai	Geng Wu	Xin Chou	Xin Wei	Ren Yin	Ren Shen
22	Ji Hai	Geng Wu	Wu Shu	Ji Si	Ji Hai	Geng Wu	Geng Zi	Xin Wei	Ren Yin	Ren Shen	Kui Mao	Kui You
23	Geng Zi	Xin Wei	Ji Hai	Geng Wu	Geng Zi	Xin Wei	Xin Chou	Ren Shen	Kui Mao	Kui You	Jia Chen	Jia Shu
24	Xin Chou	Ren Shen	Geng Zi	Xin Wei	Xin Chou	Ren Shen	Ren Yin	Kui You	Jia Chen	Jia Shu	Yi Si	Yi Hai
25	Ren Yin	Kui You	Xin Chou	Ren Shen	Ren Yin	Kui You	Kui Mao	Jia Shu	Yi Si	Yi Hai	Bing Wu	Bing Zi
26	Kui Mao	Jia Shu	Ren Yin	Kui You	Kui Mao	Jia Shu	Jia Chen	Yi Hai	Bing Wu	Bing Zi	Ding Wei	Ding Chou
27	Jia Chen	Yi Hai	Kui Mao	Jia Shu	Jia Chen	Yi Hai	Yi Si	Bing Zi	Ding Wei	Ding Chou	Wu Shen	Wu Yin
28	Yi Si	Bing Zi	Jia Chen	Yi Hai	Yi Si	Bing Zi	Bing Wu	Ding Chou	Wu Shen	Wu Yin	Ji You	Ji Mao
29	Bing Wu		Yi Si	Bing Zi	Bing Wu	Ding Chou	Ding Wei	Wu Yin	Ji You	Ji Mao	Geng Shu	Geng Chen
30	Ding Wei		Bing Wu	Ding Chou	Ding Wei	Wu Yin	Wu Shen	Ji Mao	Geng Shu	Geng Chen	Xin Hai	Xin Si
31	Wu Shen		Ding Wei		Wu Shen		Ji You	Geng Chen		Xin Si		Ren Wu

158

1959 The Year of the Boar (Ji Hai)

Day	JAN	FEB	MAR	APR	MAY	JUNE	JULY	AUG	SEPT	OCT	NOV	DEC
Month pillar	Jia Zi	Yi Chou	Bing Yin	Ding Mao	Wu Chen	Ji Si	Geng Wu	Xin Wei	Ren Shen	Kui You	Jia Shu	Yi Hai
Solar term	Yi Chou 1/6 9:59	Bing Yin 2/4 21:43	Ding Mao 3/6 15:57	Wu Chen 4/5 21:04	Ji Si 5/6 14:39	Geng Wu 6/6 19:01	Xin Wei 7/8 5:21	Ren Shen 8/8 15:05	Kui You 9/8 17:49	Jia Shu 10/9 9:11	Yi Hai 11/8 13:16	Bing Zi 12/8 5:37
1	Kui Wei	Jia Yin	Ren Wu	Kui Chou	Kui Wei	Jia Yin	Jia Shen	Yi Mao	Bing Shu	Bing Chen	Ding Hai	Ding Si
2	Jia Shen	Yi Mao	Kui Wei	Jia Yin	Jia Shen	Yi Mao	Yi You	Bing Chen	Ding Hai	Ding Si	Wu Zi	Wu Wu
3	Yi You	Bing Chen	Jia Shen	Yi Mao	Yi You	Bing Chen	Bing Shu	Ding Si	Wu Zi	Wu Wu	Ji Chou	Ji Wei
4	Bing Shu	Ding Si	Yi You	Bing Chen	Bing Shu	Ding Si	Ding Hai	Wu Wu	Ji Chou	Ji Wei	Geng Yin	Geng Shen
5	Ding Hai	Wu Wu	Bing Shu	Ding Si	Ding Hai	Wu Wu	Wu Zi	Ji Wei	Geng Yin	Geng Shen	Xin Mao	Xin You
6	Wu Zi	Ji Wei	Ding Hai	Wu Wu	Wu Zi	Ji Wei	Ji Chou	Geng Shen	Xin Mao	Xin You	Ren Chen	Ren Shu
7	Ji Chou	Geng Shen	Wu Zi	Ji Wei	Ji Chou	Geng Shen	Geng Yin	Xin You	Ren Chen	Ren Shu	Kui Si	Kui Hai
8	Geng Yin	Xin You	Ji Chou	Geng Shen	Geng Yin	Xin You	Xin Mao	Ren Shu	Kui Si	Kui Hai	Jia Wu	Jia Zi
9	Xin Mao	Ren Shu	Geng Yin	Xin You	Xin Mao	Ren Shu	Ren Chen	Kui Hai	Jia Wu	Jia Zi	Yi Wei	Yi Chou
10	Ren Chen	Kui Hai	Xin Mao	Ren Shu	Ren Chen	Kui Hai	Kui Si	Jia Zi	Yi Wei	Yi Chou	Bing Shen	Bing Yin
11	Kui Si	Jia Zi	Ren Chen	Kui Hai	Kui Si	Jia Zi	Jia Wu	Yi Chou	Bing Shen	Bing Yin	Ding You	Ding Mao
12	Jia Wu	Yi Chou	Kui Si	Jia Zi	Jia Wu	Yi Chou	Yi Wei	Bing Yin	Ding You	Ding Mao	Wu Shu	Wu Chen
13	Yi Wei	Bing Yin	Jia Wu	Yi Chou	Yi Wei	Bing Yin	Bing Shen	Ding Mao	Wu Shu	Wu Chen	Ji Hai	Ji Si
14	Bing Shen	Ding Mao	Yi Wei	Bing Yin	Bing Shen	Ding Mao	Ding You	Wu Chen	Ji Hai	Ji Si	Geng Zi	Geng Wu
15	Ding You	Wu Chen	Bing Shen	Ding Mao	Ding You	Wu Chen	Wu Shu	Ji Si	Geng Zi	Geng Wu	Xin Chou	Xin Wei
16	Wu Shu	Ji Si	Ding You	Wu Chen	Wu Shu	Ji Si	Ji Hai	Geng Wu	Xin Chou	Xin Wei	Ren Yin	Ren Shen
17	Ji Hai	Geng Wu	Wu Shu	Ji Si	Ji Hai	Geng Wu	Geng Zi	Xin Wei	Ren Yin	Ren Shen	Kui Mao	Kui You
18	Geng Zi	Xin Wei	Ji Hai	Geng Wu	Geng Zi	Xin Wei	Xin Chou	Ren Shen	Kui Mao	Kui You	Jia Chen	Jia Shu
19	Xin Chou	Ren Shen	Geng Zi	Xin Wei	Xin Chou	Ren Shen	Ren Yin	Kui You	Jia Chen	Jia Shu	Yi Si	Yi Hai
20	Ren Yin	Kui You	Xin Chou	Ren Shen	Ren Yin	Kui You	Kui Mao	Jia Shu	Yi Si	Yi Hai	Bing Wu	Bing Zi
21	Kui Mao	Jia Shu	Ren Yin	Kui You	Kui Mao	Jia Shu	Jia Chen	Yi Hai	Bing Wu	Bing Zi	Ding Wei	Ding Chou
22	Jia Chen	Yi Hai	Kui Mao	Jia Shu	Jia Chen	Yi Hai	Yi Si	Bing Zi	Ding Wei	Ding Chou	Wu Shen	Wu Yin
23	Yi Si	Bing Zi	Jia Chen	Yi Hai	Yi Si	Bing Zi	Bing Wu	Ding Chou	Wu Shen	Wu Yin	Ji You	Ji Mao
24	Bing Wu	Ding Chou	Yi Si	Bing Zi	Bing Wu	Ding Chou	Ding Wei	Wu Yin	Ji You	Ji Mao	Geng Shu	Geng Chen
25	Ding Wei	Wu Yin	Bing Wu	Ding Chou	Ding Wei	Wu Yin	Wu Shen	Ji Mao	Geng Shu	Geng Chen	Xin Hai	Xin Si
26	Wu Shen	Ji Mao	Ding Wei	Wu Yin	Wu Shen	Ji Mao	Ji You	Geng Chen	Xin Hai	Xin Si	Ren Zi	Ren Wu
27	Ji You	Geng Chen	Wu Shen	Ji Mao	Ji You	Geng Chen	Geng Shu	Xin Si	Ren Zi	Ren Wu	Kui Chou	Kui Wei
28	Geng Shu	Xin Si	Ji You	Geng Chen	Geng Shu	Xin Si	Xin Hai	Ren Wu	Kui Chou	Kui Wei	Jia Yin	Jia Shen
29	Xin Hai		Geng Shu	Xin Si	Xin Hai	Ren Wu	Ren Zi	Kui Wei	Jia Yin	Jia Shen	Yi Mao	Yi You
30	Ren Zi		Xin Hai	Ren Wu	Ren Zi	Kui Wei	Kui Chou	Jia Shen	Yi Mao	Yi You	Bing Chen	Bing Shu
31	Kui Chou		Ren Zi		Kui Chou		Jia Yin	Yi You		Bing Shu		Ding Hai

1960 The Year of the Rat (Geng Zi)

	JAN	FEB	MAR	APR	MAY	JUNE	JULY	AUG	SEPT	OCT	NOV	DEC
Month pillar	Ding Chou	Wu Yin	Ji Mao	Geng Chen	Xin Si	Ren Wu	Kui Wei	Jia Shen	Yi You	Bing Shu	Ding Hai	Wu Zi
	Bing Zi	Ding Chou	Wu Yin	Ji Mao	Geng Chen	Xin Si	Ren Wu	Kui Wei	Jia Shen	Yi You	Bing Shu	Ding Hai
Date	1/6	2/5	3/5	4/5	5/5	6/6	7/7	8/7	9/8	10/8	11/7	12/7
Time	15:43	3:23	21:36	2:44	20:23	1:11	11:13	21:00	0:39	15:09	19:06	11:26
1	Wu Zi	Ji Wei	Wu Zi	Ji Wei	Ji Chou	Geng Shen	Geng Yin	Xin You	Ren Chen	Ren Shu	Kui Si	Kui Hai
2	Ji Chou	Geng Shen	Ji Chou	Geng Shen	Geng Yin	Xin You	Xin Mao	Ren Shu	Kui Si	Kui Hai	Jia Wu	Jia Zi
3	Geng Yin	Xin You	Geng Yin	Xin You	Xin Mao	Ren Shu	Ren Chen	Kui Hai	Jia Wu	Jia Zi	Yi Wei	Yi Chou
4	Xin Mao	Ren Shu	Xin Mao	Ren Shu	Ren Chen	Kui Hai	Kui Si	Jia Zi	Yi Wei	Yi Chou	Bing Shen	Bing Yin
5	Ren Chen	Kui Hai	Ren Chen	Kui Hai	Kui Si	Jia Zi	Jia Wu	Yi Chou	Bing Shen	Bing Yin	Ding You	Ding Mao
6	Kui Si	Jia Zi	Kui Si	Jia Zi	Jia Wu	Yi Chou	Yi Wei	Bing Yin	Ding You	Ding Mao	Wu Shu	Wu Chen
7	Jia Wu	Yi Chou	Jia Wu	Yi Chou	Yi Wei	Bing Yin	Bing Shen	Ding Mao	Wu Shu	Wu Chen	Ji Hai	Ji Si
8	Yi Wei	Bing Yin	Yi Wei	Bing Yin	Bing Shen	Ding Mao	Ding You	Wu Chen	Ji Hai	Ji Si	Geng Zi	Geng Wu
9	Bing Shen	Ding Mao	Bing Shen	Ding Mao	Ding You	Wu Chen	Wu Shu	Ji Si	Geng Zi	Geng Wu	Xin Chou	Xin Wei
10	Ding You	Wu Chen	Ding You	Wu Chen	Wu Shu	Ji Si	Ji Hai	Geng Wu	Xin Chou	Xin Wei	Ren Yin	Ren Shen
11	Wu Shu	Ji Si	Wu Shu	Ji Si	Ji Hai	Geng Wu	Geng Zi	Xin Wei	Ren Yin	Ren Shen	Kui Mao	Kui You
12	Ji Hai	Geng Wu	Ji Hai	Geng Wu	Geng Zi	Xin Wei	Xin Chou	Ren Shen	Kui Mao	Kui You	Jia Chen	Jia Shu
13	Geng Zi	Xin Wei	Geng Zi	Xin Wei	Xin Chou	Ren Shen	Ren Yin	Kui You	Jia Chen	Jia Shu	Yi Si	Yi Hai
14	Xin Chou	Ren Shen	Xin Chou	Ren Shen	Ren Yin	Kui You	Kui Mao	Jia Shu	Yi Si	Yi Hai	Bing Wu	Bing Zi
15	Ren Yin	Kui You	Ren Yin	Kui You	Kui Mao	Jia Shu	Jia Chen	Yi Hai	Bing Wu	Bing Zi	Ding Wei	Ding Chou
16	Kui Mao	Jia Shu	Kui Mao	Jia Shu	Jia Chen	Yi Hai	Yi Si	Bing Zi	Ding Wei	Ding Chou	Wu Shen	Wu Yin
17	Jia Chen	Yi Hai	Jia Chen	Yi Hai	Yi Si	Bing Zi	Bing Wu	Ding Chou	Wu Shen	Wu Yin	Ji You	Ji Mao
18	Yi Si	Bing Zi	Yi Si	Bing Zi	Bing Wu	Ding Chou	Ding Wei	Wu Yin	Ji You	Ji Mao	Geng Shu	Geng Chen
19	Bing Wu	Ding Chou	Bing Wu	Ding Chou	Ding Wei	Wu Yin	Wu Shen	Ji Mao	Geng Shu	Geng Chen	Xin Hai	Xin Si
20	Ding Wei	Wu Yin	Ding Wei	Wu Yin	Wu Shen	Ji Mao	Ji You	Geng Chen	Xin Hai	Xin Si	Ren Zi	Ren Wu
21	Wu Shen	Ji Mao	Wu Shen	Ji Mao	Ji You	Geng Chen	Geng Shu	Xin Si	Ren Zi	Ren Wu	Kui Chou	Kui Wei
22	Ji You	Geng Chen	Ji You	Geng Chen	Geng Shu	Xin Si	Xin Hai	Ren Wu	Kui Chou	Kui Wei	Jia yin	Jia Shen
23	Geng Shu	Xin Si	Geng Shu	Xin Si	Xin Hai	Ren Wu	Ren Zi	Kui Wei	Jia yin	Jia Shen	Yi Mao	Yi You
24	Xin Hai	Ren Wu	Xin Hai	Ren Wu	Ren Zi	Kui Wei	Kui Chou	Jia Shen	Yi Mao	Yi You	Bing Chen	Bing Shu
25	Ren Zi	Kui Wei	Ren Zi	Kui Wei	Kui Chou	Jia Shen	Jia yin	Yi You	Bing Chen	Bing Shu	Ding Si	Ding Hai
26	Kui Chou	Jia Shen	Kui Chou	Jia Shen	Jia yin	Yi You	Yi Mao	Bing Shu	Ding Si	Ding Hai	Wu Wu	Wu Zi
27	Jia yin	Yi You	Jia yin	Yi You	Yi Mao	Bing Shu	Bing Chen	Ding Hai	Wu Wu	Wu Zi	Ji Wei	Ji Chou
28	Yi Mao	Bing Shu	Yi Mao	Bing Shu	Bing Chen	Ding Hai	Ding Si	Wu Zi	Ji Wei	Ji Chou	Geng Shen	Geng Yin
29	Bing Chen	Ding Hai	Bing Chen	Ding Hai	Ding Si	Wu Zi	Wu Wu	Ji Chou	Geng Shen	Geng Yin	Xin You	Xin Mao
30	Ding Si		Ding Si	Wu Zi	Wu Wu	Ji Chou	Ji Wei	Geng Yin	Xin You	Xin Mao	Ren Shu	Ren Chen
31	Wu Wu		Wu Wu		Ji Wei		Geng Shen	Xin Mao		Ren Chen		Kui Si

1961 The Year of the Ox (Xin Chou)

	JAN	FEB	MAR	APR	MAY	JUNE	JULY	AUG	SEPT	OCT	NOV	DEC
Month pillar	Wu Zi / Ji Chou	Ji Chou / Geng Yin	Geng Yin / Xin Mao	Xin Mao / Ren Chen	Ren Chen / Kui Si	Kui Si / Jia Wu	Jia Wu / Yi Wei	Yi Wei / Bing Shen	Bing Shen / Ding You	Ding You / Wu Shu	Wu Shu / Ji Hai	Ji Hai / Geng Zi
Date / Time	1/5 21:43	2/4 9:23	3/6 3:35	4/5 8:42	5/6 2:21	6/6 6:46	7/7 17:07	8/8 3:27	9/8 5:29	10/8 22:03	11/8 6:55	12/7 17:16
1	Jia Wu	Yi Chou	Kui Si	Jia Zi	Jia Wu	Yi Chou	Yi Wei	Bing Yin	Ding You	Ding Mao	Wu Shu	Wu Chen
2	Yi Wei	Bing Yin	Jia Wu	Yi Chou	Yi Wei	Bing Yin	Bing Shen	Ding Mao	Wu Shu	Wu Chen	Ji Hai	Ji Si
3	Bing Shen	Ding Mao	Yi Wei	Bing Yin	Bing Shen	Ding Mao	Ding You	Wu Chen	Ji Hai	Ji Si	Geng Zi	Geng Wu
4	Ding You	Wu Chen	Bing Shen	Ding Mao	Ding You	Wu Chen	Wu Shu	Ji Si	Geng Zi	Geng Wu	Xin Chou	Xin Wei
5	Wu Shu	Ji Si	Ding You	Wu Chen	Wu Shu	Ji Si	Ji Hai	Geng Wu	Xin Chou	Xin Wei	Ren Yin	Ren Shen
6	Ji Hai	Geng Wu	Wu Shu	Ji Si	Ji Hai	Geng Wu	Geng Zi	Xin Wei	Ren Yin	Ren Shen	Kui Mao	Kui You
7	Geng Zi	Xin Wei	Ji Hai	Geng Wu	Geng Zi	Xin Wei	Xin Chou	Ren Shen	Kui Mao	Kui You	Jia Chen	Jia Shu
8	Xin Chou	Ren Shen	Geng Zi	Xin Wei	Xin Chou	Ren Shen	Ren Yin	Kui You	Jia Chen	Jia Shu	Yi Si	Yi Hai
9	Ren Yin	Kui You	Xin Chou	Ren Shen	Ren Yin	Kui You	Kui Mao	Jia Shu	Yi Si	Yi Hai	Bing Wu	Bing Zi
10	Kui Mao	Jia Shu	Ren Yin	Kui You	Kui Mao	Jia Shu	Jia Chen	Yi Hai	Bing Wu	Bing Zi	Ding Wei	Ding Chou
11	Jia Chen	Yi Hai	Kui Mao	Jia Shu	Jia Chen	Yi Hai	Yi Si	Bing Zi	Ding Wei	Ding Chou	Wu Shen	Wu Yin
12	Yi Si	Bing Zi	Jia Chen	Yi Hai	Yi Si	Bing Zi	Bing Wu	Ding Chou	Wu Shen	Wu Yin	Ji You	Ji Mao
13	Bing Wu	Ding Chou	Yi Si	Bing Zi	Bing Wu	Ding Chou	Ding Wei	Wu Yin	Ji You	Ji Mao	Geng Shu	Geng Chen
14	Ding Wei	Wu Yin	Bing Wu	Ding Chou	Ding Wei	Wu Yin	Wu Shen	Ji Mao	Geng Shu	Geng Chen	Xin Hai	Xin Si
15	Wu Shen	Ji Mao	Ding Wei	Wu Yin	Wu Shen	Ji Mao	Ji You	Geng Chen	Xin Hai	Xin Si	Ren Zi	Ren Wu
16	Ji You	Geng Chen	Wu Shen	Ji Mao	Ji You	Geng Chen	Geng Shu	Xin Si	Ren Zi	Ren Wu	Kui Chou	Kui Wei
17	Geng Shu	Xin Si	Ji You	Geng Chen	Geng Shu	Xin Si	Xin Hai	Ren Wu	Kui Chou	Kui Wei	Jia Yin	Jia Shen
18	Xin Hai	Ren Wu	Geng Shu	Xin Si	Xin Hai	Ren Wu	Ren Zi	Kui Wei	Jia Yin	Jia Shen	Yi Mao	Yi You
19	Ren Zi	Kui Wei	Xin Hai	Ren Wu	Ren Zi	Kui Wei	Kui Chou	Jia Shen	Yi Mao	Yi You	Bing Chen	Bing Shu
20	Kui Chou	Jia Shen	Ren Zi	Kui Wei	Kui Chou	Jia Shen	Jia Yin	Yi You	Bing Chen	Bing Shu	Ding Si	Ding Hai
21	Jia Yin	Yi You	Kui Chou	Jia Shen	Jia Yin	Yi You	Yi Mao	Bing Shu	Ding Si	Ding Hai	Wu Wu	Wu Zi
22	Yi Mao	Bing Shu	Jia Yin	Yi You	Yi Mao	Bing Shu	Bing Chen	Ding Hai	Wu Wu	Wu Zi	Ji Wei	Ji Chou
23	Bing Chen	Ding Hai	Yi Mao	Bing Shu	Bing Chen	Ding Hai	Ding Si	Wu Zi	Ji Wei	Ji Chou	Geng Shen	Geng Yin
24	Ding Si	Wu Zi	Bing Chen	Ding Hai	Ding Si	Wu Zi	Wu Wu	Ji Chou	Geng Shen	Geng Yin	Xin You	Xin Mao
25	Wu Wu	Ji Chou	Ding Si	Wu Zi	Wu Wu	Ji Chou	Ji Wei	Geng Yin	Xin You	Xin Mao	Ren Shu	Ren Chen
26	Ji Wei	Geng Yin	Wu Wu	Ji Chou	Ji Wei	Geng Yin	Geng Shen	Xin Mao	Ren Shu	Ren Chen	Kui Hai	Kui Si
27	Geng Shen	Xin Mao	Ji Wei	Geng Yin	Geng Shen	Xin Mao	Xin You	Ren Chen	Kui Hai	Kui Si	Jia Zi	Jia Wu
28	Xin You	Ren Chen	Geng Shen	Xin Mao	Xin You	Ren Chen	Ren Shu	Kui Si	Jia Zi	Jia Wu	Yi Chou	Yi Wei
29	Ren Shu		Xin You	Ren Chen	Ren Shu	Kui Si	Kui Hai	Jia Wu	Yi Chou	Yi Wei	Bing Yin	Bing Shen
30	Kui Hai		Ren Shu	Kui Si	Kui Hai	Jia Wu	Jia Zi	Yi Wei	Bing Yin	Bing Shen	Ding Mao	Ding You
31	Jia Zi		Kui Hai		Jia Zi		Yi Chou	Bing Shen		Ding You		Wu Shu

1962 The Year of the Tiger (Ren Yin)

Month	JAN	FEB	MAR	APR	MAY	JUNE	JULY	AUG	SEPT	OCT	NOV	DEC
Upper stem	Geng Zi	Xin Chou	Ren Yin	Kui Mao	Jia Chen	Yi Si	Bing Wu	Ding Wei	Wu Shen	Ji You	Geng Shu	Xin Hai
Lower stem	Xin Chou	Ren Yin	Kui Mao	Jia Chen	Yi Si	Bing Wu	Ding Wei	Wu Shen	Ji You	Geng Shu	Xin Hai	Ren Zi
Date	1/6	2/4	3/6	4/5	5/6	6/6	7/7	8/8	9/8	10/9	11/8	12/7
Time	3:35	15:18	9:30	14:34	8:10	12:31	23:16	9:34	11:16	3:57	5:35	23:06
1	Ji Hai	Geng Wu	Wu Shu	Ji Si	Ji Hai	Geng Wu	Geng Zi	Xin Wei	Ren Yin	Ren Shen	Kui Mao	Kui You
2	Geng Zi	Xin Wei	Ji Hai	Geng Wu	Geng Zi	Xin Wei	Xin Chou	Ren Shen	Kui Mao	Kui You	Jia Chen	Jia Shu
3	Xin Chou	Ren Shen	Geng Zi	Xin Wei	Xin Chou	Ren Shen	Ren Yin	Kui You	Jia Chen	Jia Shu	Yi Si	Yi Hai
4	Ren Yin	Kui You	Xin Chou	Ren Shen	Ren Yin	Kui You	Kui Mao	Jia Shu	Yi Si	Yi Hai	Bing Wu	Bing Zi
5	Kui Mao	Jia Shu	Ren Yin	Kui You	Kui Mao	Jia Shu	Jia Chen	Yi Hai	Bing Wu	Bing Zi	Ding Wei	Ding Chou
6	Jia Chen	Yi Hai	Kui Mao	Jia Shu	Jia Chen	Yi Hai	Yi Si	Bing Zi	Ding Wei	Ding Chou	Wu Shen	Wu Yin
7	Yi Si	Bing Zi	Jia Chen	Yi Hai	Yi Si	Bing Zi	Bing Wu	Ding Chou	Wu Shen	Wu Yin	Ji You	Ji Mao
8	Bing Wu	Ding Chou	Yi Si	Bing Zi	Bing Wu	Ding Chou	Ding Wei	Wu Yin	Ji You	Ji Mao	Geng Shu	Geng Chen
9	Ding Wei	Wu Yin	Bing Wu	Ding Chou	Ding Wei	Wu Yin	Wu Shen	Ji Mao	Geng Shu	Geng Chen	Xin Hai	Xin Si
10	Wu Shen	Ji Mao	Ding Wei	Wu Yin	Wu Shen	Ji Mao	Ji You	Geng Chen	Xin Hai	Xin Si	Ren Zi	Ren Wu
11	Ji You	Geng Chen	Wu Shen	Ji Mao	Ji You	Geng Chen	Geng Shu	Xin Si	Ren Zi	Ren Wu	Kui Chou	Kui Wei
12	Geng Shu	Xin Si	Ji You	Geng Chen	Geng Shu	Xin Si	Xin Hai	Ren Wu	Kui Chou	Kui Wei	Jia Yin	Jia Shen
13	Xin Hai	Ren Wu	Geng Shu	Xin Si	Xin Hai	Ren Wu	Ren Zi	Kui Wei	Jia Yin	Jia Shen	Yi Mao	Yi You
14	Ren Zi	Kui Wei	Xin Hai	Ren Wu	Ren Zi	Kui Wei	Kui Chou	Jia Shen	Yi Mao	Yi You	Bing Chen	Bing Shu
15	Kui Chou	Jia Shen	Ren Zi	Kui Wei	Kui Chou	Jia Shen	Jia Yin	Yi You	Bing Chen	Bing Shu	Ding Si	Ding Hai
16	Jia Yin	Yi You	Kui Chou	Jia Shen	Jia Yin	Yi You	Yi Mao	Bing Shu	Ding Si	Ding Hai	Wu Wu	Wu Zi
17	Yi Mao	Bing Shu	Jia Yin	Yi You	Yi Mao	Bing Shu	Bing Chen	Ding Hai	Wu Wu	Wu Zi	Ji Wei	Ji Chou
18	Bing Chen	Ding Hai	Yi Mao	Bing Shu	Bing Chen	Ding Hai	Ding Si	Wu Zi	Ji Wei	Ji Chou	Geng Shen	Geng Yin
19	Ding Si	Wu Zi	Bing Chen	Ding Hai	Ding Si	Wu Zi	Wu Wu	Ji Chou	Geng Shen	Geng Yin	Xin You	Xin Mao
20	Wu Wu	Ji Chou	Ding Si	Wu Zi	Wu Wu	Ji Chou	Ji Wei	Geng Yin	Xin You	Xin Mao	Ren Shu	Ren Chen
21	Ji Wei	Geng Yin	Wu Wu	Ji Chou	Ji Wei	Geng Yin	Geng Shen	Xin Mao	Ren Shu	Ren Chen	Kui Hai	Kui Si
22	Geng Shen	Xin Mao	Ji Wei	Geng Yin	Geng Shen	Xin Mao	Xin You	Ren Chen	Kui Hai	Kui Si	Jia Zi	Jia Wu
23	Xin You	Ren Chen	Geng Shen	Xin Mao	Xin You	Ren Chen	Ren Shu	Kui Si	Jia Zi	Jia Wu	Yi Chou	Yi Wei
24	Ren Shu	Kui Si	Xin You	Ren Chen	Ren Shu	Kui Si	Kui Hai	Jia Wu	Yi Chou	Yi Wei	Bing Yin	Bing Shen
25	Kui Hai	Jia Wu	Ren Shu	Kui Si	Kui Hai	Jia Wu	Jia Zi	Yi Wei	Bing Yin	Bing Shen	Ding Mao	Ding You
26	Jia Zi	Yi Wei	Kui Hai	Jia Wu	Jia Zi	Yi Wei	Yi Chou	Bing Shen	Ding Mao	Ding You	Wu Chen	Wu Shu
27	Yi Chou	Bing Shen	Jia Zi	Yi Wei	Yi Chou	Bing Shen	Bing Yin	Ding You	Wu Chen	Wu Shu	Ji Si	Ji Hai
28	Bing Yin	Ding You	Yi Chou	Bing Shen	Bing Yin	Ding You	Ding Mao	Wu Shu	Ji Si	Ji Hai	Geng Wu	Geng Zi
29	Ding Mao		Bing Yin	Ding You	Ding Mao	Wu Shu	Wu Chen	Ji Hai	Geng Wu	Geng Zi	Xin Wei	Xin Chou
30	Wu Chen		Ding Mao	Wu Shu	Wu Chen	Ji Hai	Ji Si	Geng Zi	Xin Wei	Xin Chou	Ren Shen	Ren Yin
31	Ji Si		Wu Chen		Ji Si		Geng Wu	Xin Chou		Ren Yin		Kui Mao

162

1963 The Year of the Rabbit (Kui Mao)

Month	Pillar	Date	Time
JAN	Kui Chou / Ren Zi	1/6	9:27
FEB	Jia Yin / Kui Chou	2/4	21:08
MAR	Yi Mao / Jia Yin	3/6	15:17
APR	Bing Chen / Yi Mao	4/5	20:19
MAY	Ding Si / Bing Chen	5/6	13:52
JUNE	Wu Wu / Ding Si	6/6	18:15
JULY	Ji Wei / Wu Wu	7/8	5:05
AUG	Geng Shen / Ji Wei	8/8	15:18
SEPT	Xin You / Geng Shen	9/8	17:12
OCT	Ren Shu / Xin You	10/9	9:41
NOV	Kui Hai / Ren Shu	11/8	11:32
DEC	Jia Zi / Kui Hai	12/8	4:13

Day	JAN	FEB	MAR	APR	MAY	JUNE	JULY	AUG	SEPT	OCT	NOV	DEC
1	Jia Chen	Yi Hai	Kui Mao	Jia Shu	Jia Chen	Yi Hai	Yi Si	Bing Zi	Ding Wei	Ding Chou	Wu Shen	Wu Yin
2	Yi Si	Bing Zi	Jia Chen	Yi Hai	Yi Si	Bing Zi	Bing Wu	Ding Chou	Wu Shen	Wu Yin	Ji You	Ji Mao
3	Bing Wu	Ding Chou	Yi Si	Bing Zi	Bing Wu	Ding Chou	Ding Wei	Wu Yin	Ji You	Ji Mao	Geng Shu	Geng Chen
4	Ding Wei	Wu Yin	Bing Wu	Ding Chou	Ding Wei	Wu Yin	Wu Shen	Ji Mao	Geng Shu	Geng Chen	Xin Hai	Xin Si
5	Wu Shen	Ji Mao	Ding Wei	Wu Yin	Wu Shen	Ji Mao	Ji You	Geng Chen	Xin Hai	Xin Si	Ren Zi	Ren Wu
6	Ji You	Geng Chen	Wu Shen	Ji Mao	Ji You	Geng Chen	Geng Shu	Xin Si	Ren Zi	Ren Wu	Kui Chou	Kui Wei
7	Geng Shu	Xin Si	Ji You	Geng Chen	Geng Shu	Xin Si	Xin Hai	Ren Wu	Kui Chou	Kui Wei	Jia yin	Jia Shen
8	Xin Hai	Ren Wu	Geng Shu	Xin Si	Xin Hai	Ren Wu	Ren Zi	Kui Wei	Jia yin	Jia Shen	Yi Mao	Yi You
9	Ren Zi	Kui Wei	Xin Hai	Ren Wu	Ren Zi	Kui Wei	Kui Chou	Jia Shen	Yi Mao	Yi You	Bing Chen	Bing Shu
10	Kui Chou	Jia Shen	Ren Zi	Kui Wei	Kui Chou	Jia Shen	Jia yin	Yi You	Bing Chen	Bing Shu	Ding Si	Ding Hai
11	Jia yin	Yi You	Kui Chou	Jia Shen	Jia yin	Yi You	Yi Mao	Bing Shu	Ding Si	Ding Hai	Wu Wu	Wu Zi
12	Yi Mao	Bing Shu	Jia yin	Yi You	Yi Mao	Bing Shu	Bing Chen	Ding Hai	Wu Wu	Wu Zi	Ji Wei	Ji Chou
13	Bing Chen	Ding Hai	Yi Mao	Bing Shu	Bing Chen	Ding Hai	Ding Si	Wu Zi	Ji Wei	Ji Chou	Geng Shen	Geng Yin
14	Ding Si	Wu Zi	Bing Chen	Ding Hai	Ding Si	Wu Zi	Wu Wu	Ji Chou	Geng Shen	Geng Yin	Xin You	Xin Mao
15	Wu Wu	Ji Chou	Ding Si	Wu Zi	Wu Wu	Ji Chou	Ji Wei	Geng Yin	Xin You	Xin Mao	Ren Shu	Ren Chen
16	Ji Wei	Geng Yin	Wu Wu	Ji Chou	Ji Wei	Geng Yin	Geng Shen	Xin Mao	Ren Shu	Ren Chen	Kui Hai	Kui Si
17	Geng Shen	Xin Mao	Ji Wei	Geng Yin	Geng Shen	Xin Mao	Xin You	Ren Chen	Kui Hai	Kui Si	Jia Zi	Jia Wu
18	Xin You	Ren Chen	Geng Shen	Xin Mao	Xin You	Ren Chen	Ren Shu	Kui Si	Jia Zi	Jia Wu	Yi Chou	Yi Wei
19	Ren Shu	Kui Si	Xin You	Ren Chen	Ren Shu	Kui Si	Kui Hai	Jia Wu	Yi Chou	Yi Wei	Bing Yin	Bing Shen
20	Kui Hai	Jia Wu	Ren Shu	Kui Si	Kui Hai	Jia Wu	Jia Zi	Yi Wei	Bing Yin	Bing Shen	Ding Mao	Ding You
21	Jia Zi	Yi Wei	Kui Hai	Jia Wu	Jia Zi	Yi Wei	Yi Chou	Bing Shen	Ding Mao	Ding You	Wu Chen	Wu Shu
22	Yi Chou	Bing Shen	Jia Zi	Yi Wei	Yi Chou	Bing Shen	Bing Yin	Ding You	Wu Chen	Wu Shu	Ji Si	Ji Hai
23	Bing Yin	Ding You	Yi Chou	Bing Shen	Bing Yin	Ding You	Ding Mao	Wu Shu	Ji Si	Ji Hai	Geng Wu	Geng Zi
24	Ding Mao	Wu Shu	Bing Yin	Ding You	Ding Mao	Wu Shu	Wu Chen	Ji Hai	Geng Wu	Geng Zi	Xin Wei	Xin Chou
25	Wu Chen	Ji Hai	Ding Mao	Wu Shu	Wu Chen	Ji Hai	Ji Si	Geng Zi	Xin Wei	Xin Chou	Ren Shen	Ren Yin
26	Ji Si	Geng Zi	Wu Chen	Ji Hai	Ji Si	Geng Zi	Geng Wu	Xin Chou	Ren Shen	Ren Yin	Kui You	Kui Mao
27	Geng Wu	Xin Chou	Ji Si	Geng Zi	Geng Wu	Xin Chou	Xin Wei	Ren Yin	Kui You	Kui Mao	Jia Shu	Jia Chen
28	Xin Wei	Ren Yin	Geng Wu	Xin Chou	Xin Wei	Ren Yin	Ren Shen	Kui Mao	Jia Shu	Jia Chen	Yi Hai	Yi Si
29	Ren Shen		Xin Wei	Ren Yin	Ren Shen	Kui Mao	Kui You	Jia Chen	Yi Hai	Yi Si	Bing Zi	Bing Wu
30	Kui You		Ren Shen	Kui Mao	Kui You	Jia Chen	Jia Shu	Yi Si	Bing Zi	Bing Wu	Ding Chou	Ding Wei
31	Jia Shu		Kui You		Jia Shu		Yi Hai	Bing Wu		Ding Wei		Wu Shen

1964 The Year of the Dragon (Jia Chen)

Day	JAN	FEB	MAR	APR	MAY	JUNE	JULY	AUG	SEPT	OCT	NOV	DEC
(pillar)	Yi Chou	Bing Yin	Ding Mao	Wu Chen	Ji Si	Geng Wu	Xin Wei	Ren Shen	Kui You	Jia Shu	Yi Hai	Bing Zi
(pillar)	Jia Zi	Yi Chou	Bing Yin	Ding Mao	Wu Chen	Ji Si	Geng Wu	Xin Wei	Ren Shen	Kui You	Jia Shu	Yi Hai
(date)	1/6	2/5	3/5	4/5	5/5	6/6	7/7	8/7	9/7	10/8	11/7	12/7
(time)	15:22	2:56	20:58	2:18	19:51	0:12	10:32	20:16	23:00	14:22	17:15	9:53
1	Ji You	Geng Chen	Ji You	Geng Chen	Geng Shu	Xin Si	Xin Hai	Ren Wu	Kui Chou	Kui Wei	Jia yin	Jia Shen
2	Geng Shu	Xin Si	Geng Shu	Xin Si	Xin Hai	Ren Wu	Ren Zi	Kui Wei	Jia yin	Jia Shen	Yi Mao	Yi You
3	Xin Hai	Ren Wu	Xin Hai	Ren Wu	Ren Zi	Kui Wei	Kui Chou	Jia Shen	Yi Mao	Yi You	Bing Chen	Bing Shu
4	Ren Zi	Kui Wei	Ren Zi	Kui Wei	Kui Chou	Jia Shen	Jia yin	Yi You	Bing Chen	Bing Shu	Ding Si	Ding Hai
5	Kui Chou	Jia Shen	Kui Chou	Jia Shen	Jia yin	Yi You	Yi Mao	Bing Shu	Ding Si	Ding Hai	Wu Wu	Wu Zi
6	Jia yin	Yi You	Jia yin	Yi You	Yi Mao	Bing Shu	Bing Chen	Ding Hai	Wu Wu	Wu Zi	Ji Wei	Ji Chou
7	Yi Mao	Bing Shu	Yi Mao	Bing Shu	Bing Chen	Ding Hai	Ding Si	Wu Zi	Ji Wei	Ji Chou	Geng Shen	Geng Yin
8	Bing Chen	Ding Hai	Bing Chen	Ding Hai	Ding Si	Wu Zi	Wu Wu	Ji Chou	Geng Shen	Geng Yin	Xin You	Xin Mao
9	Ding Si	Wu Zi	Ding Si	Wu Zi	Wu Wu	Ji Chou	Ji Wei	Geng Yin	Xin You	Xin Mao	Ren Shu	Ren Chen
10	Wu Wu	Ji Chou	Wu Wu	Ji Chou	Ji Wei	Geng Yin	Geng Shen	Xin Mao	Ren Shu	Ren Chen	Kui Hai	Kui Si
11	Ji Wei	Geng Yin	Ji Wei	Geng Yin	Geng Shen	Xin Mao	Xin You	Ren Chen	Kui Hai	Kui Si	Jia Zi	Jia Wu
12	Geng Shen	Xin Mao	Geng Shen	Xin Mao	Xin You	Ren Chen	Ren Shu	Kui Si	Jia Zi	Jia Wu	Yi Chou	Yi Wei
13	Xin You	Ren Chen	Xin You	Ren Chen	Ren Shu	Kui Si	Kui Hai	Jia Wu	Yi Chou	Yi Wei	Bing Yin	Bing Shen
14	Ren Shu	Kui Si	Ren Shu	Kui Si	Kui Hai	Jia Wu	Jia Zi	Yi Wei	Bing Yin	Bing Shen	Ding Mao	Ding You
15	Kui Hai	Jia Wu	Kui Hai	Jia Wu	Jia Zi	Yi Wei	Yi Chou	Bing Shen	Ding Mao	Ding You	Wu Chen	Wu Shu
16	Jia Zi	Yi Wei	Jia Zi	Yi Wei	Yi Chou	Bing Shen	Bing Yin	Ding You	Wu Chen	Wu Shu	Ji Si	Ji Hai
17	Yi Chou	Bing Shen	Yi Chou	Bing Shen	Bing Yin	Ding You	Ding Mao	Wu Shu	Ji Si	Ji Hai	Geng Wu	Geng Zi
18	Bing Yin	Ding You	Bing Yin	Ding You	Ding Mao	Wu Shu	Wu Chen	Ji Hai	Geng Wu	Geng Zi	Xin Wei	Xin Chou
19	Ding Mao	Wu Shu	Ding Mao	Wu Shu	Wu Chen	Ji Hai	Ji Si	Geng Zi	Xin Wei	Xin Chou	Ren Shen	Ren Yin
20	Wu Chen	Ji Hai	Wu Chen	Ji Hai	Ji Si	Geng Zi	Geng Wu	Xin Chou	Ren Shen	Ren Yin	Kui You	Kui Mao
21	Ji Si	Geng Zi	Ji Si	Geng Zi	Geng Wu	Xin Chou	Xin Wei	Ren Yin	Kui You	Kui Mao	Jia Shu	Jia Chen
22	Geng Wu	Xin Chou	Geng Wu	Xin Chou	Xin Wei	Ren Yin	Ren Shen	Kui Mao	Jia Shu	Jia Chen	Yi Hai	Yi Si
23	Xin Wei	Ren Yin	Xin Wei	Ren Yin	Ren Shen	Kui Mao	Kui You	Jia Chen	Yi Hai	Yi Si	Bing Zi	Bing Wu
24	Ren Shen	Kui Mao	Ren Shen	Kui Mao	Kui You	Jia Chen	Jia Shu	Yi Si	Bing Zi	Bing Wu	Ding Chou	Ding Wei
25	Kui You	Jia Chen	Kui You	Jia Chen	Jia Shu	Yi Si	Yi Hai	Bing Wu	Ding Chou	Ding Wei	Wu Yin	Wu Shen
26	Jia Shu	Yi Si	Jia Shu	Yi Si	Yi Hai	Bing Wu	Bing Zi	Ding Wei	Wu Yin	Wu Shen	Ji Mao	Ji You
27	Yi Hai	Bing Wu	Yi Hai	Bing Wu	Bing Zi	Ding Wei	Ding Chou	Wu Shen	Ji Mao	Ji You	Geng Chen	Geng Shu
28	Bing Zi	Ding Wei	Bing Zi	Ding Wei	Ding Chou	Wu Shen	Wu Yin	Ji You	Geng Chen	Geng Shu	Xin Si	Xin Hai
29	Ding Chou	Wu Shen	Ding Chou	Wu Shen	Wu Yin	Ji You	Ji Mao	Geng Shu	Xin Si	Xin Hai	Ren Wu	Ren Zi
30	Wu Yin		Wu Yin	Ji You	Ji Mao	Geng Shu	Geng Chen	Xin Hai	Ren Wu	Ren Zi	Kui Wei	Kui Chou
31	Ji Mao		Ji Mao		Geng Chen		Xin Si	Ren Zi		Kui Chou		Jia yin

164

1965 The Year of the Snake (Yi Si)

Month pillars and solar-term boundaries (the first pillar, Bing Zi, carries over from the prior month):

Pillar	Date	Time
Bing Zi	—	—
Ding Chou	1/6	21:02
Wu Yin	2/4	8:46
Ji Mao	3/6	2:48
Geng Chen	4/5	8:07
Xin Si	5/6	1:42
Ren Wu	6/6	6:02
Kui Wei	7/7	16:22
Jia Shen	8/8	2:05
Yi You	9/8	5:41
Bing Shu	10/8	21:19
Ding Hai	11/8	0:13
Wu Zi	12/7	15:46

JAN	FEB	MAR	APR	MAY	JUNE	JULY	AUG	SEPT	OCT	NOV	DEC
Yi Mao	Bing Shu	Jia yin	Yi You	Yi Mao	Bing Shu	Bing Chen	Ding Hai	Wu Wu	Wu Zi	Ji Wei	Ji Chou
Bing Chen	Ding Hai	Yi Mao	Bing Shu	Bing Chen	Ding Hai	Ding Si	Wu Zi	Ji Wei	Ji Chou	Geng Shen	Geng Yin
Ding Si	Wu Zi	Bing Chen	Ding Hai	Ding Si	Wu Zi	Wu Wu	Ji Chou	Geng Shen	Geng Yin	Xin You	Xin Mao
Wu Wu	Ji Chou	Ding Si	Wu Zi	Wu Wu	Ji Chou	Ji Wei	Geng Yin	Xin You	Xin Mao	Ren Shu	Ren Chen
Ji Wei	Geng Yin	Wu Wu	Ji Chou	Ji Wei	Geng Yin	Geng Shen	Xin Mao	Ren Shu	Ren Chen	Kui Hai	Kui Si
Geng Shen	Xin Mao	Ji Wei	Geng Yin	Geng Shen	Xin Mao	Xin You	Ren Chen	Kui Hai	Kui Si	Jia Zi	Jia Wu
Xin You	Ren Chen	Geng Shen	Xin Mao	Xin You	Ren Chen	Ren Shu	Kui Si	Jia Zi	Jia Wu	Yi Chou	Yi Wei
Ren Shu	Kui Si	Xin You	Ren Chen	Ren Shu	Kui Si	Kui Hai	Jia Wu	Yi Chou	Yi Wei	Bing Yin	Bing Shen
Kui Hai	Jia Wu	Ren Shu	Kui Si	Kui Hai	Jia Wu	Jia Zi	Yi Wei	Bing Yin	Bing Shen	Ding Mao	Ding You
Jia Zi	Yi Wei	Kui Hai	Jia Wu	Jia Zi	Yi Wei	Yi Chou	Bing Shen	Ding Mao	Ding You	Wu Chen	Wu Shu
Yi Chou	Bing Shen	Jia Zi	Yi Wei	Yi Chou	Bing Shen	Bing Yin	Ding You	Wu Chen	Wu Shu	Ji Si	Ji Hai
Bing Yin	Ding You	Yi Chou	Bing Shen	Bing Yin	Ding You	Ding Mao	Wu Shu	Ji Si	Ji Hai	Geng Wu	Geng Zi
Ding Mao	Wu Shu	Bing Yin	Ding You	Ding Mao	Wu Shu	Wu Chen	Ji Hai	Geng Wu	Geng Zi	Xin Wei	Xin Chou
Wu Chen	Ji Hai	Ding Mao	Wu Shu	Wu Chen	Ji Hai	Ji Si	Geng Zi	Xin Wei	Xin Chou	Ren Shen	Ren Yin
Ji Si	Geng Zi	Wu Chen	Ji Hai	Ji Si	Geng Zi	Geng Wu	Xin Chou	Ren Shen	Ren Yin	Kui You	Kui Mao
Geng Wu	Xin Chou	Ji Si	Geng Zi	Geng Wu	Xin Chou	Xin Wei	Ren Yin	Kui You	Kui Mao	Jia Shu	Jia Chen
Xin Wei	Ren Yin	Geng Wu	Xin Chou	Xin Wei	Ren Yin	Ren Shen	Kui Mao	Jia Shu	Jia Chen	Yi Hai	Yi Si
Ren Shen	Kui Mao	Xin Wei	Ren Yin	Ren Shen	Kui Mao	Kui You	Jia Chen	Yi Hai	Yi Si	Bing Zi	Bing Wu
Kui You	Jia Chen	Ren Shen	Kui Mao	Kui You	Jia Chen	Jia Shu	Yi Si	Bing Zi	Bing Wu	Ding Chou	Ding Wei
Jia Shu	Yi Si	Kui You	Jia Chen	Jia Shu	Yi Si	Yi Hai	Bing Wu	Ding Chou	Ding Wei	Wu Yin	Wu Shen
Yi Hai	Bing Wu	Jia Shu	Yi Si	Yi Hai	Bing Wu	Bing Zi	Ding Wei	Wu Yin	Wu Shen	Ji Mao	Ji You
Bing Zi	Ding Wei	Yi Hai	Bing Wu	Bing Zi	Ding Wei	Ding Chou	Wu Shen	Ji Mao	Ji You	Geng Chen	Geng Shu
Ding Chou	Wu Shen	Bing Zi	Ding Wei	Ding Chou	Wu Shen	Wu Yin	Ji You	Geng Chen	Geng Shu	Xin Si	Xin Hai
Wu Yin	Ji You	Ding Chou	Wu Shen	Wu Yin	Ji You	Ji Mao	Geng Shu	Xin Si	Xin Hai	Ren Wu	Ren Zi
Ji Mao	Geng Shu	Wu Yin	Ji You	Ji Mao	Geng Shu	Geng Chen	Xin Hai	Ren Wu	Ren Zi	Kui Wei	Kui Chou
Geng Chen	Xin Hai	Ji Mao	Geng Shu	Geng Chen	Xin Hai	Xin Si	Ren Zi	Kui Wei	Kui Chou	Jia Shen	Jia Yin
Xin Si	Ren Zi	Geng Chen	Xin Hai	Xin Si	Ren Zi	Ren Wu	Kui Chou	Jia Shen	Jia Yin	Yi You	Yi Mao
Ren Wu	Kui Chou	Xin Si	Ren Zi	Ren Wu	Kui Chou	Kui Wei	Jia Yin	Yi You	Yi Mao	Bing Shu	Bing Chen
Kui Wei		Ren Wu	Kui Chou	Kui Wei	Jia Yin	Jia Shen	Yi Mao	Bing Shu	Bing Chen	Ding Hai	Ding Si
Jia Shen		Kui Wei	Jia Yin	Jia Shen	Yi Mao	Yi You	Bing Chen	Ding Hai	Ding Si	Wu Zi	Wu Wu
Yi You		Jia Shen		Yi You		Bing Shu	Ding Si		Wu Wu		Ji Wei

1966 The Year of the Horse (Bing Wu)

	JAN	FEB	MAR	APR	MAY	JUNE	JULY	AUG	SEPT	OCT	NOV	DEC
(stem)	Wu Zi	Ji Chou	Geng Yin	Xin Mao	Ren Chen	Kui Si	Jia Wu	Yi Wei	Bing Shen	Ding You	Wu Shu	Ji Hai
	Ji Chou	Geng Yin	Xin Mao	Ren Chen	Kui Si	Jia Wu	Yi Wei	Bing Shen	Ding You	Wu Shu	Ji Hai	Geng Zi
(date)	1/6	2/4	3/6	4/5	5/6	6/6	7/7	8/8	9/8	10/9	11/8	12/7
(time)	3:16	14:38	8:51	13:57	7:31	11:50	22:07	7:49	11:30	3:08	6:02	21:38
1	Geng Shen	Xin Mao	Ji Wei	Geng Yin	Geng Shen	Xin Mao	Xin You	Ren Chen	Kui Hai	Kui Si	Jia Zi	Jia Wu
2	Xin You	Ren Chen	Geng Shen	Xin Mao	Xin You	Ren Chen	Ren Shu	Kui Si	Jia Zi	Jia Wu	Yi Chou	Yi Wei
3	Ren Shu	Kui Si	Xin You	Ren Chen	Ren Shu	Kui Si	Kui Hai	Jia Wu	Yi Chou	Yi Wei	Bing Yin	Bing Shen
4	Kui Hai	Jia Wu	Ren Shu	Kui Si	Kui Hai	Jia Wu	Jia Zi	Yi Wei	Bing Yin	Bing Shen	Ding Mao	Ding You
5	Jia Zi	Yi Wei	Kui Hai	Jia Wu	Jia Zi	Yi Wei	Yi Chou	Bing Shen	Ding Mao	Ding You	Wu Chen	Wu Shu
6	Yi Chou	Bing Shen	Jia Zi	Yi Wei	Yi Chou	Bing Shen	Bing Yin	Ding You	Wu Chen	Wu Shu	Ji Si	Ji Hai
7	Bing Yin	Ding You	Yi Chou	Bing Shen	Bing Yin	Ding You	Ding Mao	Wu Shu	Ji Si	Ji Hai	Geng Wu	Geng Zi
8	Ding Mao	Wu Shu	Bing Yin	Ding You	Ding Mao	Wu Shu	Wu Chen	Ji Hai	Geng Wu	Geng Zi	Xin Wei	Xin Chou
9	Wu Chen	Ji Hai	Ding Mao	Wu Shu	Wu Chen	Ji Hai	Ji Si	Geng Zi	Xin Wei	Xin Chou	Ren Shen	Ren Yin
10	Ji Si	Geng Zi	Wu Chen	Ji Hai	Ji Si	Geng Zi	Geng Wu	Xin Chou	Ren Shen	Ren Yin	Kui You	Kui Mao
11	Geng Wu	Xin Chou	Ji Si	Geng Zi	Geng Wu	Xin Chou	Xin Wei	Ren Yin	Kui You	Kui Mao	Jia Shu	Jia Chen
12	Xin Wei	Ren Yin	Geng Wu	Xin Chou	Xin Wei	Ren Yin	Ren Shen	Kui Mao	Jia Shu	Jia Chen	Yi Hai	Yi Si
13	Ren Shen	Kui Mao	Xin Wei	Ren Yin	Ren Shen	Kui Mao	Kui You	Jia Chen	Yi Hai	Yi Si	Bing Zi	Bing Wu
14	Kui You	Jia Chen	Ren Shen	Kui Mao	Kui You	Jia Chen	Jia Shu	Yi Si	Bing Zi	Bing Wu	Ding Chou	Ding Wei
15	Jia Shu	Yi Si	Kui You	Jia Chen	Jia Shu	Yi Si	Yi Hai	Bing Wu	Ding Chou	Ding Wei	Wu Yin	Wu Shen
16	Yi Hai	Bing Wu	Jia Shu	Yi Si	Yi Hai	Bing Wu	Bing Zi	Ding Wei	Wu Yin	Wu Shen	Ji Mao	Ji You
17	Bing Zi	Ding Wei	Yi Hai	Bing Wu	Bing Zi	Ding Wei	Ding Chou	Wu Shen	Ji Mao	Ji You	Geng Chen	Geng Shu
18	Ding Chou	Wu Shen	Bing Zi	Ding Wei	Ding Chou	Wu Shen	Wu Yin	Ji You	Geng Chen	Geng Shu	Xin Si	Xin Hai
19	Wu Yin	Ji You	Ding Chou	Wu Shen	Wu Yin	Ji You	Ji Mao	Geng Shu	Xin Si	Xin Hai	Ren Wu	Ren Zi
20	Ji Mao	Geng Shu	Wu Yin	Ji You	Ji Mao	Geng Shu	Geng Chen	Xin Hai	Ren Wu	Ren Zi	Kui Wei	Kui Chou
21	Geng Chen	Xin Hai	Ji Mao	Geng Shu	Geng Chen	Xin Hai	Xin Si	Ren Zi	Kui Wei	Kui Chou	Jia Shen	Jia yin
22	Xin Si	Ren Zi	Geng Chen	Xin Hai	Xin Si	Ren Zi	Ren Wu	Kui Chou	Jia Shen	Jia yin	Yi You	Yi Mao
23	Ren Wu	Kui Chou	Xin Si	Ren Zi	Ren Wu	Kui Chou	Kui Wei	Jia yin	Yi You	Yi Mao	Bing Shu	Bing Chen
24	Kui Wei	Jia yin	Ren Wu	Kui Chou	Kui Wei	Jia yin	Jia Shen	Yi Mao	Bing Shu	Bing Chen	Ding Hai	Ding Si
25	Jia Shen	Yi Mao	Kui Wei	Jia yin	Jia Shen	Yi Mao	Yi You	Bing Chen	Ding Hai	Ding Si	Wu Zi	Wu Wu
26	Yi You	Bing Chen	Jia Shen	Yi Mao	Yi You	Bing Chen	Bing Shu	Ding Si	Wu Zi	Wu Wu	Ji Chou	Ji Wei
27	Bing Shu	Ding Si	Yi You	Bing Chen	Bing Shu	Ding Si	Ding Hai	Wu Wu	Ji Chou	Ji Wei	Geng Yin	Geng Shen
28	Ding Hai	Wu Wu	Bing Shu	Ding Si	Ding Hai	Wu Wu	Wu Zi	Ji Wei	Geng Yin	Geng Shen	Xin Mao	Xin You
29	Wu Zi		Ding Hai	Wu Wu	Wu Zi	Ji Wei	Ji Chou	Geng Shen	Xin Mao	Xin You	Ren Chen	Ren Shu
30	Ji Chou		Wu Zi	Ji Wei	Ji Chou	Geng Shen	Geng Yin	Xin You	Ren Chen	Ren Shu	Kui Si	Kui Hai
31	Geng Yin		Ji Chou		Geng Yin		Xin Mao	Ren Shu		Kui Hai		Jia Zi

1967 The Year of the Sheep (Ding Wei)

The Best Feng Shui Alignment

Day	JAN	FEB	MAR	APR	MAY	JUNE	JULY	AUG	SEPT	OCT	NOV	DEC
Month Stem-Branch (1)	Geng Zi	Xin Chou	Ren Yin	Kui Mao	Jia Chen	Yi Si	Bing Wu	Ding Wei	Wu Shen	Ji You	Geng Shu	Xin Hai
Month Stem-Branch (2)	Xin Chou	Ren Yin	Kui Mao	Jia Chen	Yi Si	Bing Wu	Ding Wei	Wu Shen	Ji You	Geng Shu	Xin Hai	Ren Zi
Date	1/6	2/4	3/6	4/5	5/6	6/6	7/8	8/8	9/8	10/9	11/8	12/8
Time	9:06	20:31	14:42	19:42	13:18	17:36	3:54	13:35	17:18	7:42	11:52	3:18
1	Yi Chou	Bing Shen	Jia Zi	Yi Wei	Yi Chou	Bing Shen	Bing Yin	Ding You	Wu Chen	Wu Shu	Ji Si	Ji Hai
2	Bing Yin	Ding You	Yi Chou	Bing Shen	Bing Yin	Ding You	Ding Mao	Wu Shu	Ji Si	Ji Hai	Geng Wu	Geng Zi
3	Ding Mao	Wu Shu	Bing Yin	Ding You	Ding Mao	Wu Shu	Wu Chen	Ji Hai	Geng Wu	Geng Zi	Xin Wei	Xin Chou
4	Wu Chen	Ji Hai	Ding Mao	Wu Shu	Wu Chen	Ji Hai	Ji Si	Geng Zi	Xin Wei	Xin Chou	Ren Shen	Ren Yin
5	Ji Si	Geng Zi	Wu Chen	Ji Hai	Ji Si	Geng Zi	Geng Wu	Xin Chou	Ren Shen	Ren Yin	Kui You	Kui Mao
6	Geng Wu	Xin Chou	Ji Si	Geng Zi	Geng Wu	Xin Chou	Xin Wei	Ren Yin	Kui You	Kui Mao	Jia Shu	Jia Chen
7	Xin Wei	Ren Yin	Geng Wu	Xin Chou	Xin Wei	Ren Yin	Ren Shen	Kui Mao	Jia Shu	Jia Chen	Yi Hai	Yi Si
8	Ren Shen	Kui Mao	Xin Wei	Ren Yin	Ren Shen	Kui Mao	Kui You	Jia Chen	Yi Hai	Yi Si	Bing Zi	Bing Wu
9	Kui You	Jia Chen	Ren Shen	Kui Mao	Kui You	Jia Chen	Jia Shu	Yi Si	Bing Zi	Bing Wu	Ding Chou	Ding Wei
10	Jia Shu	Yi Si	Kui You	Jia Chen	Jia Shu	Yi Si	Yi Hai	Bing Wu	Ding Chou	Ding Wei	Wu Yin	Wu Shen
11	Yi Hai	Bing Wu	Jia Shu	Yi Si	Yi Hai	Bing Wu	Bing Zi	Ding Wei	Wu Yin	Wu Shen	Ji Mao	Ji You
12	Bing Zi	Ding Wei	Yi Hai	Bing Wu	Bing Zi	Ding Wei	Ding Chou	Wu Shen	Ji Mao	Ji You	Geng Chen	Geng Shu
13	Ding Chou	Wu Shen	Bing Zi	Ding Wei	Ding Chou	Wu Shen	Wu Yin	Ji You	Geng Chen	Geng Shu	Xin Si	Xin Hai
14	Wu Yin	Ji You	Ding Chou	Wu Shen	Wu Yin	Ji You	Ji Mao	Geng Shu	Xin Si	Xin Hai	Ren Wu	Ren Zi
15	Ji Mao	Geng Shu	Wu Yin	Ji You	Ji Mao	Geng Shu	Geng Chen	Xin Hai	Ren Wu	Ren Zi	Kui Wei	Kui Chou
16	Geng Chen	Xin Hai	Ji Mao	Geng Shu	Geng Chen	Xin Hai	Xin Si	Ren Zi	Kui Wei	Kui Chou	Jia Shen	Jia Yin
17	Xin Si	Ren Zi	Geng Chen	Xin Hai	Xin Si	Ren Zi	Ren Wu	Kui Chou	Jia Shen	Jia Yin	Yi You	Yi Mao
18	Ren Wu	Kui Chou	Xin Si	Ren Zi	Ren Wu	Kui Chou	Kui Wei	Jia Yin	Yi You	Yi Mao	Bing Shu	Bing Chen
19	Kui Wei	Jia Yin	Ren Wu	Kui Chou	Kui Wei	Jia Yin	Jia Shen	Yi Mao	Bing Shu	Bing Chen	Ding Hai	Ding Si
20	Jia Shen	Yi Mao	Kui Wei	Jia Yin	Jia Shen	Yi Mao	Yi You	Bing Chen	Ding Hai	Ding Si	Wu Zi	Wu Wu
21	Yi You	Bing Chen	Jia Shen	Yi Mao	Yi You	Bing Chen	Bing Shu	Ding Si	Wu Zi	Wu Wu	Ji Chou	Ji Wei
22	Bing Shu	Ding Si	Yi You	Bing Chen	Bing Shu	Ding Si	Ding Hai	Wu Wu	Ji Chou	Ji Wei	Geng Yin	Geng Shen
23	Ding Hai	Wu Wu	Bing Shu	Ding Si	Ding Hai	Wu Wu	Wu Zi	Ji Wei	Geng Yin	Geng Shen	Xin Mao	Xin You
24	Wu Zi	Ji Wei	Ding Hai	Wu Wu	Wu Zi	Ji Wei	Ji Chou	Geng Shen	Xin Mao	Xin You	Ren Chen	Ren Shu
25	Ji Chou	Geng Shen	Wu Zi	Ji Wei	Ji Chou	Geng Shen	Geng Yin	Xin You	Ren Chen	Ren Shu	Kui Si	Kui Hai
26	Geng Yin	Xin You	Ji Chou	Geng Shen	Geng Yin	Xin You	Xin Mao	Ren Shu	Kui Si	Kui Hai	Jia Wu	Jia Zi
27	Xin Mao	Ren Shu	Geng Yin	Xin You	Xin Mao	Ren Shu	Ren Chen	Kui Hai	Jia Wu	Jia Zi	Yi Wei	Yi Chou
28	Ren Chen	Kui Hai	Xin Mao	Ren Shu	Ren Chen	Kui Hai	Kui Si	Jia Zi	Yi Wei	Yi Chou	Bing Shen	Bing Yin
29	Kui Si		Ren Chen	Kui Hai	Kui Si	Jia Zi	Jia Wu	Yi Chou	Bing Shen	Bing Yin	Ding You	Ding Mao
30	Jia Wu		Kui Si	Jia Zi	Jia Wu	Yi Chou	Yi Wei	Bing Yin	Ding You	Ding Mao	Wu Shu	Wu Chen
31	Yi Wei		Jia Wu		Yi Wei		Bing Shen	Ding Mao		Wu Chen		Ji Si

1968 The Year of the Monkey (Wu Shen)

	JAN	FEB	MAR	APR	MAY	JUNE	JULY	AUG	SEPT	OCT	NOV	DEC
(month pillar)	Ren Zi / Kui Chou	Kui Chou / Jia Yin	Jia Yin / Yi Mao	Yi Mao / Bing Chen	Bing Chen / Ding Si	Ding Si / Wu Wu	Wu Wu / Ji Wei	Ji Wei / Geng Shen	Geng Shen / Xin You	Xin You / Ren Shu	Ren Shu / Kui Hai	Kui Hai / Jia Zi
(solar term)	1/6 14:26	2/5 2:08	3/5 20:18	4/5 1:21	5/5 19:50	6/5 23:19	7/7 9:42	8/7 19:27	9/7 23:07	10/8 13:35	11/7 17:41	12/7 9:09
1	Geng Wu	Xin Chou	Geng Wu	Xin Chou	Xin Wei	Ren Yin	Ren Shen	Kui Mao	Jia Shu	Jia Chen	Yi Hai	Yi Si
2	Xin Wei	Ren Yin	Xin Wei	Ren Yin	Ren Shen	Kui Mao	Kui You	Jia Chen	Yi Hai	Yi Si	Bing Zi	Bing Wu
3	Ren Shen	Kui Mao	Ren Shen	Kui Mao	Kui You	Jia Chen	Jia Shu	Yi Si	Bing Zi	Bing Wu	Ding Chou	Ding Wei
4	Kui You	Jia Chen	Kui You	Jia Chen	Jia Shu	Yi Si	Yi Hai	Bing Wu	Ding Chou	Ding Wei	Wu Yin	Wu Shen
5	Jia Shu	Yi Si	Jia Shu	Yi Si	Yi Hai	Bing Wu	Bing Zi	Ding Wei	Wu Yin	Wu Shen	Ji Mao	Ji You
6	Yi Hai	Bing Wu	Yi Hai	Bing Wu	Bing Zi	Ding Wei	Ding Chou	Wu Shen	Ji Mao	Ji You	Geng Chen	Geng Shu
7	Bing Zi	Ding Wei	Bing Zi	Ding Wei	Ding Chou	Wu Shen	Wu Yin	Ji You	Geng Chen	Geng Shu	Xin Si	Xin Hai
8	Ding Chou	Wu Shen	Ding Chou	Wu Shen	Wu Yin	Ji You	Ji Mao	Geng Shu	Xin Si	Xin Hai	Ren Wu	Ren Zi
9	Wu Yin	Ji You	Wu Yin	Ji You	Ji Mao	Geng Shu	Geng Chen	Xin Hai	Ren Wu	Ren Zi	Kui Wei	Kui Chou
10	Ji Mao	Geng Shu	Ji Mao	Geng Shu	Geng Chen	Xin Hai	Xin Si	Ren Zi	Kui Wei	Kui Chou	Jia Shen	Jia Yin
11	Geng Chen	Xin Hai	Geng Chen	Xin Hai	Xin Si	Ren Zi	Ren Wu	Kui Chou	Jia Shen	Jia Yin	Yi You	Yi Mao
12	Xin Si	Ren Zi	Xin Si	Ren Zi	Ren Wu	Kui Chou	Kui Wei	Jia Yin	Yi You	Yi Mao	Bing Shu	Bing Chen
13	Ren Wu	Kui Chou	Ren Wu	Kui Chou	Kui Wei	Jia Yin	Jia Shen	Yi Mao	Bing Shu	Bing Chen	Ding Hai	Ding Si
14	Kui Wei	Jia Yin	Kui Wei	Jia Yin	Jia Shen	Yi Mao	Yi You	Bing Chen	Ding Hai	Ding Si	Wu Zi	Wu Wu
15	Jia Shen	Yi Mao	Jia Shen	Yi Mao	Yi You	Bing Chen	Bing Shu	Ding Si	Wu Zi	Wu Wu	Ji Chou	Ji Wei
16	Yi You	Bing Chen	Yi You	Bing Chen	Bing Shu	Ding Si	Ding Hai	Wu Wu	Ji Chou	Ji Wei	Geng Yin	Geng Shen
17	Bing Shu	Ding Si	Bing Shu	Ding Si	Ding Hai	Wu Wu	Wu Zi	Ji Wei	Geng Yin	Geng Shen	Xin Mao	Xin You
18	Ding Hai	Wu Wu	Ding Hai	Wu Wu	Wu Zi	Ji Wei	Ji Chou	Geng Shen	Xin Mao	Xin You	Ren Chen	Ren Shu
19	Wu Zi	Ji Wei	Wu Zi	Ji Wei	Ji Chou	Geng Shen	Geng Yin	Xin You	Ren Chen	Ren Shu	Kui Si	Kui Hai
20	Ji Chou	Geng Shen	Ji Chou	Geng Shen	Geng Yin	Xin You	Xin Mao	Ren Shu	Kui Si	Kui Hai	Jia Wu	Jia Zi
21	Geng Yin	Xin You	Geng Yin	Xin You	Xin Mao	Ren Shu	Ren Chen	Kui Hai	Jia Wu	Jia Zi	Yi Wei	Yi Chou
22	Xin Mao	Ren Shu	Xin Mao	Ren Shu	Ren Chen	Kui Hai	Kui Si	Jia Zi	Yi Wei	Yi Chou	Bing Shen	Bing Yin
23	Ren Chen	Kui Hai	Ren Chen	Kui Hai	Kui Si	Jia Zi	Jia Wu	Yi Chou	Bing Shen	Bing Yin	Ding You	Ding Mao
24	Kui Si	Jia Zi	Kui Si	Jia Zi	Jia Wu	Yi Chou	Yi Wei	Bing Yin	Ding You	Ding Mao	Wu Shu	Wu Chen
25	Jia Wu	Yi Chou	Jia Wu	Yi Chou	Yi Wei	Bing Yin	Bing Shen	Ding Mao	Wu Shu	Wu Chen	Ji Hai	Ji Si
26	Yi Wei	Bing Yin	Yi Wei	Bing Yin	Bing Shen	Ding Mao	Ding You	Wu Chen	Ji Hai	Ji Si	Geng Zi	Geng Wu
27	Bing Shen	Ding Mao	Bing Shen	Ding Mao	Ding You	Wu Chen	Wu Shu	Ji Si	Geng Zi	Geng Wu	Xin Chou	Xin Wei
28	Ding You	Wu Chen	Ding You	Wu Chen	Wu Shu	Ji Si	Ji Hai	Geng Wu	Xin Chou	Xin Wei	Ren Yin	Ren Shen
29	Wu Shu	Ji Si	Wu Shu	Ji Si	Ji Hai	Geng Wu	Geng Zi	Xin Wei	Ren Yin	Ren Shen	Kui Mao	Kui You
30	Ji Hai		Ji Hai	Geng Wu	Geng Zi	Xin Wei	Xin Chou	Ren Shen	Kui Mao	Kui You	Jia Chen	Jia Shu
31	Geng Zi		Geng Zi		Xin Chou		Ren Yin	Kui You		Jia Shu		Yi Hai

1969 The Year of the Rooster (Ji You)

The Best Feng Shui Alignment

JAN	FEB	MAR	APR	MAY	JUNE	JULY	AUG	SEPT	OCT	NOV	DEC
Yi Chou	Bing Yin	Ding Mao	Wu Chen	Ji Si	Geng Wu	Xin Wei	Ren Shen	Kui You	Jia Shu	Yi Hai	Bing Zi
1/5 20:17	2/4 7:59	3/6 2:11	4/5 7:15	5/6 0:50	6/6 5:12	7/7 15:32	8/8 1:14	9/8 3:56	10/8 19:17	11/7 23:31	12/7 15:54
Bing Zi	Ding Wei	Yi Hai	Bing Wu	Bing Zi	Ding Wei	Ding Chou	Wu Shen	Ji Mao	Ji You	Geng Chen	Geng Shu
Ding Chou	Wu Shen	Bing Zi	Ding Wei	Ding Chou	Wu Shen	Wu Yin	Ji You	Geng Chen	Geng Shu	Xin Si	Xin Hai
Wu Yin	Ji You	Ding Chou	Wu Shen	Wu Yin	Ji You	Ji Mao	Geng Shu	Xin Si	Xin Hai	Ren Wu	Ren Zi
Ji Mao	Geng Shu	Wu Yin	Ji You	Ji Mao	Geng Shu	Geng Chen	Xin Hai	Ren Wu	Ren Zi	Kui Wei	Kui Chou
Geng Chen	Xin Hai	Ji Mao	Geng Shu	Geng Chen	Xin Hai	Xin Si	Ren Zi	Kui Wei	Kui Chou	Jia Shen	Jia Yin
Xin Si	Ren Zi	Geng Chen	Xin Hai	Xin Si	Ren Zi	Ren Wu	Kui Chou	Jia Shen	Jia Yin	Yi You	Yi Mao
Ren Wu	Kui Chou	Xin Si	Ren Zi	Ren Wu	Kui Chou	Kui Wei	Jia Yin	Yi You	Yi Mao	Bing Shu	Bing Chen
Kui Wei	Jia Yin	Ren Wu	Kui Chou	Kui Wei	Jia Yin	Jia Shen	Yi Mao	Bing Shu	Bing Chen	Ding Hai	Ding Si
Jia Shen	Yi Mao	Kui Wei	Jia Yin	Jia Shen	Yi Mao	Yi You	Bing Chen	Ding Hai	Ding Si	Wu Zi	Wu Wu
Yi You	Bing Chen	Jia Shen	Yi Mao	Yi You	Bing Chen	Bing Shu	Ding Si	Wu Zi	Wu Wu	Ji Chou	Ji Wei
Bing Shu	Ding Si	Yi You	Bing Chen	Bing Shu	Ding Si	Ding Hai	Wu Wu	Ji Chou	Ji Wei	Geng Yin	Geng Shen
Ding Hai	Wu Wu	Bing Shu	Ding Si	Ding Hai	Wu Wu	Wu Zi	Ji Wei	Geng Yin	Geng Shen	Xin Mao	Xin You
Wu Zi	Ji Wei	Ding Hai	Wu Wu	Wu Zi	Ji Wei	Ji Chou	Geng Shen	Xin Mao	Xin You	Ren Chen	Ren Shu
Ji Chou	Geng Shen	Wu Zi	Ji Wei	Ji Chou	Geng Shen	Geng Yin	Xin You	Ren Chen	Ren Shu	Kui Si	Kui Hai
Geng Yin	Xin You	Ji Chou	Geng Shen	Geng Yin	Xin You	Xin Mao	Ren Shu	Kui Si	Kui Hai	Jia Wu	Jia Zi
Xin Mao	Ren Shu	Geng Yin	Xin You	Xin Mao	Ren Shu	Ren Chen	Kui Hai	Jia Wu	Jia Zi	Yi Wei	Yi Chou
Ren Chen	Kui Hai	Xin Mao	Ren Shu	Ren Chen	Kui Hai	Kui Si	Jia Zi	Yi Wei	Yi Chou	Bing Shen	Bing Yin
Kui Si	Jia Zi	Ren Chen	Kui Hai	Kui Si	Jia Zi	Jia Wu	Yi Chou	Bing Shen	Bing Yin	Ding You	Ding Mao
Jia Wu	Yi Chou	Kui Si	Jia Zi	Jia Wu	Yi Chou	Yi Wei	Bing Yin	Ding You	Ding Mao	Wu Shu	Wu Chen
Yi Wei	Bing Yin	Jia Wu	Yi Chou	Yi Wei	Bing Yin	Bing Shen	Ding Mao	Wu Shu	Wu Chen	Ji Hai	Ji Si
Bing Shen	Ding Mao	Yi Wei	Bing Yin	Bing Shen	Ding Mao	Ding You	Wu Chen	Ji Hai	Ji Si	Geng Zi	Geng Wu
Ding You	Wu Chen	Bing Shen	Ding Mao	Ding You	Wu Chen	Wu Shu	Ji Si	Geng Zi	Geng Wu	Xin Chou	Xin Wei
Wu Shu	Ji Si	Ding You	Wu Chen	Wu Shu	Ji Si	Ji Hai	Geng Wu	Xin Chou	Xin Wei	Ren Yin	Ren Shen
Ji Hai	Geng Wu	Wu Shu	Ji Si	Ji Hai	Geng Wu	Geng Zi	Xin Wei	Ren Yin	Ren Shen	Kui Mao	Kui You
Geng Zi	Xin Wei	Ji Hai	Geng Wu	Geng Zi	Xin Wei	Xin Chou	Ren Shen	Kui Mao	Kui You	Jia Chen	Jia Shu
Xin Chou	Ren Shen	Geng Zi	Xin Wei	Xin Chou	Ren Shen	Ren Yin	Kui You	Jia Chen	Jia Shu	Yi Si	Yi Hai
Ren Yin	Kui You	Xin Chou	Ren Shen	Ren Yin	Kui You	Kui Mao	Jia Shu	Yi Si	Yi Hai	Bing Wu	Bing Zi
Kui Mao	Jia Shu	Ren Yin	Kui You	Kui Mao	Jia Shu	Jia Chen	Yi Hai	Bing Wu	Bing Zi	Ding Wei	Ding Chou
Jia Chen		Kui Mao	Jia Shu	Jia Chen	Yi Hai	Yi Si	Bing Zi	Ding Wei	Ding Chou	Wu Shen	Wu Yin
Yi Si		Jia Chen	Yi Hai	Yi Si		Bing Wu	Ding Chou		Wu Yin		Ji Mao
Bing Wu		Yi Si		Bing Wu		Ding Wei	Wu Yin		Ji Mao		Geng Chen

1970 The Year of the Dog (Geng Shu)

	JAN	FEB	MAR	APR	MAY	JUNE	JULY	AUG	SEPT	OCT	NOV	DEC
	Bing Zi	Ding Chou	Wu Yin	Ji Mao	Geng Chen	Xin Si	Ren Wu	Kui Wei	Jia Shen	Yi You	Bing Shu	Ding Hai
	Ding Chou	Wu Yin	Ji Mao	Geng Chen	Xin Si	Ren Wu	Kui Wei	Jia Shen	Yi You	Bing Shu	Ding Hai	Wu Zi
	1/6	2/4	3/6	4/5	5/6	6/6	7/7	8/8	9/8	10/9	11/8	12/7
	1:59	13:46	7:51	13:00	6:28	11:13	21:14	7:20	9:42	1:06	5:20	21:43
1	Xin Si	Ren Zi	Geng Chen	Xin Hai	Xin Si	Ren Zi	Ren Wu	Kui Chou	Jia Shen	Jia yin	Yi You	Yi Mao
2	Ren Wu	Kui Chou	Xin Si	Ren Zi	Ren Wu	Kui Chou	Kui Wei	Jia yin	Yi You	Yi Mao	Bing Shu	Bing Chen
3	Kui Wei	Jia yin	Ren Wu	Kui Chou	Kui Wei	Jia yin	Jia Shen	Yi Mao	Bing Shu	Bing Chen	Ding Hai	Ding Si
4	Jia Shen	Yi Mao	Kui Wei	Jia yin	Jia Shen	Yi Mao	Yi You	Bing Chen	Ding Hai	Ding Si	Wu Zi	Wu Wu
5	Yi You	Bing Chen	Jia Shen	Yi Mao	Yi You	Bing Chen	Bing Shu	Ding Si	Wu Zi	Wu Wu	Ji Chou	Ji Wei
6	Bing Shu	Ding Si	Yi You	Bing Chen	Bing Shu	Ding Si	Ding Hai	Wu Wu	Ji Chou	Ji Wei	Geng Yin	Geng Shen
7	Ding Hai	Wu Wu	Bing Shu	Ding Si	Ding Hai	Wu Wu	Wu Zi	Ji Wei	Geng Yin	Geng Shen	Xin Mao	Xin You
8	Wu Zi	Ji Wei	Ding Hai	Wu Wu	Wu Zi	Ji Wei	Ji Chou	Geng Shen	Xin Mao	Xin You	Ren Chen	Ren Shu
9	Ji Chou	Geng Shen	Wu Zi	Ji Wei	Ji Chou	Geng Shen	Geng Yin	Xin You	Ren Chen	Ren Shu	Kui Si	Kui Hai
10	Geng Yin	Xin You	Ji Chou	Geng Shen	Geng Yin	Xin You	Xin Mao	Ren Shu	Kui Si	Kui Hai	Jia Wu	Jia Zi
11	Xin Mao	Ren Shu	Geng Yin	Xin You	Xin Mao	Ren Shu	Ren Chen	Kui Hai	Jia Wu	Jia Zi	Yi Wei	Yi Chou
12	Ren Chen	Kui Hai	Xin Mao	Ren Shu	Ren Chen	Kui Hai	Kui Si	Jia Zi	Yi Wei	Yi Chou	Bing Shen	Bing Yin
13	Kui Si	Jia Zi	Ren Chen	Kui Hai	Kui Si	Jia Zi	Jia Wu	Yi Chou	Bing Shen	Bing Yin	Ding You	Ding Mao
14	Jia Wu	Yi Chou	Kui Si	Jia Zi	Jia Wu	Yi Chou	Yi Wei	Bing Yin	Ding You	Ding Mao	Wu Shu	Wu Chen
15	Yi Wei	Bing Yin	Jia Wu	Yi Chou	Yi Wei	Bing Yin	Bing Shen	Ding Mao	Wu Shu	Wu Chen	Ji Hai	Ji Si
16	Bing Shen	Ding Mao	Yi Wei	Bing Yin	Bing Shen	Ding Mao	Ding You	Wu Chen	Ji Hai	Ji Si	Geng Zi	Geng Wu
17	Ding You	Wu Chen	Bing Shen	Ding Mao	Ding You	Wu Chen	Wu Shu	Ji Si	Geng Zi	Geng Wu	Xin Chou	Xin Wei
18	Wu Shu	Ji Si	Ding You	Wu Chen	Wu Shu	Ji Si	Ji Hai	Geng Wu	Xin Chou	Xin Wei	Ren yin	Ren Shen
19	Ji Hai	Geng Wu	Wu Shu	Ji Si	Ji Hai	Geng Wu	Geng Zi	Xin Wei	Ren yin	Ren Shen	Kui Mao	Kui You
20	Geng Zi	Xin Wei	Ji Hai	Geng Wu	Geng Zi	Xin Wei	Xin Chou	Ren Shen	Kui Mao	Kui You	Jia Chen	Jia Shu
21	Xin Chou	Ren Shen	Geng Zi	Xin Wei	Xin Chou	Ren Shen	Ren yin	Kui You	Jia Chen	Jia Shu	Yi Si	Yi Hai
22	Ren Yin	Kui You	Xin Chou	Ren Shen	Ren yin	Kui You	Kui Mao	Jia Shu	Yi Si	Yi Hai	Bing Wu	Bing Zi
23	Kui Mao	Jia Shu	Ren yin	Kui You	Kui Mao	Jia Shu	Jia Chen	Yi Hai	Bing Wu	Bing Zi	Ding Wei	Ding Chou
24	Jia Chen	Yi Hai	Kui Mao	Jia Shu	Jia Chen	Yi Hai	Yi Si	Bing Zi	Ding Wei	Ding Chou	Wu Shen	Wu yin
25	Yi Si	Bing Zi	Jia Chen	Yi Hai	Yi Si	Bing Zi	Bing Wu	Ding Chou	Wu Shen	Wu Yin	Ji You	Ji Mao
26	Bing Wu	Ding Chou	Yi Si	Bing Zi	Bing Wu	Ding Chou	Ding Wei	Wu Yin	Ji You	Ji Mao	Geng Shu	Geng Chen
27	Ding Wei	Wu Yin	Bing Wu	Ding Chou	Ding Wei	Wu Yin	Wu Shen	Ji Mao	Geng Shu	Geng Chen	Xin Hai	Xin Si
28	Wu Shen	Ji Mao	Ding Wei	Wu Yin	Wu Shen	Ji Mao	Ji You	Geng Chen	Xin Hai	Xin Si	Ren Zi	Ren Wu
29	Ji You		Wu Shen	Ji Mao	Ji You	Geng Chen	Geng Shu	Xin Si	Ren Zi	Ren Wu	Kui Chou	Kui Wei
30	Geng Shu		Ji You	Geng Chen	Geng Shu	Xin Si	Xin Hai	Ren Wu	Kui Chou	Kui Wei	Jia yin	Jia Shen
31	Xin Hai		Geng Shu		Xin Hai		Ren Zi	Kui Wei		Jia Shen		Yi You

1971 The Year of the Boar (Xin Hai)

Month	JAN	FEB	MAR	APR	MAY	JUNE	JULY	AUG	SEPT	OCT	NOV	DEC
Month Pillar	Wu Zi	Ji Chou	Geng Yin	Xin Mao	Ren Chen	Kui Si	Jia Wu	Yi Wei	Bing Shen	Ding You	Wu Shu	Ji Hai
Solar Term	Ji Chou 1/6 7:45	Geng Yin 2/4 19:26	Xin Mao 3/6 13:35	Ren Chen 4/5 18:36	Kui Si 5/6 12:08	Jia Wu 6/6 17:00	Yi Wei 7/8 3:29	Bing Shen 8/8 13:29	Ding You 9/8 17:30	Wu Shu 10/9 8:13	Ji Hai 11/8 11:10	Geng Zi 12/8 3:33
1	Bing Shu	Ding Si	Yi You	Bing Chen	Bing Shu	Ding Si	Ding Hai	Wu Wu	Ji Chou	Ji Wei	Geng Yin	Geng Shen
2	Ding Hai	Wu Wu	Bing Shu	Ding Si	Ding Hai	Wu Wu	Wu Zi	Ji Wei	Geng Yin	Geng Shen	Xin Mao	Xin You
3	Wu Zi	Ji Wei	Ding Hai	Wu Wu	Wu Zi	Ji Wei	Ji Chou	Geng Shen	Xin Mao	Xin You	Ren Chen	Ren Shu
4	Ji Chou	Geng Shen	Wu Zi	Ji Wei	Ji Chou	Geng Shen	Geng Yin	Xin You	Ren Chen	Ren Shu	Kui Si	Kui Hai
5	Geng Yin	Xin You	Ji Chou	Geng Shen	Geng Yin	Xin You	Xin Mao	Ren Shu	Kui Si	Kui Hai	Jia Wu	Jia Zi
6	Xin Mao	Ren Shu	Geng Yin	Xin You	Xin Mao	Ren Shu	Ren Chen	Kui Hai	Jia Wu	Jia Zi	Yi Wei	Yi Chou
7	Ren Chen	Kui Hai	Xin Mao	Ren Shu	Ren Chen	Kui Hai	Kui Si	Jia Zi	Yi Wei	Yi Chou	Bing Shen	Bing Yin
8	Kui Si	Jia Zi	Ren Chen	Kui Hai	Kui Si	Jia Zi	Jia Wu	Yi Chou	Bing Shen	Bing Yin	Ding You	Ding Mao
9	Jia Wu	Yi Chou	Kui Si	Jia Zi	Jia Wu	Yi Chou	Yi Wei	Bing Yin	Ding You	Ding Mao	Wu Shu	Wu Chen
10	Yi Wei	Bing Yin	Jia Wu	Yi Chou	Yi Wei	Bing Yin	Bing Shen	Ding Mao	Wu Shu	Wu Chen	Ji Hai	Ji Si
11	Bing Shen	Ding Mao	Yi Wei	Bing Yin	Bing Shen	Ding Mao	Ding You	Wu Chen	Ji Hai	Ji Si	Geng Zi	Geng Wu
12	Ding You	Wu Chen	Bing Shen	Ding Mao	Ding You	Wu Chen	Wu Shu	Ji Si	Geng Zi	Geng Wu	Xin Chou	Xin Wei
13	Wu Shu	Ji Si	Ding You	Wu Chen	Wu Shu	Ji Si	Ji Hai	Geng Wu	Xin Chou	Xin Wei	Ren Yin	Ren Shen
14	Ji Hai	Geng Wu	Wu Shu	Ji Si	Ji Hai	Geng Wu	Geng Zi	Xin Wei	Ren Yin	Ren Shen	Kui Mao	Kui You
15	Geng Zi	Xin Wei	Ji Hai	Geng Wu	Geng Zi	Xin Wei	Xin Chou	Ren Shen	Kui Mao	Kui You	Jia Chen	Jia Shu
16	Xin Chou	Ren Shen	Geng Zi	Xin Wei	Xin Chou	Ren Shen	Ren Yin	Kui You	Jia Chen	Jia Shu	Yi Si	Yi Hai
17	Ren Yin	Kui You	Xin Chou	Ren Shen	Ren Yin	Kui You	Kui Mao	Jia Shu	Yi Si	Yi Hai	Bing Wu	Bing Zi
18	Kui Mao	Jia Shu	Ren Yin	Kui You	Kui Mao	Jia Shu	Jia Chen	Yi Hai	Bing Wu	Bing Zi	Ding Wei	Ding Chou
19	Jia Chen	Yi Hai	Kui Mao	Jia Shu	Jia Chen	Yi Hai	Yi Si	Bing Zi	Ding Wei	Ding Chou	Wu Shen	Wu Yin
20	Yi Si	Bing Zi	Jia Chen	Yi Hai	Yi Si	Bing Zi	Bing Wu	Ding Chou	Wu Shen	Wu Yin	Ji You	Ji Mao
21	Bing Wu	Ding Chou	Yi Si	Bing Zi	Bing Wu	Ding Chou	Ding Wei	Wu Yin	Ji You	Ji Mao	Geng Shu	Geng Chen
22	Ding Wei	Wu Yin	Bing Wu	Ding Chou	Ding Wei	Wu Yin	Wu Shen	Ji Mao	Geng Shu	Geng Chen	Xin Hai	Xin Si
23	Wu Shen	Ji Mao	Ding Wei	Wu Yin	Wu Shen	Ji Mao	Ji You	Geng Chen	Xin Hai	Xin Si	Ren Zi	Ren Wu
24	Ji You	Geng Chen	Wu Shen	Ji Mao	Ji You	Geng Chen	Geng Shu	Xin Si	Ren Zi	Ren Wu	Kui Chou	Kui Wei
25	Geng Shu	Xin Si	Ji You	Geng Chen	Geng Shu	Xin Si	Xin Hai	Ren Wu	Kui Chou	Kui Wei	Jia yin	Jia Shen
26	Xin Hai	Ren Wu	Geng Shu	Xin Si	Xin Hai	Ren Wu	Ren Zi	Kui Wei	Jia yin	Jia Shen	Yi Mao	Yi You
27	Ren Zi	Kui Wei	Xin Hai	Ren Wu	Ren Zi	Kui Wei	Kui Chou	Jia Shen	Yi Mao	Yi You	Bing Chen	Bing Shu
28	Kui Chou	Jia Shen	Ren Zi	Kui Wei	Kui Chou	Jia Shen	Jia yin	Yi You	Bing Chen	Bing Shu	Ding Si	Ding Hai
29	Jia yin		Kui Chou	Jia Shen	Jia yin	Yi You	Yi Mao	Bing Shu	Ding Si	Ding Hai	Wu Wu	Wu Zi
30	Yi Mao		Jia yin	Yi You	Yi Mao	Bing Shu	Bing Chen	Ding Hai	Wu Wu	Wu Zi	Ji Wei	Ji Chou
31	Bing Chen		Yi Mao		Bing Chen		Ding Si	Wu Zi		Ji Chou		Geng Yin

1972 The Year of the Rat (Ren Zi)

Day	JAN	FEB	MAR	APR	MAY	JUNE	JULY	AUG	SEPT	OCT	NOV	DEC
	Geng Zi	Xin Chou	Ren Yin	Kui Mao	Jia Chen	Yi Si	Bing Wu	Ding Wei	Wu Shen	Ji You	Geng Shu	Xin Hai
	Xin Chou	Ren Yin	Kui Mao	Jia Chen	Yi Si	Bing Wu	Ding Wei	Wu Shen	Ji You	Geng Shu	Xin Hai	Ren Zi
	1/6	2/5	3/5	4/5	5/5	6/5	7/7	8/7	9/7	10/8	11/7	12/7
	13:43	1:20	19:28	0:36	18:26	22:22	9:17	19:17	21:15	14:02	15:40	9:23
1	Xin Mao	Ren Shu	Xin Mao	Ren Shu	Ren Chen	Kui Hai	Kui Si	Jia Zi	Yi Wei	Yi Chou	Bing Shen	Bing Yin
2	Ren Chen	Kui Hai	Ren Chen	Kui Hai	Kui Si	Jia Zi	Jia Wu	Yi Chou	Bing Shen	Bing Yin	Ding You	Ding Mao
3	Kui Si	Jia Zi	Kui Si	Jia Zi	Jia Wu	Yi Chou	Yi Wei	Bing Yin	Ding You	Ding Mao	Wu Shu	Wu Chen
4	Jia Wu	Yi Chou	Jia Wu	Yi Chou	Yi Wei	Bing Yin	Bing Shen	Ding Mao	Wu Shu	Wu Chen	Ji Hai	Ji Si
5	Yi Wei	Bing Yin	Yi Wei	Bing Yin	Bing Shen	Ding Mao	Ding You	Wu Chen	Ji Hai	Ji Si	Geng Zi	Geng Wu
6	Bing Shen	Ding Mao	Bing Shen	Ding Mao	Ding You	Wu Chen	Wu Shu	Ji Si	Geng Zi	Geng Wu	Xin Chou	Xin Wei
7	Ding You	Wu Chen	Ding You	Wu Chen	Wu Shu	Ji Si	Ji Hai	Geng Wu	Xin Chou	Xin Wei	Ren Yin	Ren Shen
8	Wu Shu	Ji Si	Wu Shu	Ji Si	Ji Hai	Geng Wu	Geng Zi	Xin Wei	Ren Yin	Ren Shen	Kui Mao	Kui You
9	Ji Hai	Geng Wu	Ji Hai	Geng Wu	Geng Zi	Xin Wei	Xin Chou	Ren Shen	Kui Mao	Kui You	Jia Chen	Jia Shu
10	Geng Zi	Xin Wei	Geng Zi	Xin Wei	Xin Chou	Ren Shen	Ren Yin	Kui You	Jia Chen	Jia Shu	Yi Si	Yi Hai
11	Xin Chou	Ren Shen	Xin Chou	Ren Shen	Ren Yin	Kui You	Kui Mao	Jia Shu	Yi Si	Yi Hai	Bing Wu	Bing Zi
12	Ren Yin	Kui You	Ren Yin	Kui You	Kui Mao	Jia Shu	Jia Chen	Yi Hai	Bing Wu	Bing Zi	Ding Wei	Ding Chou
13	Kui Mao	Jia Shu	Kui Mao	Jia Shu	Jia Chen	Yi Hai	Yi Si	Bing Zi	Ding Wei	Ding Chou	Wu Shen	Wu Yin
14	Jia Chen	Yi Hai	Jia Chen	Yi Hai	Yi Si	Bing Zi	Bing Wu	Ding Chou	Wu Shen	Wu Yin	Ji You	Ji Mao
15	Yi Si	Bing Zi	Yi Si	Bing Zi	Bing Wu	Ding Chou	Ding Wei	Wu Yin	Ji You	Ji Mao	Geng Shu	Geng Chen
16	Bing Wu	Ding Chou	Bing Wu	Ding Chou	Ding Wei	Wu Yin	Wu Shen	Ji Mao	Geng Shu	Geng Chen	Xin Hai	Xin Si
17	Ding Wei	Wu Yin	Ding Wei	Wu Yin	Wu Shen	Ji Mao	Ji You	Geng Chen	Xin Hai	Xin Si	Ren Zi	Ren Wu
18	Wu Shen	Ji Mao	Wu Shen	Ji Mao	Ji You	Geng Chen	Geng Shu	Xin Si	Ren Zi	Ren Wu	Kui Chou	Kui Wei
19	Ji You	Geng Chen	Ji You	Geng Chen	Geng Shu	Xin Si	Xin Hai	Ren Wu	Kui Chou	Kui Wei	Jia yin	Jia Shen
20	Geng Shu	Xin Si	Geng Shu	Xin Si	Xin Hai	Ren Wu	Ren Zi	Kui Wei	Jia yin	Jia Shen	Yi Mao	Yi You
21	Xin Hai	Ren Wu	Xin Hai	Ren Wu	Ren Zi	Kui Wei	Kui Chou	Jia Shen	Yi Mao	Yi You	Bing Chen	Bing Shu
22	Ren Zi	Kui Wei	Ren Zi	Kui Wei	Kui Chou	Jia Shen	Jia yin	Yi You	Bing Chen	Bing Shu	Ding Si	Ding Hai
23	Kui Chou	Jia Shen	Kui Chou	Jia Shen	Jia yin	Yi You	Yi Mao	Bing Shu	Ding Si	Ding Hai	Wu Wu	Wu Zi
24	Jia yin	Yi You	Jia yin	Yi You	Yi Mao	Bing Shu	Bing Chen	Ding Hai	Wu Wu	Wu Zi	Ji Wei	Ji Chou
25	Yi Mao	Bing Shu	Yi Mao	Bing Shu	Bing Chen	Ding Hai	Ding Si	Wu Zi	Ji Wei	Ji Chou	Geng Shen	Geng Yin
26	Bing Chen	Ding Hai	Bing Chen	Ding Hai	Ding Si	Wu Zi	Wu Wu	Ji Chou	Geng Shen	Geng Yin	Xin You	Xin Mao
27	Ding Si	Wu Zi	Ding Si	Wu Zi	Wu Wu	Ji Chou	Ji Wei	Geng Yin	Xin You	Xin Mao	Ren Shu	Ren Chen
28	Wu Wu	Ji Chou	Wu Wu	Ji Chou	Ji Wei	Geng Yin	Geng Shen	Xin Mao	Ren Shu	Ren Chen	Kui Hai	Kui Si
29	Ji Wei	Geng Yin	Ji Wei	Geng Yin	Geng Shen	Xin Mao	Xin You	Ren Chen	Kui Hai	Kui Si	Jia Zi	Jia Wu
30	Geng Shen		Geng Shen	Xin Mao	Xin You	Ren Chen	Ren Shu	Kui Si	Jia Zi	Jia Wu	Yi Chou	Yi Wei
31	Xin You		Xin You		Ren Shu		Kui Hai	Jia Wu		Yi Wei		Bing Shen

172

1973 The Year of the Ox (Kui Chou)

Month	JAN	FEB	MAR	APR	MAY	JUNE	JULY	AUG	SEPT	OCT	NOV	DEC
Month pillar (start)	Ren Zi	Kui Chou	Jia Yin	Yi Mao	Bing Chen	Ding Si	Wu Wu	Ji Wei	Geng Shen	Xin You	Ren Shu	Kui Hai
Month pillar (after term)	Kui Chou	Jia Yin	Yi Mao	Bing Chen	Ding Si	Wu Wu	Ji Wei	Geng Shen	Xin You	Ren Shu	Kui Hai	Jia Zi
Solar term date	1/5	2/4	3/6	4/5	5/6	6/6	7/7	8/8	9/8	10/8	11/7	12/7
Time	19:26	7:04	1:13	6:14	0:08	4:07	15:05	1:05	3:00	22:48	21:28	15:13
1	Ding You	Wu Chen	Bing Shen	Ding Mao	Ding You	Wu Chen	Wu Shu	Ji Si	Geng Zi	Geng Wu	Xin Chou	Xin Wei
2	Wu Shu	Ji Si	Ding You	Wu Chen	Wu Shu	Ji Si	Ji Hai	Geng Wu	Xin Chou	Xin Wei	Ren Yin	Ren Shen
3	Ji Hai	Geng Wu	Wu Shu	Ji Si	Ji Hai	Geng Wu	Geng Zi	Xin Wei	Ren Yin	Ren Shen	Kui Mao	Kui You
4	Geng Zi	Xin Wei	Ji Hai	Geng Wu	Geng Zi	Xin Wei	Xin Chou	Ren Shen	Kui Mao	Kui You	Jia Chen	Jia Shu
5	Xin Chou	Ren Shen	Geng Zi	Xin Wei	Xin Chou	Ren Shen	Ren Yin	Kui You	Jia Chen	Jia Shu	Yi Si	Yi Hai
6	Ren Yin	Kui You	Xin Chou	Ren Shen	Ren Yin	Kui You	Kui Mao	Jia Shu	Yi Si	Yi Hai	Bing Wu	Bing Zi
7	Kui Mao	Jia Shu	Ren Yin	Kui You	Kui Mao	Jia Shu	Jia Chen	Yi Hai	Bing Wu	Bing Zi	Ding Wei	Ding Chou
8	Jia Chen	Yi Hai	Kui Mao	Jia Shu	Jia Chen	Yi Hai	Yi Si	Bing Zi	Ding Wei	Ding Chou	Wu Shen	Wu Yin
9	Yi Si	Bing Zi	Jia Chen	Yi Hai	Yi Si	Bing Zi	Bing Wu	Ding Chou	Wu Shen	Wu Yin	Ji You	Ji Mao
10	Bing Wu	Ding Chou	Yi Si	Bing Zi	Bing Wu	Ding Chou	Ding Wei	Wu Yin	Ji You	Ji Mao	Geng Shu	Geng Chen
11	Ding Wei	Wu Yin	Bing Wu	Ding Chou	Ding Wei	Wu Yin	Wu Shen	Ji Mao	Geng Shu	Geng Chen	Xin Hai	Xin Si
12	Wu Shen	Ji Mao	Ding Wei	Wu Yin	Wu Shen	Ji Mao	Ji You	Geng Chen	Xin Hai	Xin Si	Ren Zi	Ren Wu
13	Ji You	Geng Chen	Wu Shen	Ji Mao	Ji You	Geng Chen	Geng Shu	Xin Si	Ren Zi	Ren Wu	Kui Chou	Kui Wei
14	Geng Shu	Xin Si	Ji You	Geng Chen	Geng Shu	Xin Si	Xin Hai	Ren Wu	Kui Chou	Kui Wei	Jia Yin	Jia Shen
15	Xin Hai	Ren Wu	Geng Shu	Xin Si	Xin Hai	Ren Wu	Ren Zi	Kui Wei	Jia Yin	Jia Shen	Yi Mao	Yi You
16	Ren Zi	Kui Wei	Xin Hai	Ren Wu	Ren Zi	Kui Wei	Kui Chou	Jia Shen	Yi Mao	Yi You	Bing Chen	Bing Shu
17	Kui Chou	Jia Shen	Ren Zi	Kui Wei	Kui Chou	Jia Shen	Jia Yin	Yi You	Bing Chen	Bing Shu	Ding Si	Ding Hai
18	Jia Yin	Yi You	Kui Chou	Jia Shen	Jia Yin	Yi You	Yi Mao	Bing Shu	Ding Si	Ding Hai	Wu Wu	Wu Zi
19	Yi Mao	Bing Shu	Jia Yin	Yi You	Yi Mao	Bing Shu	Bing Chen	Ding Hai	Wu Wu	Wu Zi	Ji Wei	Ji Chou
20	Bing Chen	Ding Hai	Yi Mao	Bing Shu	Bing Chen	Ding Hai	Ding Si	Wu Zi	Ji Wei	Ji Chou	Geng Shen	Geng Yin
21	Ding Si	Wu Zi	Bing Chen	Ding Hai	Ding Si	Wu Zi	Wu Wu	Ji Chou	Geng Shen	Geng Yin	Xin You	Xin Mao
22	Wu Wu	Ji Chou	Ding Si	Wu Zi	Wu Wu	Ji Chou	Ji Wei	Geng Yin	Xin You	Xin Mao	Ren Shu	Ren Chen
23	Ji Wei	Geng Yin	Wu Wu	Ji Chou	Ji Wei	Geng Yin	Geng Shen	Xin Mao	Ren Shu	Ren Chen	Kui Hai	Kui Si
24	Geng Shen	Xin Mao	Ji Wei	Geng Yin	Geng Shen	Xin Mao	Xin You	Ren Chen	Kui Hai	Kui Si	Jia Zi	Jia Wu
25	Xin You	Ren Chen	Geng Shen	Xin Mao	Xin You	Ren Chen	Ren Shu	Kui Si	Jia Zi	Jia Wu	Yi Chou	Yi Wei
26	Ren Shu	Kui Si	Xin You	Ren Chen	Ren Shu	Kui Si	Kui Hai	Jia Wu	Yi Chou	Yi Wei	Bing Yin	Bing Shen
27	Kui Hai	Jia Wu	Ren Shu	Kui Si	Kui Hai	Jia Wu	Jia Zi	Yi Wei	Bing Yin	Bing Shen	Ding Mao	Ding You
28	Jia Zi	Yi Wei	Kui Hai	Jia Wu	Jia Zi	Yi Wei	Yi Chou	Bing Shen	Ding Mao	Ding You	Wu Chen	Wu Shu
29	Yi Chou		Jia Zi	Yi Wei	Yi Chou	Bing Shen	Bing Yin	Ding You	Wu Chen	Wu Shu	Ji Si	Ji Hai
30	Bing Yin		Yi Chou	Bing Shen	Bing Yin	Ding You	Ding Mao	Wu Shu	Ji Si	Ji Hai	Geng Wu	Geng Zi
31	Ding Mao		Bing Yin		Ding Mao		Wu Chen	Ji Hai		Geng Zi		Xin Chou

1974 The Year of the Tiger (Jia Yin)

Day	JAN	FEB	MAR	APR	MAY	JUNE	JULY	AUG	SEPT	OCT	NOV	DEC
(start pillar)	Jia Zi	Yi Chou	Bing Yin	Ding Mao	Wu Chen	Ji Si	Geng Wu	Xin Wei	Ren Shen	Kui You	Jia Shu	Yi Hai
(term pillar)	Yi Chou	Bing Yin	Ding Mao	Wu Chen	Ji Si	Geng Wu	Xin Wei	Ren Shen	Kui You	Jia Shu	Yi Hai	Bing Zi
(date)	1/6	2/4	3/6	4/5	5/6	6/6	7/7	8/8	9/8	10/9	11/8	12/7
(time)	1:20	13:00	7:07	12:05	5:34	9:52	20:13	5:57	9:58	1:40	3:18	21:02
1	Ren Yin	Kui You	Xin Chou	Ren Shen	Ren Yin	Kui You	Kui Mao	Jia Shu	Yi Si	Yi Hai	Bing Wu	Bing Zi
2	Kui Mao	Jia Shu	Ren Yin	Kui You	Kui Mao	Jia Shu	Jia Chen	Yi Hai	Bing Wu	Bing Zi	Ding Wei	Ding Chou
3	Jia Chen	Yi Hai	Kui Mao	Jia Shu	Jia Chen	Yi Hai	Yi Si	Bing Zi	Ding Wei	Ding Chou	Wu Shen	Wu Yin
4	Yi Si	Bing Zi	Jia Chen	Yi Hai	Yi Si	Bing Zi	Bing Wu	Ding Chou	Wu Shen	Wu Yin	Ji You	Ji Mao
5	Bing Wu	Ding Chou	Yi Si	Bing Zi	Bing Wu	Ding Chou	Ding Wei	Wu Yin	Ji You	Ji Mao	Geng Shu	Geng Chen
6	Ding Wei	Wu Yin	Bing Wu	Ding Chou	Ding Wei	Wu Yin	Wu Shen	Ji Mao	Geng Shu	Geng Chen	Xin Hai	Xin Si
7	Wu Shen	Ji Mao	Ding Wei	Wu Yin	Wu Shen	Ji Mao	Ji You	Geng Chen	Xin Hai	Xin Si	Ren Zi	Ren Wu
8	Ji You	Geng Chen	Wu Shen	Ji Mao	Ji You	Geng Chen	Geng Shu	Xin Si	Ren Zi	Ren Wu	Kui Chou	Kui Wei
9	Geng Shu	Xin Si	Ji You	Geng Chen	Geng Shu	Xin Si	Xin Hai	Ren Wu	Kui Chou	Kui Wei	Jia Yin	Jia Shen
10	Xin Hai	Ren Wu	Geng Shu	Xin Si	Xin Hai	Ren Wu	Ren Zi	Kui Wei	Jia Yin	Jia Shen	Yi Mao	Yi You
11	Ren Zi	Kui Wei	Xin Hai	Ren Wu	Ren Zi	Kui Wei	Kui Chou	Jia Shen	Yi Mao	Yi You	Bing Chen	Bing Shu
12	Kui Chou	Jia Shen	Ren Zi	Kui Wei	Kui Chou	Jia Shen	Jia Yin	Yi You	Bing Chen	Bing Shu	Ding Si	Ding Hai
13	Jia Yin	Yi You	Kui Chou	Jia Shen	Jia Yin	Yi You	Yi Mao	Bing Shu	Ding Si	Ding Hai	Wu Wu	Wu Zi
14	Yi Mao	Bing Shu	Jia Yin	Yi You	Yi Mao	Bing Shu	Bing Chen	Ding Hai	Wu Wu	Wu Zi	Ji Wei	Ji Chou
15	Bing Chen	Ding Hai	Yi Mao	Bing Shu	Bing Chen	Ding Hai	Ding Si	Wu Zi	Ji Wei	Ji Chou	Geng Shen	Geng Yin
16	Ding Si	Wu Zi	Bing Chen	Ding Hai	Ding Si	Wu Zi	Wu Wu	Ji Chou	Geng Shen	Geng Yin	Xin You	Xin Mao
17	Wu Wu	Ji Chou	Ding Si	Wu Zi	Wu Wu	Ji Chou	Ji Wei	Geng Yin	Xin You	Xin Mao	Ren Shu	Ren Chen
18	Ji Wei	Geng Yin	Wu Wu	Ji Chou	Ji Wei	Geng Yin	Geng Shen	Xin Mao	Ren Shu	Ren Chen	Kui Hai	Kui Si
19	Geng Shen	Xin Mao	Ji Wei	Geng Yin	Geng Shen	Xin Mao	Xin You	Ren Chen	Kui Hai	Kui Si	Jia Zi	Jia Wu
20	Xin You	Ren Chen	Geng Shen	Xin Mao	Xin You	Ren Chen	Ren Shu	Kui Si	Jia Zi	Jia Wu	Yi Chou	Yi Wei
21	Ren Shu	Kui Si	Xin You	Ren Chen	Ren Shu	Kui Si	Kui Hai	Jia Wu	Yi Chou	Yi Wei	Bing Yin	Bing Shen
22	Kui Hai	Jia Wu	Ren Shu	Kui Si	Kui Hai	Jia Wu	Jia Zi	Yi Wei	Bing Yin	Bing Shen	Ding Mao	Ding You
23	Jia Zi	Yi Wei	Kui Hai	Jia Wu	Jia Zi	Yi Wei	Yi Chou	Bing Shen	Ding Mao	Ding You	Wu Chen	Wu Shu
24	Yi Chou	Bing Shen	Jia Zi	Yi Wei	Yi Chou	Bing Shen	Bing Yin	Ding You	Wu Chen	Wu Shu	Ji Si	Ji Hai
25	Bing Yin	Ding You	Yi Chou	Bing Shen	Bing Yin	Ding You	Ding Mao	Wu Shu	Ji Si	Ji Hai	Geng Wu	Geng Zi
26	Ding Mao	Wu Shu	Bing Yin	Ding You	Ding Mao	Wu Shu	Wu Chen	Ji Hai	Geng Wu	Geng Zi	Xin Wei	Xin Chou
27	Wu Chen	Ji Hai	Ding Mao	Wu Shu	Wu Chen	Ji Hai	Ji Si	Geng Zi	Xin Wei	Xin Chou	Ren Shen	Ren Yin
28	Ji Si	Geng Zi	Wu Chen	Ji Hai	Ji Si	Geng Zi	Geng Wu	Xin Chou	Ren Shen	Ren Yin	Kui You	Kui Mao
29	Geng Wu		Ji Si	Geng Zi	Geng Wu	Xin Chou	Xin Wei	Ren Yin	Kui You	Kui Mao	Jia Shu	Jia Chen
30	Xin Wei		Geng Wu	Xin Chou	Xin Wei	Ren Yin	Ren Shen	Kui Mao	Jia Shu	Jia Chen	Yi Hai	Yi Si
31	Ren Shen		Xin Wei		Ren Shen		Kui You	Jia Chen		Yi Si		Bing Wu

1975 The Year of the Rabbit (Yi Mao)

	JAN Bing Zi / Ding Chou 1/6 0:36	FEB Ding Chou / Wu Yin 2/4 19:02	MAR Wu Yin / Ji Mao 3/6 13:07	APR Ji Mao / Geng Chen 4/5 18:02	MAY Geng Chen / Xin Si 5/6 11:27	JUNE Xin Si / Ren Wu 6/6 15:42	JULY Ren Wu / Kui Wei 7/8 2:00	AUG Kui Wei / Jia Shen 8/8 11:45	SEPT Jia Shen / Yi You 9/8 15:47	OCT Yi You / Bing Shu 10/9 7:29	NOV Bing Shu / Ding Hai 11/8 9:03	DEC Ding Hai / Wu Zi 12/8 1:46
1	Ding Wei	Wu Yin	Bing Wu	Ding Chou	Ding Wei	Wu Yin	Wu Shen	Ji Mao	Geng Shu	Geng Chen	Xin Hai	Xin Si
2	Wu Shen	Ji Mao	Ding Wei	Wu Yin	Wu Shen	Ji Mao	Ji You	Geng Chen	Xin Hai	Xin Si	Ren Zi	Ren Wu
3	Ji You	Geng Chen	Wu Shen	Ji Mao	Ji You	Geng Chen	Geng Shu	Xin Si	Ren Zi	Ren Wu	Kui Chou	Kui Wei
4	Geng Shu	Xin Si	Ji You	Geng Chen	Geng Shu	Xin Si	Xin Hai	Ren Wu	Kui Chou	Kui Wei	Jia yin	Jia Shen
5	Xin Hai	Ren Wu	Geng Shu	Xin Si	Xin Hai	Ren Wu	Ren Zi	Kui Wei	Jia yin	Jia Shen	Yi Mao	Yi You
6	Ren Zi	Kui Wei	Xin Hai	Ren Wu	Ren Zi	Kui Wei	Kui Chou	Jia Shen	Yi Mao	Yi You	Bing Chen	Bing Shu
7	Kui Chou	Jia Shen	Ren Zi	Kui Wei	Kui Chou	Jia Shen	Jia yin	Yi You	Bing Chen	Bing Shu	Ding Si	Ding Hai
8	Jia yin	Yi You	Kui Chou	Jia Shen	Jia yin	Yi You	Yi Mao	Bing Shu	Ding Si	Ding Hai	Wu Wu	Wu Zi
9	Yi Mao	Bing Shu	Jia yin	Yi You	Yi Mao	Bing Shu	Bing Chen	Ding Hai	Wu Wu	Wu Zi	Ji Wei	Ji Chou
10	Bing Chen	Ding Hai	Yi Mao	Bing Shu	Bing Chen	Ding Hai	Ding Si	Wu Zi	Ji Wei	Ji Chou	Geng Shen	Geng Yin
11	Ding Si	Wu Zi	Bing Chen	Ding Hai	Ding Si	Wu Zi	Wu Wu	Ji Chou	Geng Shen	Geng Yin	Xin You	Xin Mao
12	Wu Wu	Ji Chou	Ding Si	Wu Zi	Wu Wu	Ji Chou	Ji Wei	Geng Yin	Xin You	Xin Mao	Ren Shu	Ren Chen
13	Ji Wei	Geng Yin	Wu Wu	Ji Chou	Ji Wei	Geng Yin	Geng Shen	Xin Mao	Ren Shu	Ren Chen	Kui Hai	Kui Si
14	Geng Shen	Xin Mao	Ji Wei	Geng Yin	Geng Shen	Xin Mao	Xin You	Ren Chen	Kui Hai	Kui Si	Jia Zi	Jia Wu
15	Xin You	Ren Chen	Geng Shen	Xin Mao	Xin You	Ren Chen	Ren Shu	Kui Si	Jia Zi	Jia Wu	Yi Chou	Yi Wei
16	Ren Shu	Kui Si	Xin You	Ren Chen	Ren Shu	Kui Si	Kui Hai	Jia Wu	Yi Chou	Yi Wei	Bing Yin	Bing Shen
17	Kui Hai	Jia Wu	Ren Shu	Kui Si	Kui Hai	Jia Wu	Jia Zi	Yi Wei	Bing Yin	Bing Shen	Ding Mao	Ding You
18	Jia Zi	Yi Wei	Kui Hai	Jia Wu	Jia Zi	Yi Wei	Yi Chou	Bing Shen	Ding Mao	Ding You	Wu Chen	Wu Shu
19	Yi Chou	Bing Shen	Jia Zi	Yi Wei	Yi Chou	Bing Shen	Bing Yin	Ding You	Wu Chen	Wu Shu	Ji Si	Ji Hai
20	Bing Yin	Ding You	Yi Chou	Bing Shen	Bing Yin	Ding You	Ding Mao	Wu Shu	Ji Si	Ji Hai	Geng Wu	Geng Zi
21	Ding Mao	Wu Shu	Bing Yin	Ding You	Ding Mao	Wu Shu	Wu Chen	Ji Hai	Geng Wu	Geng Zi	Xin Wei	Xin Chou
22	Wu Chen	Ji Hai	Ding Mao	Wu Shu	Wu Chen	Ji Hai	Ji Si	Geng Zi	Xin Wei	Xin Chou	Ren Shen	Ren Yin
23	Ji Si	Geng Zi	Wu Chen	Ji Hai	Ji Si	Geng Zi	Geng Wu	Xin Chou	Ren Shen	Ren Yin	Kui You	Kui Mao
24	Geng Wu	Xin Chou	Ji Si	Geng Zi	Geng Wu	Xin Chou	Xin Wei	Ren Yin	Kui You	Kui Mao	Jia Shu	Jia Chen
25	Xin Wei	Ren Yin	Geng Wu	Xin Chou	Xin Wei	Ren Yin	Ren Shen	Kui Mao	Jia Shu	Jia Chen	Yi Hai	Yi Si
26	Ren Shen	Kui Mao	Xin Wei	Ren Yin	Ren Shen	Kui Mao	Kui You	Jia Chen	Yi Hai	Yi Si	Bing Zi	Bing Wu
27	Kui You	Jia Chen	Ren Shen	Kui Mao	Kui You	Jia Chen	Jia Shu	Yi Si	Bing Zi	Bing Wu	Ding Chou	Ding Wei
28	Jia Shu	Yi Si	Kui You	Jia Chen	Jia Shu	Yi Si	Yi Hai	Bing Wu	Ding Chou	Ding Wei	Wu Yin	Wu Shen
29	Yi Hai		Jia Shu	Yi Si	Yi Hai	Bing Wu	Bing Zi	Ding Wei	Wu Yin	Wu Shen	Ji Mao	Ji You
30	Bing Zi		Yi Hai	Bing Wu	Bing Zi	Ding Wei	Ding Chou	Wu Shen	Ji Mao	Ji You	Geng Chen	Geng Shu
31	Ding Chou		Bing Zi		Ding Chou		Wu Yin	Ji You		Geng Shu		Xin Hai

1976 The Year of the Dragon (Bing Chen)

Day	JAN	FEB	MAR	APR	MAY	JUNE	JULY	AUG	SEPT	OCT	NOV	DEC
(before)	Wu Zi	Ji Chou	Geng Yin	Xin Mao	Ren Chen	Kui Si	Jia Wu	Yi Wei	Bing Shen	Ding You	Wu Shu	Ji Hai
(month)	Ji Chou	Geng Yin	Xin Mao	Ren Chen	Kui Si	Jia Wu	Yi Wei	Bing Shen	Ding You	Wu Shu	Ji Hai	Geng Zi
Date	1/6	2/5	3/5	4/4	5/5	6/5	7/7	8/7	9/7	10/8	11/7	12/7
Time	13:34	0:40	18:48	23:47	17:15	21:31	7:51	17:38	21:36	13:18	16:17	7:41
1	Ren Zi	Kui Wei	Ren Zi	Kui Wei	Kui Chou	Jia Shen	Jia yin	Yi You	Bing Chen	Bing Shu	Ding Si	Ding Hai
2	Kui Chou	Jia Shen	Kui Chou	Jia Shen	Jia yin	Yi You	Yi Mao	Bing Shu	Ding Si	Ding Hai	Wu Wu	Wu Zi
3	Jia yin	Yi You	Jia yin	Yi You	Yi Mao	Bing Shu	Bing Chen	Ding Hai	Wu Wu	Wu Zi	Ji Wei	Ji Chou
4	Yi Mao	Bing Shu	Yi Mao	Bing Shu	Bing Chen	Ding Hai	Ding Si	Wu Zi	Ji Wei	Ji Chou	Geng Shen	Geng Yin
5	Bing Chen	Ding Hai	Bing Chen	Ding Hai	Ding Si	Wu Zi	Wu Wu	Ji Chou	Geng Shen	Geng Yin	Xin You	Xin Mao
6	Ding Si	Wu Zi	Ding Si	Wu Zi	Wu Wu	Ji Chou	Ji Wei	Geng Yin	Xin You	Xin Mao	Ren Shu	Ren Chen
7	Wu Wu	Ji Chou	Wu Wu	Ji Chou	Ji Wei	Geng Yin	Geng Shen	Xin Mao	Ren Shu	Ren Chen	Kui Hai	Kui Si
8	Ji Wei	Geng Yin	Ji Wei	Geng Yin	Geng Shen	Xin Mao	Xin You	Ren Chen	Kui Hai	Kui Si	Jia Zi	Jia Wu
9	Geng Shen	Xin Mao	Geng Shen	Xin Mao	Xin You	Ren Chen	Ren Shu	Kui Si	Jia Zi	Jia Wu	Yi Chou	Yi Wei
10	Xin You	Ren Chen	Xin You	Ren Chen	Ren Shu	Kui Si	Kui Hai	Jia Wu	Yi Chou	Yi Wei	Bing Yin	Bing Shen
11	Ren Shu	Kui Si	Ren Shu	Kui Si	Kui Hai	Jia Wu	Jia Zi	Yi Wei	Bing Yin	Bing Shen	Ding Mao	Ding You
12	Kui Hai	Jia Wu	Kui Hai	Jia Wu	Jia Zi	Yi Wei	Yi Chou	Bing Shen	Ding Mao	Ding You	Wu Chen	Wu Shu
13	Jia Zi	Yi Wei	Jia Zi	Yi Wei	Yi Chou	Bing Shen	Bing Yin	Ding You	Wu Chen	Wu Shu	Ji Si	Ji Hai
14	Yi Chou	Bing Shen	Yi Chou	Bing Shen	Bing Yin	Ding You	Ding Mao	Wu Shu	Ji Si	Ji Hai	Geng Wu	Geng Zi
15	Bing Yin	Ding You	Bing Yin	Ding You	Ding Mao	Wu Shu	Wu Chen	Ji Hai	Geng Wu	Geng Zi	Xin Wei	Xin Chou
16	Ding Mao	Wu Shu	Ding Mao	Wu Shu	Wu Chen	Ji Hai	Ji Si	Geng Zi	Xin Wei	Xin Chou	Ren Shen	Ren Yin
17	Wu Chen	Ji Hai	Wu Chen	Ji Hai	Ji Si	Geng Zi	Geng Wu	Xin Chou	Ren Shen	Ren Yin	Kui You	Kui Mao
18	Ji Si	Geng Zi	Ji Si	Geng Zi	Geng Wu	Xin Chou	Xin Wei	Ren Yin	Kui You	Kui Mao	Jia Shu	Jia Chen
19	Geng Wu	Xin Chou	Geng Wu	Xin Chou	Xin Wei	Ren Yin	Ren Shen	Kui Mao	Jia Shu	Jia Chen	Yi Hai	Yi Si
20	Xin Wei	Ren Yin	Xin Wei	Ren Yin	Ren Shen	Kui Mao	Kui You	Jia Chen	Yi Hai	Yi Si	Bing Zi	Bing Wu
21	Ren Shen	Kui Mao	Ren Shen	Kui Mao	Kui You	Jia Chen	Jia Shu	Yi Si	Bing Zi	Bing Wu	Ding Chou	Ding Wei
22	Kui You	Jia Chen	Kui You	Jia Chen	Jia Shu	Yi Si	Yi Hai	Bing Wu	Ding Chou	Ding Wei	Wu Yin	Wu Shen
23	Jia Shu	Yi Si	Jia Shu	Yi Si	Yi Hai	Bing Wu	Bing Zi	Ding Wei	Wu Yin	Wu Shen	Ji Mao	Ji You
24	Yi Hai	Bing Wu	Yi Hai	Bing Wu	Bing Zi	Ding Wei	Ding Chou	Wu Shen	Ji Mao	Ji You	Geng Chen	Geng Shu
25	Bing Zi	Ding Wei	Bing Zi	Ding Wei	Ding Chou	Wu Shen	Wu Yin	Ji You	Geng Chen	Geng Shu	Xin Si	Xin Hai
26	Ding Chou	Wu Shen	Ding Chou	Wu Shen	Wu Yin	Ji You	Ji Mao	Geng Shu	Xin Si	Xin Hai	Ren Wu	Ren Zi
27	Wu Yin	Ji You	Wu Yin	Ji You	Ji Mao	Geng Shu	Geng Chen	Xin Hai	Ren Wu	Ren Zi	Kui Wei	Kui Chou
28	Ji Mao	Geng Shu	Ji Mao	Geng Shu	Geng Chen	Xin Hai	Xin Si	Ren Zi	Kui Wei	Kui Chou	Jia Shen	Jia yin
29	Geng Chen	Xin Hai	Geng Chen	Xin Hai	Xin Si	Ren Zi	Ren Wu	Kui Chou	Jia Shen	Jia yin	Yi You	Yi Mao
30	Xin Si		Xin Si	Ren Zi	Ren Wu	Kui Chou	Kui Wei	Jia yin	Yi You	Yi Mao	Bing Shu	Bing Chen
31	Ren Wu		Ren Wu		Kui Wei		Jia Shen	Yi Mao		Bing Chen		Ding Si

1977 The Year of the Snake (Ding Si)

Day	JAN	FEB	MAR	APR	MAY	JUNE	JULY	AUG	SEPT	OCT	NOV	DEC
	Geng Zi / Xin Chou	Xin Chou / Ren Yin	Ren Yin / Kui Mao	Kui Mao / Jia Chen	Jia Chen / Yi Si	Yi Si / Bing Wu	Bing Wu / Ding Wei	Ding Wei / Wu Shen	Wu Shen / Ji You	Ji You / Geng Shu	Geng Shu / Xin Hai	Xin Hai / Ren Zi
	1/5 19:24	2/4 6:34	3/6 0:44	4/5 5:40	5/5 23:16	6/6 3:32	7/7 13:48	8/8 0:18	9/8 3:24	10/8 19:07	11/7 22:06	12/7 13:31
1	Wu Wu	Ji Chou	Ding Si	Wu Zi	Wu Wu	Ji Chou	Ji Wei	Geng Yin	Xin You	Xin Mao	Ren Shu	Ren Chen
2	Ji Wei	Geng Yin	Wu Wu	Ji Chou	Ji Wei	Geng Yin	Geng Shen	Xin Mao	Ren Shu	Ren Chen	Kui Hai	Kui Si
3	Geng Shen	Xin Mao	Ji Wei	Geng Yin	Geng Shen	Xin Mao	Xin You	Ren Chen	Kui Hai	Kui Si	Jia Zi	Jia Wu
4	Xin You	Ren Chen	Geng Shen	Xin Mao	Xin You	Ren Chen	Ren Shu	Kui Si	Jia Zi	Jia Wu	Yi Chou	Yi Wei
5	Ren Shu	Kui Si	Xin You	Ren Chen	Ren Shu	Kui Si	Kui Hai	Jia Wu	Yi Chou	Yi Wei	Bing Yin	Bing Shen
6	Kui Hai	Jia Wu	Ren Shu	Kui Si	Kui Hai	Jia Wu	Jia Zi	Yi Wei	Bing Yin	Bing Shen	Ding Mao	Ding You
7	Jia Zi	Yi Wei	Kui Hai	Jia Wu	Jia Zi	Yi Wei	Yi Chou	Bing Shen	Ding Mao	Ding You	Wu Chen	Wu Shu
8	Yi Chou	Bing Shen	Jia Zi	Yi Wei	Yi Chou	Bing Shen	Bing Yin	Ding You	Wu Chen	Wu Shu	Ji Si	Ji Hai
9	Bing Yin	Ding You	Yi Chou	Bing Shen	Bing Yin	Ding You	Ding Mao	Wu Shu	Ji Si	Ji Hai	Geng Wu	Geng Zi
10	Ding Mao	Wu Shu	Bing Yin	Ding You	Ding Mao	Wu Shu	Wu Chen	Ji Hai	Geng Wu	Geng Zi	Xin Wei	Xin Chou
11	Wu Chen	Ji Hai	Ding Mao	Wu Shu	Wu Chen	Ji Hai	Ji Si	Geng Zi	Xin Wei	Xin Chou	Ren Shen	Ren Yin
12	Ji Si	Geng Zi	Wu Chen	Ji Hai	Ji Si	Geng Zi	Geng Wu	Xin Chou	Ren Shen	Ren Yin	Kui You	Kui Mao
13	Geng Wu	Xin Chou	Ji Si	Geng Zi	Geng Wu	Xin Chou	Xin Wei	Ren Yin	Kui You	Kui Mao	Jia Shu	Jia Chen
14	Xin Wei	Ren Yin	Geng Wu	Xin Chou	Xin Wei	Ren Yin	Ren Shen	Kui Mao	Jia Shu	Jia Chen	Yi Hai	Yi Si
15	Ren Shen	Kui Mao	Xin Wei	Ren Yin	Ren Shen	Kui Mao	Kui You	Jia Chen	Yi Hai	Yi Si	Bing Zi	Bing Wu
16	Kui You	Jia Chen	Ren Shen	Kui Mao	Kui You	Jia Chen	Jia Shu	Yi Si	Bing Zi	Bing Wu	Ding Chou	Ding Wei
17	Jia Shu	Yi Si	Kui You	Jia Chen	Jia Shu	Yi Si	Yi Hai	Bing Wu	Ding Chou	Ding Wei	Wu Yin	Wu Shen
18	Yi Hai	Bing Wu	Jia Shu	Yi Si	Yi Hai	Bing Wu	Bing Zi	Ding Wei	Wu Yin	Wu Shen	Ji Mao	Ji You
19	Bing Zi	Ding Wei	Yi Hai	Bing Wu	Bing Zi	Ding Wei	Ding Chou	Wu Shen	Ji Mao	Ji You	Geng Chen	Geng Shu
20	Ding Chou	Wu Shen	Bing Zi	Ding Wei	Ding Chou	Wu Shen	Wu Yin	Ji You	Geng Chen	Geng Shu	Xin Si	Xin Hai
21	Wu Yin	Ji You	Ding Chou	Wu Shen	Wu Yin	Ji You	Ji Mao	Geng Shu	Xin Si	Xin Hai	Ren Wu	Ren Zi
22	Ji Mao	Geng Shu	Wu Yin	Ji You	Ji Mao	Geng Shu	Geng Chen	Xin Hai	Ren Wu	Ren Zi	Kui Wei	Kui Chou
23	Geng Chen	Xin Hai	Ji Mao	Geng Shu	Geng Chen	Xin Hai	Xin Si	Ren Zi	Kui Wei	Kui Chou	Jia Shen	Jia Yin
24	Xin Si	Ren Zi	Geng Chen	Xin Hai	Xin Si	Ren Zi	Ren Wu	Kui Chou	Jia Shen	Jia Yin	Yi You	Yi Mao
25	Ren Wu	Kui Chou	Xin Si	Ren Zi	Ren Wu	Kui Chou	Kui Wei	Jia Yin	Yi You	Yi Mao	Bing Shu	Bing Chen
26	Kui Wei	Jia yin	Ren Wu	Kui Chou	Kui Wei	Jia Yin	Jia Shen	Yi Mao	Bing Shu	Bing Chen	Ding Hai	Ding Si
27	Jia Shen	Yi Mao	Kui Wei	Jia yin	Jia Shen	Yi Mao	Yi You	Bing Chen	Ding Hai	Ding Si	Wu Zi	Wu Wu
28	Yi You	Bing Chen	Jia Shen	Yi Mao	Yi You	Bing Chen	Bing Shu	Ding Si	Wu Zi	Wu Wu	Ji Chou	Ji Wei
29	Bing Shu		Yi You	Bing Chen	Bing Shu	Ding Si	Ding Hai	Wu Wu	Ji Chou	Ji Wei	Geng Yin	Geng Shen
30	Ding Hai		Bing Shu	Ding Si	Ding Hai	Wu Wu	Wu Zi	Ji Wei	Geng Yin	Geng Shen	Xin Mao	Xin You
31	Wu Zi		Ding Hai		Wu Zi		Ji Chou	Geng Shen		Xin You		Ren Shu

1978 The Year of the Horse (Wu Wu)

	JAN	FEB	MAR	APR	MAY	JUNE	JULY	AUG	SEPT	OCT	NOV	DEC
(pillar)	Ren Zi	Kui Chou	Jia Yin	Yi Mao	Bing Chen	Ding Si	Wu Wu	Ji Wei	Geng Shen	Xin You	Ren Shu	Kui Hai
(pillar)	Kui Chou	Jia Yin	Yi Mao	Bing Chen	Ding Si	Wu Wu	Ji Wei	Geng Shen	Xin You	Ren Shu	Kui Hai	Kui Zi
(term)	1/6 1:13	2/4 12:27	3/6 6:38	4/5 11:39	5/6 5:09	6/6 9:23	7/7 19:37	8/8 5:18	9/9 8:08	10/9 23:31	11/8 2:34	12/7 19:20
1	Kui Hai	Jia Wu	Ren Shu	Kui Si	Kui Hai	Jia Wu	Jia Zi	Yi Wei	Bing Yin	Bing Shen	Ding Mao	Ding You
2	Jia Zi	Yi Wei	Kui Hai	Jia Wu	Jia Zi	Yi Wei	Yi Chou	Bing Shen	Ding Mao	Ding You	Wu Chen	Wu Shu
3	Yi Chou	Bing Shen	Jia Zi	Yi Wei	Yi Chou	Bing Shen	Bing Yin	Ding You	Wu Chen	Wu Shu	Ji Si	Ji Hai
4	Bing Yin	Ding You	Yi Chou	Bing Shen	Bing Yin	Ding You	Ding Mao	Wu Shu	Ji Si	Ji Hai	Geng Wu	Geng Zi
5	Ding Mao	Wu Shu	Bing Yin	Ding You	Ding Mao	Wu Shu	Wu Chen	Ji Hai	Geng Wu	Geng Zi	Xin Wei	Xin Chou
6	Wu Chen	Ji Hai	Ding Mao	Wu Shu	Wu Chen	Ji Hai	Ji Si	Geng Zi	Xin Wei	Xin Chou	Ren Shen	Ren Yin
7	Ji Si	Geng Zi	Wu Chen	Ji Hai	Ji Si	Geng Zi	Geng Wu	Xin Chou	Ren Shen	Ren Yin	Kui You	Kui Mao
8	Geng Wu	Xin Chou	Ji Si	Geng Zi	Geng Wu	Xin Chou	Xin Wei	Ren Yin	Kui You	Kui Mao	Jia Shu	Jia Chen
9	Xin Wei	Ren Yin	Geng Wu	Xin Chou	Xin Wei	Ren Yin	Ren Shen	Kui Mao	Jia Shu	Jia Chen	Yi Hai	Yi Si
10	Ren Shen	Kui Mao	Xin Wei	Ren Yin	Ren Shen	Kui Mao	Kui You	Jia Chen	Yi Hai	Yi Si	Bing Zi	Bing Wu
11	Kui You	Jia Chen	Ren Shen	Kui Mao	Kui You	Jia Chen	Jia Shu	Yi Si	Bing Zi	Bing Wu	Ding Chou	Ding Wei
12	Jia Shu	Yi Si	Kui You	Jia Chen	Jia Shu	Yi Si	Yi Hai	Bing Wu	Ding Chou	Ding Wei	Wu Yin	Wu Shen
13	Yi Hai	Bing Wu	Jia Shu	Yi Si	Yi Hai	Bing Wu	Bing Zi	Ding Wei	Wu Yin	Wu Shen	Ji Mao	Ji You
14	Bing Zi	Ding Wei	Yi Hai	Bing Wu	Bing Zi	Ding Wei	Ding Chou	Wu Shen	Ji Mao	Ji You	Geng Chen	Geng Shu
15	Ding Chou	Wu Shen	Bing Zi	Ding Wei	Ding Chou	Wu Shen	Wu Yin	Ji You	Geng Chen	Geng Shu	Xin Si	Xin Hai
16	Wu Yin	Ji You	Ding Chou	Wu Shen	Wu Yin	Ji You	Ji Mao	Geng Shu	Xin Si	Xin Hai	Ren Wu	Ren Zi
17	Ji Mao	Geng Shu	Wu Yin	Ji You	Ji Mao	Geng Shu	Geng Chen	Xin Hai	Ren Wu	Ren Zi	Kui Wei	Kui Chou
18	Geng Chen	Xin Hai	Ji Mao	Geng Shu	Geng Chen	Xin Hai	Xin Si	Ren Zi	Kui Wei	Kui Chou	Jia Shen	Jia Yin
19	Xin Si	Ren Zi	Geng Chen	Xin Hai	Xin Si	Ren Zi	Ren Wu	Kui Chou	Jia Shen	Jia Yin	Yi You	Yi Mao
20	Ren Wu	Kui Chou	Xin Si	Ren Zi	Ren Wu	Kui Chou	Kui Wei	Jia Yin	Yi You	Yi Mao	Bing Shu	Bing Chen
21	Kui Wei	Jia Yin	Ren Wu	Kui Chou	Kui Wei	Jia Yin	Jia Shen	Yi Mao	Bing Shu	Bing Chen	Ding Hai	Ding Si
22	Jia Shen	Yi Mao	Kui Wei	Jia Yin	Jia Shen	Yi Mao	Yi You	Bing Chen	Ding Hai	Ding Si	Wu Zi	Wu Wu
23	Yi You	Bing Chen	Jia Shen	Yi Mao	Yi You	Bing Chen	Bing Shu	Ding Si	Wu Zi	Wu Wu	Ji Chou	Ji Wei
24	Bing Shu	Ding Si	Yi You	Bing Chen	Bing Shu	Ding Si	Ding Hai	Wu Wu	Ji Chou	Ji Wei	Geng Yin	Geng Shen
25	Ding Hai	Wu Wu	Bing Shu	Ding Si	Ding Hai	Wu Wu	Wu Zi	Ji Wei	Geng Yin	Geng Shen	Xin Mao	Xin You
26	Wu Zi	Ji Wei	Ding Hai	Wu Wu	Wu Zi	Ji Wei	Ji Chou	Geng Shen	Xin Mao	Xin You	Ren Chen	Ren Shu
27	Ji Chou	Geng Shen	Wu Zi	Ji Wei	Ji Chou	Geng Shen	Geng Yin	Xin You	Ren Chen	Ren Shu	Kui Si	Kui Hai
28	Geng Yin	Xin You	Ji Chou	Geng Shen	Geng Yin	Xin You	Xin Mao	Ren Shu	Kui Si	Kui Hai	Jia Wu	Jia Zi
29	Xin Mao		Geng Yin	Xin You	Xin Mao	Ren Shu	Ren Chen	Kui Hai	Jia Wu	Jia Zi	Yi Wei	Yi Chou
30	Ren Chen		Xin Mao	Ren Shu	Ren Chen	Kui Hai	Kui Si	Jia Zi	Yi Wei	Yi Chou	Bing Shen	Bing Yin
31	Kui Si		Ren Chen		Kui Si		Jia Wu	Yi Chou		Bing Yin		Ding Mao

178

1979 The Year of the Sheep (Ji Wei)

	JAN	FEB	MAR	APR	MAY	JUNE	JULY	AUG	SEPT	OCT	NOV	DEC
	Jia Zi	Yi Chou	Bing Yin	Ding Mao	Wu Chen	Ji Si	Geng Wu	Xin Wei	Ren Shen	Kui You	Jia Shu	Yi Hai
	Yi Chou	Bing Yin	Bing Mao	Wu Chen	Ji Si	Geng Wu	Xin Wei	Ren Shen	Kui You	Jia Shu	Yi Hai	Bing Zi
	1/6	2/4	3/6	4/5	5/6	6/6	7/8	8/8	9/8	10/9	11/8	12/8
	6:32	18:13	12:20	17:18	10:47	15:05	1:25	11:11	15:01	5:30	9:45	1:18
1	Wu Chen	Ji Hai	Ding Mao	Wu Shu	Wu Chen	Ji Hai	Ji Si	Geng Zi	Xin Wei	Xin Chou	Ren Shen	Ren Yin
2	Ji Si	Geng Zi	Wu Chen	Ji Hai	Ji Si	Geng Zi	Geng Wu	Xin Chou	Ren Shen	Ren Yin	Kui You	Kui Mao
3	Geng Wu	Xin Chou	Ji Si	Geng Zi	Geng Wu	Xin Chou	Xin Wei	Ren Yin	Kui You	Kui Mao	Jia Shu	Jia Chen
4	Xin Wei	Ren Yin	Geng Wu	Xin Chou	Xin Wei	Ren Yin	Ren Shen	Kui Mao	Jia Shu	Jia Chen	Yi Hai	Yi Si
5	Ren Shen	Kui Mao	Xin Wei	Ren Yin	Ren Shen	Kui Mao	Kui You	Jia Chen	Yi Hai	Yi Si	Bing Zi	Bing Wu
6	Kui You	Jia Chen	Ren Shen	Kui Mao	Kui You	Jia Chen	Jia Shu	Yi Si	Bing Zi	Bing Wu	Ding Chou	Ding Wei
7	Jia Shu	Yi Si	Kui You	Jia Chen	Jia Shu	Yi Si	Yi Hai	Bing Wu	Ding Chou	Ding Wei	Wu Yin	Wu Shen
8	Yi Hai	Bing Wu	Jia Shu	Yi Si	Yi Hai	Bing Wu	Bing Zi	Ding Wei	Wu Yin	Wu Shen	Ji Mao	Ji You
9	Bing Zi	Ding Wei	Yi Hai	Bing Wu	Bing Zi	Ding Wei	Ding Chou	Wu Shen	Ji Mao	Ji You	Geng Chen	Geng Shu
10	Ding Chou	Wu Shen	Bing Zi	Ding Wei	Ding Chou	Wu Shen	Wu Yin	Ji You	Geng Chen	Geng Shu	Xin Si	Xin Hai
11	Wu Yin	Ji You	Ding Chou	Wu Shen	Wu Yin	Ji You	Ji Mao	Geng Shu	Xin Si	Xin Hai	Ren Wu	Ren Zi
12	Ji Mao	Geng Shu	Wu Yin	Ji You	Ji Mao	Geng Shu	Geng Chen	Xin Hai	Ren Wu	Ren Zi	Kui Wei	Kui Chou
13	Geng Chen	Xin Hai	Ji Mao	Geng Shu	Geng Chen	Xin Hai	Xin Si	Ren Zi	Kui Wei	Kui Chou	Jia Shen	Jia Yin
14	Xin Si	Ren Zi	Geng Chen	Xin Hai	Xin Si	Ren Zi	Ren Wu	Kui Chou	Jia Shen	Jia Yin	Yi You	Yi Mao
15	Ren Wu	Kui Chou	Xin Si	Ren Zi	Ren Wu	Kui Chou	Kui Wei	Jia Yin	Yi You	Yi Mao	Bing Shu	Bing Chen
16	Kui Wei	Jia Yin	Ren Wu	Kui Chou	Kui Wei	Jia Yin	Jia Shen	Yi Mao	Bing Shu	Bing Chen	Ding Hai	Ding Si
17	Jia Shen	Yi Mao	Kui Wei	Jia Yin	Jia Shen	Yi Mao	Yi You	Bing Chen	Ding Hai	Ding Si	Wu Zi	Wu Wu
18	Yi You	Bing Chen	Jia Shen	Yi Mao	Yi You	Bing Chen	Bing Shu	Ding Si	Wu Zi	Wu Wu	Ji Chou	Ji Wei
19	Bing Shu	Ding Si	Yi You	Bing Chen	Bing Shu	Ding Si	Ding Hai	Wu Wu	Ji Chou	Ji Wei	Geng Yin	Geng Shen
20	Ding Hai	Wu Wu	Bing Shu	Ding Si	Ding Hai	Wu Wu	Wu Zi	Ji Wei	Geng Yin	Geng Shen	Xin Mao	Xin You
21	Wu Zi	Ji Wei	Ding Hai	Wu Wu	Wu Zi	Ji Wei	Ji Chou	Geng Shen	Xin Mao	Xin You	Ren Chen	Ren Shu
22	Ji Chou	Geng Shen	Wu Zi	Ji Wei	Ji Chou	Geng Shen	Geng Yin	Xin You	Ren Chen	Ren Shu	Kui Si	Kui Hai
23	Geng Yin	Xin You	Ji Chou	Geng Shen	Geng Yin	Xin You	Xin Mao	Ren Shu	Kui Si	Kui Hai	Jia Wu	Jia Zi
24	Xin Mao	Ren Shu	Geng Yin	Xin You	Xin Mao	Ren Shu	Ren Chen	Kui Hai	Jia Wu	Jia Zi	Yi Wei	Yi Chou
25	Ren Chen	Kui Hai	Xin Mao	Ren Shu	Ren Chen	Kui Hai	Kui Si	Jia Zi	Yi Wei	Yi Chou	Bing Shen	Bing Yin
26	Kui Si	Jia Zi	Ren Chen	Kui Hai	Kui Si	Jia Zi	Jia Wu	Yi Chou	Bing Shen	Bing Yin	Ding You	Ding Mao
27	Jia Wu	Yi Chou	Kui Si	Jia Zi	Jia Wu	Yi Chou	Yi Wei	Bing Yin	Ding You	Ding Mao	Wu Shu	Wu Chen
28	Yi Wei	Bing Yin	Jia Wu	Yi Chou	Yi Wei	Bing Yin	Bing Shen	Ding Mao	Wu Shu	Wu Chen	Ji Hai	Ji Si
29	Bing Shen		Yi Wei	Bing Yin	Bing Shen	Ding Mao	Ding You	Wu Chen	Ji Hai	Ji Si	Geng Zi	Geng Wu
30	Ding You		Bing Shen	Ding Mao	Ding You	Wu Chen	Wu Shu	Ji Si	Geng Zi	Geng Wu	Xin Chou	Xin Wei
31	Wu Shu		Ding You		Wu Shu		Ji Hai	Geng Wu		Xin Wei		Ren Shen

1980 The Year of the Monkey (Geng Shen)

Month pillars and solar-term dates/times:

Month	1st pillar	2nd pillar	Date	Time
JAN	Bing Zi	Ding Chou	1/6	12:29
FEB	Ding Chou	Wu Yin	2/5	0:10
MAR	Wu Yin	Ji Mao	3/5	18:17
APR	Ji Mao	Geng Chen	4/4	23:15
MAY	Geng Chen	Xin Si	5/5	16:45
JUNE	Xin Si	Ren Wu	6/5	21:14
JULY	Ren Wu	Kui Wei	7/7	7:24
AUG	Kui Wei	Jia Shen	8/7	17:09
SEPT	Jia Shen	Yi You	9/7	19:54
OCT	Yi You	Bing Shu	10/8	11:20
NOV	Bing Shu	Ding Hai	11/7	15:35
DEC	Ding Hai	Wu Zi	12/7	7:02

	JAN	FEB	MAR	APR	MAY	JUNE	JULY	AUG	SEPT	OCT	NOV	DEC
1	Kui You	Jia Chen	Kui You	Jia Chen	Jia Shu	Yi Si	Yi Hai	Bing Wu	Ding Chou	Ding Wei	Wu Yin	Wu Shen
2	Jia Shu	Yi Si	Jia Shu	Yi Si	Yi Hai	Bing Wu	Bing Zi	Ding Wei	Wu Yin	Wu Shen	Ji Mao	Ji You
3	Yi Hai	Bing Wu	Yi Hai	Bing Wu	Bing Zi	Ding Wei	Ding Chou	Wu Shen	Ji Mao	Ji You	Geng Chen	Geng Shu
4	Bing Zi	Ding Wei	Bing Zi	Ding Wei	Ding Chou	Wu Shen	Wu Yin	Ji You	Geng Chen	Geng Shu	Xin Si	Xin Hai
5	Ding Chou	Wu Shen	Ding Chou	Wu Shen	Wu Yin	Ji You	Ji Mao	Geng Shu	Xin Si	Xin Hai	Ren Wu	Ren Zi
6	Wu Yin	Ji You	Wu Yin	Ji You	Ji Mao	Geng Shu	Geng Chen	Xin Hai	Ren Wu	Ren Zi	Kui Wei	Kui Chou
7	Ji Mao	Geng Shu	Ji Mao	Geng Shu	Geng Chen	Xin Hai	Xin Si	Ren Zi	Kui Wei	Kui Chou	Jia Shen	Jia Yin
8	Geng Chen	Xin Hai	Geng Chen	Xin Hai	Xin Si	Ren Zi	Ren Wu	Kui Chou	Jia Shen	Jia Yin	Yi You	Yi Mao
9	Xin Si	Ren Zi	Xin Si	Ren Zi	Ren Wu	Kui Chou	Kui Wei	Jia Yin	Yi You	Yi Mao	Bing Shu	Bing Chen
10	Ren Wu	Kui Chou	Ren Wu	Kui Chou	Kui Wei	Jia Yin	Jia Shen	Yi Mao	Bing Shu	Bing Chen	Ding Hai	Ding Si
11	Kui Wei	Jia Yin	Kui Wei	Jia Yin	Jia Shen	Yi Mao	Yi You	Bing Chen	Ding Hai	Ding Si	Wu Zi	Wu Wu
12	Jia Shen	Yi Mao	Jia Shen	Yi Mao	Yi You	Bing Chen	Bing Shu	Ding Si	Wu Zi	Wu Wu	Ji Chou	Ji Wei
13	Yi You	Bing Chen	Yi You	Bing Chen	Bing Shu	Ding Si	Ding Hai	Wu Wu	Ji Chou	Ji Wei	Geng Yin	Geng Shen
14	Bing Shu	Ding Si	Bing Shu	Ding Si	Ding Hai	Wu Wu	Wu Zi	Ji Wei	Geng Yin	Geng Shen	Xin Mao	Xin You
15	Ding Hai	Wu Wu	Ding Hai	Wu Wu	Wu Zi	Ji Wei	Ji Chou	Geng Shen	Xin Mao	Xin You	Ren Chen	Ren Shu
16	Wu Zi	Ji Wei	Wu Zi	Ji Wei	Ji Chou	Geng Shen	Geng Yin	Xin You	Ren Chen	Ren Shu	Kui Si	Kui Hai
17	Ji Chou	Geng Shen	Ji Chou	Geng Shen	Geng Yin	Xin You	Xin Mao	Ren Shu	Kui Si	Kui Hai	Jia Wu	Jia Zi
18	Geng Yin	Xin You	Geng Yin	Xin You	Xin Mao	Ren Shu	Ren Chen	Kui Hai	Jia Wu	Jia Zi	Yi Wei	Yi Chou
19	Xin Mao	Ren Shu	Xin Mao	Ren Shu	Ren Chen	Kui Hai	Kui Si	Jia Zi	Yi Wei	Yi Chou	Bing Shen	Bing Yin
20	Ren Chen	Kui Hai	Ren Chen	Kui Hai	Kui Si	Jia Zi	Jia Wu	Yi Chou	Bing Shen	Bing Yin	Ding You	Ding Mao
21	Kui Si	Jia Zi	Kui Si	Jia Zi	Jia Wu	Yi Chou	Yi Wei	Bing Yin	Ding You	Ding Mao	Wu Shu	Wu Chen
22	Jia Wu	Yi Chou	Jia Wu	Yi Chou	Yi Wei	Bing Yin	Bing Shen	Ding Mao	Wu Shu	Wu Chen	Ji Hai	Ji Si
23	Yi Wei	Bing Yin	Yi Wei	Bing Yin	Bing Shen	Ding Mao	Ding You	Wu Chen	Ji Hai	Ji Si	Geng Zi	Geng Wu
24	Bing Shen	Ding Mao	Bing Shen	Ding Mao	Ding You	Wu Chen	Wu Shu	Ji Si	Geng Zi	Geng Wu	Xin Chou	Xin Wei
25	Ding You	Wu Chen	Ding You	Wu Chen	Wu Shu	Ji Si	Ji Hai	Geng Wu	Xin Chou	Xin Wei	Ren Yin	Ren Shen
26	Wu Shu	Ji Si	Wu Shu	Ji Si	Ji Hai	Geng Wu	Geng Zi	Xin Wei	Ren Yin	Ren Shen	Kui Mao	Kui You
27	Ji Hai	Geng Wu	Ji Hai	Geng Wu	Geng Zi	Xin Wei	Xin Chou	Ren Shen	Kui Mao	Kui You	Jia Chen	Jia Shu
28	Geng Zi	Xin Wei	Geng Zi	Xin Wei	Xin Chou	Ren Shen	Ren Yin	Kui You	Jia Chen	Jia Shu	Yi Si	Yi Hai
29	Xin Chou	Ren Shen	Xin Chou	Ren Shen	Ren Yin	Kui You	Kui Mao	Jia Shu	Yi Si	Yi Hai	Bing Wu	Bing Zi
30	Ren Yin		Ren Yin	Kui You	Kui Mao	Jia Shu	Jia Chen	Yi Hai	Bing Wu	Bing Zi	Ding Wei	Ding Chou
31	Kui Mao		Kui Mao		Jia Chen		Yi Si	Bing Zi		Ding Chou		Wu Yin

1981 The Year of the Rooster (Xin You)

Month	Pillar 1	Pillar 2	Date	Time	1	2	3	4	5	6	7	8	9	10	11	12	13	14	15	16	17	18	19	20	21	22	23	24	25	26	27	28	29	30	31
JAN	Wu Zi	Ji Chou	1/5	18:13	Ji Mao	Geng Chen	Xin Si	Ren Wu	Kui Wei	Jia Shen	Yi You	Bing Shu	Ding Hai	Wu Zi	Ji Chou	Geng Yin	Xin Mao	Ren Chen	Kui Si	Jia Wu	Yi Wei	Bing Shen	Ding You	Wu Shu	Ji Hai	Geng Zi	Xin Chou	Ren Yin	Kui Mao	Jia Chen	Yi Si	Bing Wu	Ding Wei	Wu Shen	Ji You
FEB	Ji Chou	Geng Yin	2/4	5:56	Geng Shu	Xin Hai	Ren Zi	Kui Chou	Jia Yin	Yi Mao	Bing Chen	Ding Si	Wu Wu	Ji Wei	Geng Shen	Xin You	Ren Shu	Kui Hai	Jia Zi	Yi Chou	Bing Yin	Ding Mao	Wu Chen	Ji Si	Geng Wu	Xin Wei	Ren Shen	Kui You	Jia Shu	Yi Hai	Bing Zi	Ding Chou			
MAR	Geng Yin	Xin Mao	3/5	23:58	Wu Yin	Ji Mao	Geng Chen	Xin Si	Ren Wu	Kui Wei	Jia Shen	Yi You	Bing Shu	Ding Hai	Wu Zi	Ji Chou	Geng Yin	Xin Mao	Ren Chen	Kui Si	Jia Wu	Yi Wei	Bing Shen	Ding You	Wu Shu	Ji Hai	Geng Zi	Xin Chou	Ren Yin	Kui Mao	Jia Chen	Yi Si	Bing Wu	Ding Wei	Wu Shen
APR	Xin Mao	Ren Chen	4/5	4:59	Ji You	Geng Shu	Xin Hai	Ren Zi	Kui Chou	Jia Yin	Yi Mao	Bing Chen	Ding Si	Wu Wu	Ji Wei	Geng Shen	Xin You	Ren Shu	Kui Hai	Jia Zi	Yi Chou	Bing Yin	Ding Mao	Wu Chen	Ji Si	Geng Wu	Xin Wei	Ren Shen	Kui You	Jia Shu	Yi Hai	Bing Zi	Ding Chou	Wu Yin	
MAY	Ren Chen	Kui Si	5/5	22:35	Ji Mao	Geng Chen	Xin Si	Ren Wu	Kui Wei	Jia Shen	Yi You	Bing Shu	Ding Hai	Wu Zi	Ji Chou	Geng Yin	Xin Mao	Ren Chen	Kui Si	Jia Wu	Yi Wei	Bing Shen	Ding You	Wu Shu	Ji Hai	Geng Zi	Xin Chou	Ren Yin	Kui Mao	Jia Chen	Yi Si	Bing Wu	Ding Wei	Wu Shen	Ji You
JUNE	Kui Si	Jia Wu	6/6	3:03	Geng Shu	Xin Hai	Ren Zi	Kui Chou	Jia Yin	Yi Mao	Bing Chen	Ding Si	Wu Wu	Ji Wei	Geng Shen	Xin You	Ren Shu	Kui Hai	Jia Zi	Yi Chou	Bing Yin	Ding Mao	Wu Chen	Ji Si	Geng Wu	Xin Wei	Ren Shen	Kui You	Jia Shu	Yi Hai	Bing Zi	Ding Chou	Wu Yin	Ji Mao	
JULY	Jia Wu	Yi Wei	7/7	13:12	Geng Chen	Xin Si	Ren Wu	Kui Wei	Jia Shen	Yi You	Bing Shu	Ding Hai	Wu Zi	Ji Chou	Geng Yin	Xin Mao	Ren Chen	Kui Si	Jia Wu	Yi Wei	Bing Shen	Ding You	Wu Shu	Ji Hai	Geng Zi	Xin Chou	Ren Yin	Kui Mao	Jia Chen	Yi Si	Bing Wu	Ding Wei	Wu Shen	Ji You	Geng Shu
AUG	Yi Wei	Bing Shen	8/7	23:31	Xin Hai	Ren Zi	Kui Chou	Jia Yin	Yi Mao	Bing Chen	Ding Si	Wu Wu	Ji Wei	Geng Shen	Xin You	Ren Shu	Kui Hai	Jia Zi	Yi Chou	Bing Yin	Ding Mao	Wu Chen	Ji Si	Geng Wu	Xin Wei	Ren Shen	Kui You	Jia Shu	Yi Hai	Bing Zi	Ding Chou	Wu Yin	Ji Mao	Geng Chen	Xin Si
SEPT	Bing Shen	Ding You	9/8	1:43	Ren Wu	Kui Wei	Jia Shen	Yi You	Bing Shu	Ding Hai	Wu Zi	Ji Chou	Geng Yin	Xin Mao	Ren Chen	Kui Si	Jia Wu	Yi Wei	Bing Shen	Ding You	Wu Shu	Ji Hai	Geng Zi	Xin Chou	Ren Yin	Kui Mao	Jia Chen	Yi Si	Bing Wu	Ding Wei	Wu Shen	Ji You	Geng Shu	Xin Hai	
OCT	Ding You	Wu Shu	10/8	17:10	Ren Zi	Kui Chou	Jia Yin	Yi Mao	Bing Chen	Ding Si	Wu Wu	Ji Wei	Geng Shen	Xin You	Ren Shu	Kui Hai	Jia Zi	Yi Chou	Bing Yin	Ding Mao	Wu Chen	Ji Si	Geng Wu	Xin Wei	Ren Shen	Kui You	Jia Shu	Yi Hai	Bing Zi	Ding Chou	Wu Yin	Ji Mao	Geng Chen	Xin Si	Ren Wu
NOV	Wu Shu	Ji Hai	11/7	21:24	Kui Wei	Jia Shen	Yi You	Bing Shu	Ding Hai	Wu Zi	Ji Chou	Geng Yin	Xin Mao	Ren Chen	Kui Si	Jia Wu	Yi Wei	Bing Shen	Ding You	Wu Shu	Ji Hai	Geng Zi	Xin Chou	Ren Yin	Kui Mao	Jia Chen	Yi Si	Bing Wu	Ding Wei	Wu Shen	Ji You	Geng Shu	Xin Hai	Ren Zi	
DEC	Ji Hai	Geng Zi	12/7	13:51	Kui Chou	Jia Yin	Yi Mao	Bing Chen	Ding Si	Wu Wu	Ji Wei	Geng Shen	Xin You	Ren Shu	Kui Hai	Jia Zi	Yi Chou	Bing Yin	Ding Mao	Wu Chen	Ji Si	Geng Wu	Xin Wei	Ren Shen	Kui You	Jia Shu	Yi Hai	Bing Zi	Ding Chou	Wu Yin	Ji Mao	Geng Chen	Xin Si	Ren Wu	Kui Wei

1982 The Year of the Dog (Ren Shu)

Day	JAN	FEB	MAR	APR	MAY	JUNE	JULY	AUG	SEPT	OCT	NOV	DEC
	Geng Zi	Xin Chou	Ren Yin	Kui Mao	Jia Chen	Yi Si	Bing Wu	Ding Wei	Wu Shen	Ji You	Geng Shu	Xin Hai
	Xin Chou	Ren Yin	Kui Mao	Jia Chen	Yi Si	Bing Wu	Ding Wei	Wu Shen	Ji You	Geng Shu	Xin Hai	Ren Zi
	1/6	2/4	3/6	4/5	5/6	6/6	7/7	8/8	9/8	10/9	11/8	12/7
	0:02	11:46	5:57	10:54	4:21	8:36	19:19	5:19	7:32	0:12	3:13	19:40
1	Jia Shen	Yi Mao	Kui Wei	Jia yin	Jia Shen	Yi Mao	Yi You	Bing Chen	Ding Hai	Ding Si	Wu Zi	Wu Wu
2	Yi You	Bing Chen	Jia Shen	Yi Mao	Yi You	Bing Chen	Bing Shu	Ding Si	Wu Zi	Wu Wu	Ji Chou	Ji Wei
3	Bing Shu	Ding Si	Yi You	Bing Chen	Bing Shu	Ding Si	Ding Hai	Wu Wu	Ji Chou	Ji Wei	Geng Yin	Geng Shen
4	Ding Hai	Wu Wu	Bing Shu	Ding Si	Ding Hai	Wu Wu	Wu Zi	Ji Wei	Geng Yin	Geng Shen	Xin Mao	Xin You
5	Wu Zi	Ji Wei	Ding Hai	Wu Wu	Wu Zi	Ji Wei	Ji Chou	Geng Shen	Xin Mao	Xin You	Ren Chen	Ren Shu
6	Ji Chou	Geng Shen	Wu Zi	Ji Wei	Ji Chou	Geng Shen	Geng Yin	Xin You	Ren Chen	Ren Shu	Kui Si	Kui Hai
7	Geng Yin	Xin You	Ji Chou	Geng Shen	Geng Yin	Xin You	Xin Mao	Ren Shu	Kui Si	Kui Hai	Jia Wu	Jia Zi
8	Xin Mao	Ren Shu	Geng Yin	Xin You	Xin Mao	Ren Shu	Ren Chen	Kui Hai	Jia Wu	Jia Zi	Yi Wei	Yi Chou
9	Ren Chen	Kui Hai	Xin Mao	Ren Shu	Ren Chen	Kui Hai	Kui Si	Jia Zi	Yi Wei	Yi Chou	Bing Shen	Bing Yin
10	Kui Si	Jia Zi	Ren Chen	Kui Hai	Kui Si	Jia Zi	Jia Wu	Yi Chou	Bing Shen	Bing Yin	Ding You	Ding Mao
11	Jia Wu	Yi Chou	Kui Si	Jia Zi	Jia Wu	Yi Chou	Yi Wei	Bing Yin	Ding You	Ding Mao	Wu Shu	Wu Chen
12	Yi Wei	Bing Yin	Jia Wu	Yi Chou	Yi Wei	Bing Yin	Bing Shen	Ding Mao	Wu Shu	Wu Chen	Ji Hai	Ji Si
13	Bing Shen	Ding Mao	Yi Wei	Bing Yin	Bing Shen	Ding Mao	Ding You	Wu Chen	Ji Hai	Ji Si	Geng Zi	Geng Wu
14	Ding You	Wu Chen	Bing Shen	Ding Mao	Ding You	Wu Chen	Wu Shu	Ji Si	Geng Zi	Geng Wu	Xin Chou	Xin Wei
15	Wu Shu	Ji Si	Ding You	Wu Chen	Wu Shu	Ji Si	Ji Hai	Geng Wu	Xin Chou	Xin Wei	Ren Yin	Ren Shen
16	Ji Hai	Geng Wu	Wu Shu	Ji Si	Ji Hai	Geng Wu	Geng Zi	Xin Wei	Ren Yin	Ren Shen	Kui Mao	Kui You
17	Geng Zi	Xin Wei	Ji Hai	Geng Wu	Geng Zi	Xin Wei	Xin Chou	Ren Shen	Kui Mao	Kui You	Jia Chen	Jia Shu
18	Xin Chou	Ren Shen	Geng Zi	Xin Wei	Xin Chou	Ren Shen	Ren Yin	Kui You	Jia Chen	Jia Shu	Yi Si	Yi Hai
19	Ren Yin	Kui You	Xin Chou	Ren Shen	Ren Yin	Kui You	Kui Mao	Jia Shu	Yi Si	Yi Hai	Bing Wu	Bing Zi
20	Kui Mao	Jia Shu	Ren Yin	Kui You	Kui Mao	Jia Shu	Jia Chen	Yi Hai	Bing Wu	Bing Zi	Ding Wei	Ding Chou
21	Jia Chen	Yi Hai	Kui Mao	Jia Shu	Jia Chen	Yi Hai	Yi Si	Bing Zi	Ding Wei	Ding Chou	Wu Shen	Wu Yin
22	Yi Si	Bing Zi	Jia Chen	Yi Hai	Yi Si	Bing Zi	Bing Wu	Ding Chou	Wu Shen	Wu Yin	Ji You	Ji Mao
23	Bing Wu	Ding Chou	Yi Si	Bing Zi	Bing Wu	Ding Chou	Ding Wei	Wu Yin	Ji You	Ji Mao	Geng Shu	Geng Chen
24	Ding Wei	Wu Yin	Bing Wu	Ding Chou	Ding Wei	Wu Yin	Wu Shen	Ji Mao	Geng Shu	Geng Chen	Xin Hai	Xin Si
25	Wu Shen	Ji Mao	Ding Wei	Wu Yin	Wu Shen	Ji Mao	Ji You	Geng Chen	Xin Hai	Xin Si	Ren Zi	Ren Wu
26	Ji You	Geng Chen	Wu Shen	Ji Mao	Ji You	Geng Chen	Geng Shu	Xin Si	Ren Zi	Ren Wu	Kui Chou	Kui Wei
27	Geng Shu	Xin Si	Ji You	Geng Chen	Geng Shu	Xin Si	Xin Hai	Ren Wu	Kui Chou	Kui Wei	Jia Yin	Jia Shen
28	Xin Hai	Ren Wu	Geng Shu	Xin Si	Xin Hai	Ren Wu	Ren Zi	Kui Wei	Jia Yin	Jia Shen	Yi Mao	Yi You
29	Ren Zi		Xin Hai	Ren Wu	Ren Zi	Kui Wei	Kui Chou	Jia Shen	Yi Mao	Yi You	Bing Chen	Bing Shu
30	Kui Chou		Ren Zi	Kui Wei	Kui Chou	Jia Shen	Jia Yin	Yi You	Bing Chen	Bing Shu	Ding Si	Ding Hai
31	Jia yin		Kui Chou		Jia yin		Yi Mao	Bing Shu		Ding Hai		Wu Zi

1983 The Year of the Boar (Kui Hai)

	JAN	FEB	MAR	APR	MAY	JUNE	JULY	AUG	SEPT	OCT	NOV	DEC
Month pillar (upper)	Ren Zi	Kui Chou	Jia Yin	Yi Mao	Bing Chen	Ding Si	Wu Wu	Ji Wei	Geng Shen	Xin You	Ren Shu	Kui Hai
Month pillar (lower)	Kui Chou	Jia Yin	Yi Mao	Bing Chen	Ding Si	Wu Wu	Ji Wei	Geng Shen	Xin You	Ren Shu	Kui Hai	Jia Zi
Solar term	1/6 5:59	2/4 17:40	3/6 11:48	4/5 16:45	5/6 10:12	6/6 14:27	7/8 1:06	8/8 11:07	9/8 13:21	10/9 6:01	11/8 9:03	12/8 1:30
1	Ji Chou	Geng Shen	Wu Zi	Ji Wei	Ji Chou	Geng Shen	Geng Yin	Xin You	Ren Chen	Ren Shu	Kui Si	Kui Hai
2	Geng Yin	Xin You	Ji Chou	Geng Shen	Geng Yin	Xin You	Xin Mao	Ren Shu	Kui Si	Kui Hai	Jia Wu	Jia Zi
3	Xin Mao	Ren Shu	Geng Yin	Xin You	Xin Mao	Ren Shu	Ren Chen	Kui Hai	Jia Wu	Jia Zi	Yi Wei	Yi Chou
4	Ren Chen	Kui Hai	Xin Mao	Ren Shu	Ren Chen	Kui Hai	Kui Si	Jia Zi	Yi Wei	Yi Chou	Bing Shen	Bing Yin
5	Kui Si	Jia Zi	Ren Chen	Kui Hai	Kui Si	Jia Zi	Jia Wu	Yi Chou	Bing Shen	Bing Yin	Ding You	Ding Mao
6	Jia Wu	Yi Chou	Kui Si	Jia Zi	Jia Wu	Yi Chou	Yi Wei	Bing Yin	Ding You	Ding Mao	Wu Shu	Wu Chen
7	Yi Wei	Bing Yin	Jia Wu	Yi Chou	Yi Wei	Bing Yin	Bing Shen	Ding Mao	Wu Shu	Wu Chen	Ji Hai	Ji Si
8	Bing Shen	Ding Mao	Yi Wei	Bing Yin	Bing Shen	Ding Mao	Ding You	Wu Chen	Ji Hai	Ji Si	Geng Zi	Geng Wu
9	Ding You	Wu Chen	Bing Shen	Ding Mao	Ding You	Wu Chen	Wu Shu	Ji Si	Geng Zi	Geng Wu	Xin Chou	Xin Wei
10	Wu Shu	Ji Si	Ding You	Wu Chen	Wu Shu	Ji Si	Ji Hai	Geng Wu	Xin Chou	Xin Wei	Ren Yin	Ren Shen
11	Ji Hai	Geng Wu	Wu Shu	Ji Si	Ji Hai	Geng Wu	Geng Zi	Xin Wei	Ren Yin	Ren Shen	Kui Mao	Kui You
12	Geng Zi	Xin Wei	Ji Hai	Geng Wu	Geng Zi	Xin Wei	Xin Chou	Ren Shen	Kui Mao	Kui You	Jia Chen	Jia Shu
13	Xin Chou	Ren Shen	Geng Zi	Xin Wei	Xin Chou	Ren Shen	Ren Yin	Kui You	Jia Chen	Jia Shu	Yi Si	Yi Hai
14	Ren Yin	Kui You	Xin Chou	Ren Shen	Ren Yin	Kui You	Kui Mao	Jia Shu	Yi Si	Yi Hai	Bing Wu	Bing Zi
15	Kui Mao	Jia Shu	Ren Yin	Kui You	Kui Mao	Jia Shu	Jia Chen	Yi Hai	Bing Wu	Bing Zi	Ding Wei	Ding Chou
16	Jia Chen	Yi Hai	Kui Mao	Jia Shu	Jia Chen	Yi Hai	Yi Si	Bing Zi	Ding Wei	Ding Chou	Wu Shen	Wu Yin
17	Yi Si	Bing Zi	Jia Chen	Yi Hai	Yi Si	Bing Zi	Bing Wu	Ding Chou	Wu Shen	Wu Yin	Ji You	Ji Mao
18	Bing Wu	Ding Chou	Yi Si	Bing Zi	Bing Wu	Ding Chou	Ding Wei	Wu Yin	Ji You	Ji Mao	Geng Shu	Geng Chen
19	Ding Wei	Wu Yin	Bing Wu	Ding Chou	Ding Wei	Wu Yin	Wu Shen	Ji Mao	Geng Shu	Geng Chen	Xin Hai	Xin Si
20	Wu Shen	Ji Mao	Ding Wei	Wu Yin	Wu Shen	Ji Mao	Ji You	Geng Chen	Xin Hai	Xin Si	Ren Zi	Ren Wu
21	Ji You	Geng Chen	Wu Shen	Ji Mao	Ji You	Geng Chen	Geng Shu	Xin Si	Ren Zi	Ren Wu	Kui Chou	Kui Wei
22	Geng Shu	Xin Si	Ji You	Geng Chen	Geng Shu	Xin Si	Xin Hai	Ren Wu	Kui Chou	Kui Wei	Jia Yin	Jia Shen
23	Xin Hai	Ren Wu	Geng Shu	Xin Si	Xin Hai	Ren Wu	Ren Zi	Kui Wei	Jia Yin	Jia Shen	Yi Mao	Yi You
24	Ren Zi	Kui Wei	Xin Hai	Ren Wu	Ren Zi	Kui Wei	Kui Chou	Jia Shen	Yi Mao	Yi You	Bing Chen	Bing Shu
25	Kui Chou	Jia Shen	Ren Zi	Kui Wei	Kui Chou	Jia Shen	Jia Yin	Yi You	Bing Chen	Bing Shu	Ding Si	Ding Hai
26	Jia yin	Yi You	Kui Chou	Jia Shen	Jia Yin	Yi You	Yi Mao	Bing Shu	Ding Si	Ding Hai	Wu Wu	Wu Zi
27	Yi Mao	Bing Shu	Jia yin	Yi You	Yi Mao	Bing Shu	Bing Chen	Ding Hai	Wu Wu	Wu Zi	Ji Wei	Ji Chou
28	Bing Chen	Ding Hai	Yi Mao	Bing Shu	Bing Chen	Ding Hai	Ding Si	Wu Zi	Ji Wei	Ji Chou	Geng Shen	Geng Yin
29	Ding Si		Bing Chen	Ding Hai	Ding Si	Wu Zi	Wu Wu	Ji Chou	Geng Shen	Geng Yin	Xin You	Xin Mao
30	Wu Wu		Ding Si	Wu Zi	Wu Wu	Ji Chou	Ji Wei	Geng Yin	Xin You	Xin Mao	Ren Shu	Ren Chen
31	Ji Wei		Wu Wu		Ji Wei		Geng Shen	Xin Mao		Ren Chen		Kui Si

1984 The Year of the Rat (Jia Zi)

Jia Zi	JAN	FEB	MAR	APR	MAY	JUNE	JULY	AUG	SEPT	OCT	NOV	DEC
	Yi Chou	Bing Yin	Ding Mao	Wu Chen	Ji Si	Geng Wu	Xin Wei	Ren Shen	Kui You	Jia Shu	Yi Hai	Bing Zi
	Yi Chou	Bing Yin	Ding Mao	Wu Chen	Ji Si	Geng Wu	Xin Wei	Ren Shen	Kui You	Jia Shu	Yi Hai	Bing Zi
	1/6	2/4	3/5	4/4	5/5	6/5	7/7	8/7	9/7	10/8	11/7	12/7
	11:42	23:19	17:25	22:23	15:51	20:09	6:29	16:18	19:10	11:50	13:46	7:20
1	Jia Wu	Yi Chou	Jia Wu	Yi Chou	Yi Wei	Bing Yin	Bing Shen	Ding Mao	Wu Chen	Wu Shu	Ji Si	Ji Hai
2	Yi Wei	Bing Yin	Yi Wei	Bing Yin	Bing Shen	Ding Mao	Ding You	Wu Chen	Ji Si	Ji Hai	Geng Wu	Geng Zi
3	Bing Shen	Ding Mao	Bing Shen	Ding Mao	Ding You	Wu Chen	Wu Shu	Ji Si	Geng Wu	Geng Zi	Xin Wei	Xin Chou
4	Ding You	Wu Chen	Ding You	Wu Chen	Wu Shu	Ji Si	Ji Hai	Geng Wu	Xin Wei	Xin Chou	Ren Shen	Ren Yin
5	Wu Shu	Ji Si	Wu Shu	Ji Si	Ji Hai	Geng Wu	Geng Zi	Xin Wei	Ren Shen	Ren Yin	Kui You	Kui Mao
6	Ji Hai	Geng Wu	Ji Hai	Geng Wu	Geng Zi	Xin Wei	Xin Chou	Ren Shen	Kui You	Kui Mao	Jia Shu	Jia Chen
7	Geng Zi	Xin Wei	Geng Zi	Xin Wei	Xin Chou	Ren Shen	Ren Yin	Kui You	Jia Shu	Jia Chen	Yi Hai	Yi Si
8	Xin Chou	Ren Shen	Xin Chou	Ren Shen	Ren Yin	Kui You	Kui Mao	Jia Shu	Yi Hai	Yi Si	Bing Zi	Bing Wu
9	Ren Yin	Kui You	Ren Yin	Kui You	Kui Mao	Jia Shu	Jia Chen	Yi Hai	Bing Zi	Bing Wu	Ding Chou	Ding Wei
10	Kui Mao	Jia Shu	Kui Mao	Jia Shu	Jia Chen	Yi Hai	Yi Si	Bing Zi	Ding Chou	Ding Wei	Wu Yin	Wu Shen
11	Jia Chen	Yi Hai	Jia Chen	Yi Hai	Yi Si	Bing Zi	Bing Wu	Ding Chou	Wu Yin	Wu Shen	Ji Mao	Ji You
12	Yi Si	Bing Zi	Yi Si	Bing Zi	Bing Wu	Ding Chou	Ding Wei	Wu Yin	Ji Mao	Ji You	Geng Chen	Geng Shu
13	Bing Wu	Ding Chou	Bing Wu	Ding Chou	Ding Wei	Wu Yin	Wu Shen	Ji Mao	Geng Chen	Geng Shu	Xin Si	Xin Hai
14	Ding Wei	Wu Yin	Ding Wei	Wu Yin	Wu Shen	Ji Mao	Ji You	Geng Chen	Xin Si	Xin Hai	Ren Wu	Ren Zi
15	Wu Shen	Ji Mao	Wu Shen	Ji Mao	Ji You	Geng Chen	Geng Shu	Xin Si	Ren Wu	Ren Zi	Kui Wei	Kui Chou
16	Ji You	Geng Chen	Ji You	Geng Chen	Geng Shu	Xin Si	Xin Hai	Ren Wu	Kui Wei	Kui Chou	Jia Shen	Jia Yin
17	Geng Shu	Xin Si	Geng Shu	Xin Si	Xin Hai	Ren Wu	Ren Zi	Kui Wei	Jia Shen	Jia Yin	Yi You	Yi Mao
18	Xin Hai	Ren Wu	Xin Hai	Ren Wu	Ren Zi	Kui Wei	Kui Chou	Jia Shen	Yi You	Yi Mao	Bing Shu	Bing Chen
19	Ren Zi	Kui Wei	Ren Zi	Kui Wei	Kui Chou	Jia Shen	Jia Yin	Yi You	Bing Shu	Bing Chen	Ding Hai	Ding Si
20	Kui Chou	Jia Shen	Kui Chou	Jia Shen	Jia Yin	Yi You	Yi Mao	Bing Shu	Ding Hai	Ding Si	Wu Zi	Wu Wu
21	Jia yin	Yi You	Jia yin	Yi You	Yi Mao	Bing Shu	Bing Chen	Ding Hai	Wu Zi	Wu Wu	Ji Chou	Ji Wei
22	Yi Mao	Bing Shu	Yi Mao	Bing Shu	Bing Chen	Ding Hai	Ding Si	Wu Zi	Ji Chou	Ji Wei	Geng Yin	Geng Shen
23	Bing Chen	Ding Hai	Bing Chen	Ding Hai	Ding Si	Wu Zi	Wu Wu	Ji Chou	Geng Yin	Geng Shen	Xin Mao	Xin You
24	Ding Si	Wu Zi	Ding Si	Wu Zi	Wu Wu	Ji Chou	Ji Wei	Geng Yin	Xin Mao	Xin You	Ren Chen	Ren Shu
25	Wu Wu	Ji Chou	Wu Wu	Ji Chou	Ji Wei	Geng Yin	Geng Shen	Xin Mao	Ren Chen	Ren Shu	Kui Si	Kui Hai
26	Ji Wei	Geng Yin	Ji Wei	Geng Yin	Geng Shen	Xin Mao	Xin You	Ren Chen	Kui Si	Kui Hai	Jia Wu	Jia Zi
27	Geng Shen	Xin Mao	Geng Shen	Xin Mao	Xin You	Ren Chen	Ren Shu	Kui Si	Jia Wu	Jia Zi	Yi Wei	Yi Chou
28	Xin You	Ren Chen	Xin You	Ren Chen	Ren Shu	Kui Si	Kui Hai	Jia Wu	Yi Wei	Yi Chou	Bing Shen	Bing Yin
29	Ren Shu	Kui Si	Ren Shu	Kui Si	Kui Hai	Jia Wu	Jia Zi	Yi Wei	Bing Shen	Bing Yin	Ding You	Ding Mao
30	Kui Hai		Kui Hai	Jia Wu	Jia Zi	Yi Wei	Yi Chou	Bing Shen	Ding You	Ding Mao	Wu Shu	Wu Chen
31	Jia Zi		Jia Zi		Yi Chou		Bing Yin	Ding You		Wu Chen		Ji Si

1985 The Year of the Ox (Yi Chou)

	JAN	FEB	MAR	APR	MAY	JUNE	JULY	AUG	SEPT	OCT	NOV	DEC
(pillar)	Bing Zi	Ding Chou	Wu Yin	Ji Mao	Geng Chen	Xin Si	Ren Wu	Kui Wei	Jia Shen	Yi You	Bing Shu	Ding Hai
(pillar)	Ding Chou	Wu Yin	Ji Mao	Geng Chen	Xin Si	Ren Wu	Kui Wei	Jia Shen	Yi You	Bing Shu	Ding Hai	Wu Zi
(date)	1/5	2/4	3/5	4/5	5/5	6/6	7/7	8/7	9/8	10/8	11/7	12/7
(time)	18:36	6:12	23:16	4:14	21:43	2:00	12:19	22:04	1:53	17:39	19:29	13:09
1	Geng Zi	Xin Wei	Ji Hai	Geng Wu	Geng Zi	Xin Wei	Xin Chou	Ren Shen	Kui Mao	Kui You	Jia Chen	Jia Shu
2	Xin Chou	Ren Shen	Geng Zi	Xin Wei	Xin Chou	Ren Shen	Ren Yin	Kui You	Jia Chen	Jia Shu	Yi Si	Yi Hai
3	Ren Yin	Kui You	Xin Chou	Ren Shen	Ren Yin	Kui You	Kui Mao	Jia Shu	Yi Si	Yi Hai	Bing Wu	Bing Zi
4	Kui Mao	Jia Shu	Ren Yin	Kui You	Kui Mao	Jia Shu	Jia Chen	Yi Hai	Bing Wu	Bing Zi	Ding Wei	Ding Chou
5	Jia Chen	Yi Hai	Kui Mao	Jia Shu	Jia Chen	Yi Hai	Yi Si	Bing Zi	Ding Wei	Ding Chou	Wu Shen	Wu Yin
6	Yi Si	Bing Zi	Jia Chen	Yi Hai	Yi Si	Bing Zi	Bing Wu	Ding Chou	Wu Shen	Wu Yin	Ji You	Ji Mao
7	Bing Wu	Ding Chou	Yi Si	Bing Zi	Bing Wu	Ding Chou	Ding Wei	Wu Yin	Ji You	Ji Mao	Geng Shu	Geng Chen
8	Ding Wei	Wu Yin	Bing Wu	Ding Chou	Ding Wei	Wu Yin	Wu Shen	Ji Mao	Geng Shu	Geng Chen	Xin Hai	Xin Si
9	Wu Shen	Ji Mao	Ding Wei	Wu Yin	Wu Shen	Ji Mao	Ji You	Geng Chen	Xin Hai	Xin Si	Ren Zi	Ren Wu
10	Ji You	Geng Chen	Wu Shen	Ji Mao	Ji You	Geng Chen	Geng Shu	Xin Si	Ren Zi	Ren Wu	Kui Chou	Kui Wei
11	Geng Shu	Xin Si	Ji You	Geng Chen	Geng Shu	Xin Si	Xin Hai	Ren Wu	Kui Chou	Kui Wei	Jia Yin	Jia Shen
12	Xin Hai	Ren Wu	Geng Shu	Xin Si	Xin Hai	Ren Wu	Ren Zi	Kui Wei	Jia Yin	Jia Shen	Yi Mao	Yi You
13	Ren Zi	Kui Wei	Xin Hai	Ren Wu	Ren Zi	Kui Wei	Kui Chou	Jia Shen	Yi Mao	Yi You	Bing Chen	Bing Shu
14	Kui Chou	Jia Shen	Ren Zi	Kui Wei	Kui Chou	Jia Shen	Jia Yin	Yi You	Bing Chen	Bing Shu	Ding Si	Ding Hai
15	Jia Yin	Yi You	Kui Chou	Jia Shen	Jia Yin	Yi You	Yi Mao	Bing Shu	Ding Si	Ding Hai	Wu Wu	Wu Zi
16	Yi Mao	Bing Shu	Jia Yin	Yi You	Yi Mao	Bing Shu	Bing Chen	Ding Hai	Wu Wu	Wu Zi	Ji Wei	Ji Chou
17	Bing Chen	Ding Hai	Yi Mao	Bing Shu	Bing Chen	Ding Hai	Ding Si	Wu Zi	Ji Wei	Ji Chou	Geng Shen	Geng Yin
18	Ding Si	Wu Zi	Bing Chen	Ding Hai	Ding Si	Wu Zi	Wu Wu	Ji Chou	Geng Shen	Geng Yin	Xin You	Xin Mao
19	Wu Wu	Ji Chou	Ding Si	Wu Zi	Wu Wu	Ji Chou	Ji Wei	Geng Yin	Xin You	Xin Mao	Ren Shu	Ren Chen
20	Ji Wei	Geng Yin	Wu Wu	Ji Chou	Ji Wei	Geng Yin	Geng Shen	Xin Mao	Ren Shu	Ren Chen	Kui Hai	Kui Si
21	Geng Shen	Xin Mao	Ji Wei	Geng Yin	Geng Shen	Xin Mao	Xin You	Ren Chen	Kui Hai	Kui Si	Jia Zi	Jia Wu
22	Xin You	Ren Chen	Geng Shen	Xin Mao	Xin You	Ren Chen	Ren Shu	Kui Si	Jia Zi	Jia Wu	Yi Chou	Yi Wei
23	Ren Shu	Kui Si	Xin You	Ren Chen	Ren Shu	Kui Si	Kui Hai	Jia Wu	Yi Chou	Yi Wei	Bing Yin	Bing Shen
24	Kui Hai	Jia Wu	Ren Shu	Kui Si	Kui Hai	Jia Wu	Jia Zi	Yi Wei	Bing Yin	Bing Shen	Ding Mao	Ding You
25	Jia Zi	Yi Wei	Kui Hai	Jia Wu	Jia Zi	Yi Wei	Yi Chou	Bing Shen	Ding Mao	Ding You	Wu Chen	Wu Shu
26	Yi Chou	Bing Shen	Jia Zi	Yi Wei	Yi Chou	Bing Shen	Bing Yin	Ding You	Wu Chen	Wu Shu	Ji Si	Ji Hai
27	Bing Yin	Ding You	Yi Chou	Bing Shen	Bing Yin	Ding You	Ding Mao	Wu Shu	Ji Si	Ji Hai	Geng Wu	Geng Zi
28	Ding Mao	Wu Shu	Bing Yin	Ding You	Ding Mao	Wu Shu	Wu Chen	Ji Hai	Geng Wu	Geng Zi	Xin Wei	Xin Chou
29	Wu Chen		Ding Mao	Wu Shu	Wu Chen	Ji Hai	Ji Si	Geng Zi	Xin Wei	Xin Chou	Ren Shen	Ren Yin
30	Ji Si		Wu Chen	Ji Hai	Ji Si	Geng Zi	Geng Wu	Xin Chou	Ren Shen	Ren Yin	Kui You	Kui Mao
31	Geng Wu		Ji Si		Geng Wu		Xin Wei	Ren Yin		Kui Mao		Jia Chen

1986 The Year of the Tiger (Bing Yin)

Day	JAN	FEB	MAR	APR	MAY	JUNE	JULY	AUG	SEPT	OCT	NOV	DEC
Month pillar	Wu Zi	Ji Chou	Geng Yin	Xin Mao	Ren Chen	Kui Si	Jia Wu	Yi Wei	Bing Shen	Ding You	Wu Shu	Ji Hai
Solar-term pillar	Ji Chou	Geng Yin	Xin Mao	Ren Chen	Kui Si	Jia Wu	Yi Wei	Bing Shen	Ding You	Wu Shu	Ji Hai	Geng Zi
Date	1/5	2/4	3/6	4/5	5/6	6/6	7/7	8/8	9/8	10/8	11/8	12/7
Time	23:21	11:03	5:13	10:16	3:50	8:12	18:35	4:17	7:10	23:28	1:20	18:01
1	Yi Si	Bing Zi	Jia Chen	Yi Hai	Yi Si	Bing Zi	Bing Wu	Ding Chou	Wu Shen	Wu Yin	Ji Mao	Ji You
2	Bing Wu	Ding Chou	Yi Si	Bing Zi	Bing Wu	Ding Chou	Ding Wei	Wu Yin	Ji You	Ji Mao	Geng Chen	Geng Shu
3	Ding Wei	Wu Yin	Bing Wu	Ding Chou	Ding Wei	Wu Yin	Wu Shen	Ji Mao	Geng Shu	Geng Chen	Xin Si	Xin Hai
4	Wu Shen	Ji Mao	Ding Wei	Wu Yin	Wu Shen	Ji Mao	Ji You	Geng Chen	Xin Hai	Xin Si	Ren Wu	Ren Zi
5	Ji You	Geng Chen	Wu Shen	Ji Mao	Ji You	Geng Chen	Geng Shu	Xin Si	Ren Zi	Ren Wu	Kui Wei	Kui Chou
6	Geng Shu	Xin Si	Ji You	Geng Chen	Geng Shu	Xin Si	Xin Hai	Ren Wu	Kui Chou	Kui Wei	Jia Shen	Jia yin
7	Xin Hai	Ren Wu	Geng Shu	Xin Si	Xin Hai	Ren Wu	Ren Zi	Kui Wei	Jia yin	Jia Shen	Yi You	Yi Mao
8	Ren Zi	Kui Wei	Xin Hai	Ren Wu	Ren Zi	Kui Wei	Kui Chou	Jia Shen	Yi Mao	Yi You	Bing Shu	Bing Chen
9	Kui Chou	Jia Shen	Ren Zi	Kui Wei	Kui Chou	Jia Shen	Jia yin	Yi You	Bing Chen	Bing Shu	Ding Hai	Ding Si
10	Jia yin	Yi You	Kui Chou	Jia Shen	Jia yin	Yi You	Yi Mao	Bing Shu	Ding Si	Ding Hai	Wu Zi	Wu Wu
11	Yi Mao	Bing Shu	Jia yin	Yi You	Yi Mao	Bing Shu	Bing Chen	Ding Hai	Wu Wu	Wu Zi	Ji Chou	Ji Wei
12	Bing Chen	Ding Hai	Yi Mao	Bing Shu	Bing Chen	Ding Hai	Ding Si	Wu Zi	Ji Wei	Ji Chou	Geng Yin	Geng Shen
13	Ding Si	Wu Zi	Bing Chen	Ding Hai	Ding Si	Wu Zi	Wu Wu	Ji Chou	Geng Shen	Geng Yin	Xin Mao	Xin You
14	Wu Wu	Ji Chou	Ding Si	Wu Zi	Wu Wu	Ji Chou	Ji Wei	Geng Yin	Xin You	Xin Mao	Ren Chen	Ren Shu
15	Ji Wei	Geng Yin	Wu Wu	Ji Chou	Ji Wei	Geng Yin	Geng Shen	Xin Mao	Ren Shu	Ren Chen	Kui Si	Kui Hai
16	Geng Shen	Xin Mao	Ji Wei	Geng Yin	Geng Shen	Xin Mao	Xin You	Ren Chen	Kui Hai	Kui Si	Jia Wu	Jia Zi
17	Xin You	Ren Chen	Geng Shen	Xin Mao	Xin You	Ren Chen	Ren Shu	Kui Si	Jia Zi	Jia Wu	Yi Wei	Yi Chou
18	Ren Shu	Kui Si	Xin You	Ren Chen	Ren Shu	Kui Si	Kui Hai	Jia Wu	Yi Chou	Yi Wei	Bing Shen	Bing Yin
19	Kui Hai	Jia Wu	Ren Shu	Kui Si	Kui Hai	Jia Wu	Jia Zi	Yi Wei	Bing Yin	Bing Shen	Ding You	Ding Mao
20	Jia Zi	Yi Wei	Kui Hai	Jia Wu	Jia Zi	Yi Wei	Yi Chou	Bing Shen	Ding Mao	Ding You	Wu Shu	Wu Chen
21	Yi Chou	Bing Shen	Jia Zi	Yi Wei	Yi Chou	Bing Shen	Bing Yin	Ding You	Wu Chen	Wu Shu	Ji Hai	Ji Si
22	Bing Yin	Ding You	Yi Chou	Bing Shen	Bing Yin	Ding You	Ding Mao	Wu Shu	Ji Si	Ji Hai	Geng Zi	Geng Wu
23	Ding Mao	Wu Shu	Bing Yin	Ding You	Ding Mao	Wu Shu	Wu Chen	Ji Hai	Geng Wu	Geng Zi	Xin Chou	Xin Wei
24	Wu Chen	Ji Hai	Ding Mao	Wu Shu	Wu Chen	Ji Hai	Ji Si	Geng Zi	Xin Wei	Xin Chou	Ren Yin	Ren Shen
25	Ji Si	Geng Zi	Wu Chen	Ji Hai	Ji Si	Geng Zi	Geng Wu	Xin Chou	Ren Shen	Ren Yin	Kui Mao	Kui You
26	Geng Wu	Xin Chou	Ji Si	Geng Zi	Geng Wu	Xin Chou	Xin Wei	Ren Yin	Kui You	Kui Mao	Jia Chen	Jia Shu
27	Xin Wei	Ren Yin	Geng Wu	Xin Chou	Xin Wei	Ren Yin	Ren Shen	Kui Mao	Jia Shu	Jia Chen	Yi Si	Yi Hai
28	Ren Shen	Kui Mao	Xin Wei	Ren Yin	Ren Shen	Kui Mao	Kui You	Jia Chen	Yi Hai	Yi Si	Bing Wu	Bing Zi
29	Kui You		Ren Shen	Kui Mao	Kui You	Jia Chen	Jia Shu	Yi Si	Bing Zi	Bing Wu	Ding Wei	Ding Chou
30	Jia Shu		Kui You	Jia Chen	Jia Shu	Yi Si	Yi Hai	Bing Wu	Ding Chou	Ding Wei	Wu Shen	Wu Yin
31	Yi Hai		Jia Shu		Yi Hai		Bing Zi	Ding Wei		Wu Shen		Ji Mao

1987 The Year of the Rabbit (Ding Mao)

	JAN	FEB	MAR	APR	MAY	JUNE	JULY	AUG	SEPT	OCT	NOV	DEC
Month pillars	Geng Zi / Xin Chou	Xin Chou / Ren Yin	Ren Yin / Kui Mao	Kui Mao / Jia Chen	Jia Chen / Yi Si	Yi Si / Bing Wu	Bing Wu / Ding Wei	Ding Wei / Wu Shen	Wu Shen / Ji You	Ji You / Geng Shu	Geng Shu / Xin Hai	Xin Hai / Ren Zi
Date / Time	1/6 5:09	2/4 16:50	3/6 10:59	4/5 16:03	5/6 9:37	6/6 13:59	7/8 6:22	8/8 10:04	9/8 13:33	10/9 5:17	11/8 7:07	12/8 0:49
1	Geng Shu	Xin Si	Ji You	Geng Chen	Geng Shu	Xin Si	Xin Hai	Ren Wu	Kui Chou	Kui Wei	Jia Yin	Jia Shen
2	Xin Hai	Ren Wu	Geng Shu	Xin Si	Xin Hai	Ren Wu	Ren Zi	Kui Wei	Jia Yin	Jia Shen	Yi Mao	Yi You
3	Ren Zi	Kui Wei	Xin Hai	Ren Wu	Ren Zi	Kui Wei	Kui Chou	Jia Shen	Yi Mao	Yi You	Bing Chen	Bing Shu
4	Kui Chou	Jia Shen	Ren Zi	Kui Wei	Kui Chou	Jia Shen	Jia Yin	Yi You	Bing Chen	Bing Shu	Ding Si	Ding Hai
5	Jia Yin	Yi You	Kui Chou	Jia Shen	Jia Yin	Yi You	Yi Mao	Bing Shu	Ding Si	Ding Hai	Wu Wu	Wu Zi
6	Yi Mao	Bing Shu	Jia Yin	Yi You	Yi Mao	Bing Shu	Bing Chen	Ding Hai	Wu Wu	Wu Zi	Ji Wei	Ji Chou
7	Bing Chen	Ding Hai	Yi Mao	Bing Shu	Bing Chen	Ding Hai	Ding Si	Wu Zi	Ji Wei	Ji Chou	Geng Shen	Geng Yin
8	Ding Si	Wu Zi	Bing Chen	Ding Hai	Ding Si	Wu Zi	Wu Wu	Ji Chou	Geng Shen	Geng Yin	Xin You	Xin Mao
9	Wu Wu	Ji Chou	Ding Si	Wu Zi	Wu Wu	Ji Chou	Ji Wei	Geng Yin	Xin You	Xin Mao	Ren Shu	Ren Chen
10	Ji Wei	Geng Yin	Wu Wu	Ji Chou	Ji Wei	Geng Yin	Geng Shen	Xin Mao	Ren Shu	Ren Chen	Kui Hai	Kui Si
11	Geng Shen	Xin Mao	Ji Wei	Geng Yin	Geng Shen	Xin Mao	Xin You	Ren Chen	Kui Hai	Kui Si	Jia Zi	Jia Wu
12	Xin You	Ren Chen	Geng Shen	Xin Mao	Xin You	Ren Chen	Ren Shu	Kui Si	Jia Zi	Jia Wu	Yi Chou	Yi Wei
13	Ren Shu	Kui Si	Xin You	Ren Chen	Ren Shu	Kui Si	Kui Hai	Jia Wu	Yi Chou	Yi Wei	Bing Yin	Bing Shen
14	Kui Hai	Jia Wu	Ren Shu	Kui Si	Kui Hai	Jia Wu	Jia Zi	Yi Wei	Bing Yin	Bing Shen	Ding Mao	Ding You
15	Jia Zi	Yi Wei	Kui Hai	Jia Wu	Jia Zi	Yi Wei	Yi Chou	Bing Shen	Ding Mao	Ding You	Wu Chen	Wu Shu
16	Yi Chou	Bing Shen	Jia Zi	Yi Wei	Yi Chou	Bing Shen	Bing Yin	Ding You	Wu Chen	Wu Shu	Ji Si	Ji Hai
17	Bing Yin	Ding You	Yi Chou	Bing Shen	Bing Yin	Ding You	Ding Mao	Wu Shu	Ji Si	Ji Hai	Geng Wu	Geng Zi
18	Ding Mao	Wu Shu	Bing Yin	Ding You	Ding Mao	Wu Shu	Wu Chen	Ji Hai	Geng Wu	Geng Zi	Xin Wei	Xin Chou
19	Wu Chen	Ji Hai	Ding Mao	Wu Shu	Wu Chen	Ji Hai	Ji Si	Geng Zi	Xin Wei	Xin Chou	Ren Shen	Ren Yin
20	Ji Si	Geng Zi	Wu Chen	Ji Hai	Ji Si	Geng Zi	Geng Wu	Xin Chou	Ren Shen	Ren Yin	Kui You	Kui Mao
21	Geng Wu	Xin Chou	Ji Si	Geng Zi	Geng Wu	Xin Chou	Xin Wei	Ren Yin	Kui You	Kui Mao	Jia Shu	Jia Chen
22	Xin Wei	Ren Yin	Geng Wu	Xin Chou	Xin Wei	Ren Yin	Ren Shen	Kui Mao	Jia Shu	Jia Chen	Yi Hai	Yi Si
23	Ren Shen	Kui Mao	Xin Wei	Ren Yin	Ren Shen	Kui Mao	Kui You	Jia Chen	Yi Hai	Yi Si	Bing Zi	Bing Wu
24	Kui You	Jia Chen	Ren Shen	Kui Mao	Kui You	Jia Chen	Jia Shu	Yi Si	Bing Zi	Bing Wu	Ding Chou	Ding Wei
25	Jia Shu	Yi Si	Kui You	Jia Chen	Jia Shu	Yi Si	Yi Hai	Bing Wu	Ding Chou	Ding Wei	Wu Yin	Wu Shen
26	Yi Hai	Bing Wu	Jia Shu	Yi Si	Yi Hai	Bing Wu	Bing Zi	Ding Wei	Wu Yin	Wu Shen	Ji Mao	Ji You
27	Bing Zi	Ding Wei	Yi Hai	Bing Wu	Bing Zi	Ding Wei	Ding Chou	Wu Shen	Ji Mao	Ji You	Geng Chen	Geng Shu
28	Ding Chou	Wu Shen	Bing Zi	Ding Wei	Ding Chou	Wu Shen	Wu Yin	Ji You	Geng Chen	Geng Shu	Xin Si	Xin Hai
29	Wu Yin		Ding Chou	Wu Shen	Wu Yin	Ji You	Ji Mao	Geng Shu	Xin Si	Xin Hai	Ren Wu	Ren Zi
30	Ji Mao		Wu Yin	Ji You	Ji Mao	Geng Shu	Geng Chen	Xin Hai	Ren Wu	Ren Zi	Kui Wei	Kui Chou
31	Geng Chen		Ji Mao		Geng Chen		Xin Si	Ren Zi		Kui Chou		Jia Yin

1988 The Year of the Dragon (Wu Chen)

	Ren Zi — Kui Chou 1/6 11:32 — JAN	Kui Chou — Jia Yin 2/4 22:38 — FEB	Jia Yin — Yi Mao 3/5 16:48 — MAR	Yi Mao — Bing Chen 4/4 21:51 — APR	Bing Chen — Ding Si 5/5 15:25 — MAY	Ding Si — Wu Wu 6/5 19:47 — JUNE	Wu Wu — Ji Wei 7/7 6:10 — JULY	Ji Wei — Geng Shen 8/7 15:52 — AUG	Geng Shen — Xin You 9/7 19:18 — SEPT	Xin You — Ren Shu 10/8 11:06 — OCT	Ren Shu — Kui Hai 11/7 14:10 — NOV	Kui Hai — Jia Zi 12/7 5:35 — DEC
1	Yi Mao	Bing Shu	Yi Mao	Bing Shu	Bing Chen	Ding Hai	Ding Si	Wu Zi	Ji Wei	Ji Chou	Geng Shen	Geng Yin
2	Bing Chen	Ding Hai	Bing Chen	Ding Hai	Ding Si	Wu Zi	Wu Wu	Ji Chou	Geng Shen	Geng Yin	Xin You	Xin Mao
3	Ding Si	Wu Zi	Ding Si	Wu Zi	Wu Wu	Ji Chou	Ji Wei	Geng Yin	Xin You	Xin Mao	Ren Shu	Ren Chen
4	Wu Wu	Ji Chou	Wu Wu	Ji Chou	Ji Wei	Geng Yin	Geng Shen	Xin Mao	Ren Shu	Ren Chen	Kui Hai	Kui Si
5	Ji Wei	Geng Yin	Ji Wei	Geng Yin	Geng Shen	Xin Mao	Xin You	Ren Chen	Kui Hai	Kui Si	Jia Zi	Jia Wu
6	Geng Shen	Xin Mao	Geng Shen	Xin Mao	Xin You	Ren Chen	Ren Shu	Kui Si	Jia Zi	Jia Wu	Yi Chou	Yi Wei
7	Xin You	Ren Chen	Xin You	Ren Chen	Ren Shu	Kui Si	Kui Hai	Jia Wu	Yi Chou	Yi Wei	Bing Yin	Bing Shen
8	Ren Shu	Kui Si	Ren Shu	Kui Si	Kui Hai	Jia Wu	Jia Zi	Yi Wei	Bing Yin	Bing Shen	Ding Mao	Ding You
9	Kui Hai	Jia Wu	Kui Hai	Jia Wu	Jia Zi	Yi Wei	Yi Chou	Bing Shen	Ding Mao	Ding You	Wu Chen	Wu Shu
10	Jia Zi	Yi Wei	Jia Zi	Yi Wei	Yi Chou	Bing Shen	Bing Yin	Ding You	Wu Chen	Wu Shu	Ji Si	Ji Hai
11	Yi Chou	Bing Shen	Yi Chou	Bing Shen	Bing Yin	Ding You	Ding Mao	Wu Shu	Ji Si	Ji Hai	Geng Wu	Geng Zi
12	Bing Yin	Ding You	Bing Yin	Ding You	Ding Mao	Wu Shu	Wu Chen	Ji Hai	Geng Wu	Geng Zi	Xin Wei	Xin Chou
13	Ding Mao	Wu Shu	Ding Mao	Wu Shu	Wu Chen	Ji Hai	Ji Si	Geng Zi	Xin Wei	Xin Chou	Ren Shen	Ren Yin
14	Wu Chen	Ji Hai	Wu Chen	Ji Hai	Ji Si	Geng Zi	Geng Wu	Xin Chou	Ren Shen	Ren Yin	Kui You	Kui Mao
15	Ji Si	Geng Zi	Ji Si	Geng Zi	Geng Wu	Xin Chou	Xin Wei	Ren Yin	Kui You	Kui Mao	Jia Shu	Jia Chen
16	Geng Wu	Xin Chou	Geng Wu	Xin Chou	Xin Wei	Ren Yin	Ren Shen	Kui Mao	Jia Shu	Jia Chen	Yi Hai	Yi Si
17	Xin Wei	Ren Yin	Xin Wei	Ren Yin	Ren Shen	Kui Mao	Kui You	Jia Chen	Yi Hai	Yi Si	Bing Zi	Bing Wu
18	Ren Shen	Kui Mao	Ren Shen	Kui Mao	Kui You	Jia Chen	Jia Shu	Yi Si	Bing Zi	Bing Wu	Ding Chou	Ding Wei
19	Kui You	Jia Chen	Kui You	Jia Chen	Jia Shu	Yi Si	Yi Hai	Bing Wu	Ding Chou	Ding Wei	Wu Yin	Wu Shen
20	Jia Shu	Yi Si	Jia Shu	Yi Si	Yi Hai	Bing Wu	Bing Zi	Ding Wei	Wu Yin	Wu Shen	Ji Mao	Ji You
21	Yi Hai	Bing Wu	Yi Hai	Bing Wu	Bing Zi	Ding Wei	Ding Chou	Wu Shen	Ji Mao	Ji You	Geng Chen	Geng Shu
22	Bing Zi	Ding Wei	Bing Zi	Ding Wei	Ding Chou	Wu Shen	Wu Yin	Ji You	Geng Chen	Geng Shu	Xin Si	Xin Hai
23	Ding Chou	Wu Shen	Ding Chou	Wu Shen	Wu Yin	Ji You	Ji Mao	Geng Shu	Xin Si	Xin Hai	Ren Wu	Ren Zi
24	Wu Yin	Ji You	Wu Yin	Ji You	Ji Mao	Geng Shu	Geng Chen	Xin Hai	Ren Wu	Ren Zi	Kui Wei	Kui Chou
25	Ji Mao	Geng Shu	Ji Mao	Geng Shu	Geng Chen	Xin Hai	Xin Si	Ren Zi	Kui Wei	Kui Chou	Jia Shen	Jia yin
26	Geng Chen	Xin Hai	Geng Chen	Xin Hai	Xin Si	Ren Zi	Ren Wu	Kui Chou	Jia Shen	Jia yin	Yi You	Yi Mao
27	Xin Si	Ren Zi	Xin Si	Ren Zi	Ren Wu	Kui Chou	Kui Wei	Jia yin	Yi You	Yi Mao	Bing Shu	Bing Chen
28	Ren Wu	Kui Chou	Ren Wu	Kui Chou	Kui Wei	Jia yin	Jia Shen	Yi Mao	Bing Shu	Bing Chen	Ding Hai	Ding Si
29	Kui Wei	Jia yin	Kui Wei	Jia yin	Jia Shen	Yi Mao	Yi You	Bing Chen	Ding Hai	Ding Si	Wu Zi	Wu Wu
30	Jia Shen		Jia Shen	Yi Mao	Yi You	Bing Chen	Bing Shu	Ding Si	Wu Zi	Wu Wu	Ji Chou	Ji Wei
31	Yi You		Yi You		Bing Shu		Ding Hai	Wu Wu		Ji Wei		Geng Shen

188

1989 The Year of the Snake (Ji Si)

Day	JAN	FEB	MAR	APR	MAY	JUNE	JULY	AUG	SEPT	OCT	NOV	DEC
Pillar (before)	Jia Zi	Yi Chou	Bing Yin	Ding Mao	Wu Chen	Ji Si	Geng Wu	Xin Wei	Ren Shen	Kui You	Jia Shu	Yi Hai
Pillar (after)	Yi Chou	Bing Yin	Ding Mao	Wu Chen	Ji Si	Geng Wu	Xin Wei	Ren Shen	Kui You	Jia Shu	Yi Hai	Bing Zi
Date	1/5	2/4	3/5	4/5	5/5	6/6	7/7	8/7	9/8	10/8	11/7	12/7
Time	17:21	4:36	22:36	3:39	21:13	1:35	11:58	21:41	1:07	15:49	19:59	11:24
1	Xin You	Ren Chen	Geng Shen	Xin Mao	Xin You	Ren Chen	Ren Shu	Kui Si	Jia Zi	Jia Wu	Yi Chou	Yi Wei
2	Ren Shu	Kui Si	Xin You	Ren Chen	Ren Shu	Kui Si	Kui Hai	Jia Wu	Yi Chou	Yi Wei	Bing Yin	Bing Shen
3	Kui Hai	Jia Wu	Ren Shu	Kui Si	Kui Hai	Jia Wu	Jia Zi	Yi Wei	Bing Yin	Bing Shen	Ding Mao	Ding You
4	Jia Zi	Yi Wei	Kui Hai	Jia Wu	Jia Zi	Yi Wei	Yi Chou	Bing Shen	Ding Mao	Ding You	Wu Chen	Wu Shu
5	Yi Chou	Bing Shen	Jia Zi	Yi Wei	Yi Chou	Bing Shen	Bing Yin	Ding You	Wu Chen	Wu Shu	Ji Si	Ji Hai
6	Bing Yin	Ding You	Yi Chou	Bing Shen	Bing Yin	Ding You	Ding Mao	Wu Shu	Ji Si	Ji Hai	Geng Wu	Geng Zi
7	Ding Mao	Wu Shu	Bing Yin	Ding You	Ding Mao	Wu Shu	Wu Chen	Ji Hai	Geng Wu	Geng Zi	Xin Wei	Xin Chou
8	Wu Chen	Ji Hai	Ding Mao	Wu Shu	Wu Chen	Ji Hai	Ji Si	Geng Zi	Xin Wei	Xin Chou	Ren Shen	Ren Yin
9	Ji Si	Geng Zi	Wu Chen	Ji Hai	Ji Si	Geng Zi	Geng Wu	Xin Chou	Ren Shen	Ren Yin	Kui You	Kui Mao
10	Geng Wu	Xin Chou	Ji Si	Geng Zi	Geng Wu	Xin Chou	Xin Wei	Ren Yin	Kui You	Kui Mao	Jia Shu	Jia Chen
11	Xin Wei	Ren Yin	Geng Wu	Xin Chou	Xin Wei	Ren Yin	Ren Shen	Kui Mao	Jia Shu	Jia Chen	Yi Hai	Yi Si
12	Ren Shen	Kui Mao	Xin Wei	Ren Yin	Ren Shen	Kui Mao	Kui You	Jia Chen	Yi Hai	Yi Si	Bing Zi	Bing Wu
13	Kui You	Jia Chen	Ren Shen	Kui Mao	Kui You	Jia Chen	Jia Shu	Yi Si	Bing Zi	Bing Wu	Ding Chou	Ding Wei
14	Jia Shu	Yi Si	Kui You	Jia Chen	Jia Shu	Yi Si	Yi Hai	Bing Wu	Ding Chou	Ding Wei	Wu Yin	Wu Shen
15	Yi Hai	Bing Wu	Jia Shu	Yi Si	Yi Hai	Bing Wu	Bing Zi	Ding Wei	Wu Yin	Wu Shen	Ji Mao	Ji You
16	Bing Zi	Ding Wei	Yi Hai	Bing Wu	Bing Zi	Ding Wei	Ding Chou	Wu Shen	Ji Mao	Ji You	Geng Chen	Geng Shu
17	Ding Chou	Wu Shen	Bing Zi	Ding Wei	Ding Chou	Wu Shen	Wu Yin	Ji You	Geng Chen	Geng Shu	Xin Si	Xin Hai
18	Wu Yin	Ji You	Ding Chou	Wu Shen	Wu Yin	Ji You	Ji Mao	Geng Shu	Xin Si	Xin Hai	Ren Wu	Ren Zi
19	Ji Mao	Geng Shu	Wu Yin	Ji You	Ji Mao	Geng Shu	Geng Chen	Xin Hai	Ren Wu	Ren Zi	Kui Wei	Kui Chou
20	Geng Chen	Xin Hai	Ji Mao	Geng Shu	Geng Chen	Xin Hai	Xin Si	Ren Zi	Kui Wei	Kui Chou	Jia Shen	Jia Yin
21	Xin Si	Ren Zi	Geng Chen	Xin Hai	Xin Si	Ren Zi	Ren Wu	Kui Chou	Jia Shen	Jia Yin	Yi You	Yi Mao
22	Ren Wu	Kui Chou	Xin Si	Ren Zi	Ren Wu	Kui Chou	Kui Wei	Jia Yin	Yi You	Yi Mao	Bing Shu	Bing Chen
23	Kui Wei	Jia Yin	Ren Wu	Kui Chou	Kui Wei	Jia Yin	Jia Shen	Yi Mao	Bing Shu	Bing Chen	Ding Hai	Ding Si
24	Jia Shen	Yi Mao	Kui Wei	Jia Yin	Jia Shen	Yi Mao	Yi You	Bing Chen	Ding Hai	Ding Si	Wu Zi	Wu Wu
25	Yi You	Bing Chen	Jia Shen	Yi Mao	Yi You	Bing Chen	Bing Shu	Ding Si	Wu Zi	Wu Wu	Ji Chou	Ji Wei
26	Bing Shu	Ding Si	Yi You	Bing Chen	Bing Shu	Ding Si	Ding Hai	Wu Wu	Ji Chou	Ji Wei	Geng Yin	Geng Shen
27	Ding Hai	Wu Wu	Bing Shu	Ding Si	Ding Hai	Wu Wu	Wu Zi	Ji Wei	Geng Yin	Geng Shen	Xin Mao	Xin You
28	Wu Zi	Ji Wei	Ding Hai	Wu Wu	Wu Zi	Ji Wei	Ji Chou	Geng Shen	Xin Mao	Xin You	Ren Chen	Ren Shu
29	Ji Chou		Wu Zi	Ji Wei	Ji Chou	Geng Shen	Geng Yin	Xin You	Ren Chen	Ren Shu	Kui Si	Kui Hai
30	Geng Yin		Ji Chou	Geng Shen	Geng Yin	Xin You	Xin Mao	Ren Shu	Kui Si	Kui Hai	Jia Wu	Jia Zi
31	Xin Mao		Geng Yin		Xin Mao		Ren Chen	Kui Hai		Jia Zi		Yi Chou

1990 The Year of the Horse (Geng Wu)

Day	JAN	FEB	MAR	APR	MAY	JUNE	JULY	AUG	SEPT	OCT	NOV	DEC
Month pillar (before)	Bing Zi	Ding Chou	Wu Yin	Ji Mao	Geng Chen	Xin Si	Ren Wu	Kui Wei	Jia Shen	Yi You	Bing Shu	Ding Hai
Month pillar (after)	Ding Chou	Wu Yin	Ji Mao	Geng Chen	Xin Si	Ren Wu	Kui Wei	Jia Shen	Yi You	Bing Shu	Ding Hai	Wu Zi
Solar term date / time	1/5 23:12	2/4 10:15	3/6 4:25	4/5 9:28	5/6 2:53	6/6 7:24	7/7 17:47	8/8 3:30	9/8 6:14	10/8 21:38	11/8 1:49	12/7 17:13
1	Bing Yin	Ding You	Yi Chou	Bing Shen	Bing Yin	Ding You	Ding Mao	Wu Shu	Ji Si	Ji Hai	Geng Wu	Geng Zi
2	Ding Mao	Wu Shu	Bing Yin	Ding You	Ding Mao	Wu Shu	Wu Chen	Ji Hai	Geng Wu	Geng Zi	Xin Wei	Xin Chou
3	Wu Chen	Ji Hai	Ding Mao	Wu Shu	Wu Chen	Ji Hai	Ji Si	Geng Zi	Xin Wei	Xin Chou	Ren Shen	Ren Yin
4	Ji Si	Geng Zi	Wu Chen	Ji Hai	Ji Si	Geng Zi	Geng Wu	Xin Chou	Ren Shen	Ren Yin	Kui You	Kui Mao
5	Geng Wu	Xin Chou	Ji Si	Geng Zi	Geng Wu	Xin Chou	Xin Wei	Ren Yin	Kui You	Kui Mao	Jia Shu	Jia Chen
6	Xin Wei	Ren Yin	Geng Wu	Xin Chou	Xin Wei	Ren Yin	Ren Shen	Kui Mao	Jia Shu	Jia Chen	Yi Hai	Yi Si
7	Ren Shen	Kui Mao	Xin Wei	Ren Yin	Ren Shen	Kui Mao	Kui You	Jia Chen	Yi Hai	Yi Si	Bing Zi	Bing Wu
8	Kui You	Jia Chen	Ren Shen	Kui Mao	Kui You	Jia Chen	Jia Shu	Yi Si	Bing Zi	Bing Wu	Ding Chou	Ding Wei
9	Jia Shu	Yi Si	Kui You	Jia Chen	Jia Shu	Yi Si	Yi Hai	Bing Wu	Ding Chou	Ding Wei	Wu Yin	Wu Shen
10	Yi Hai	Bing Wu	Jia Shu	Yi Si	Yi Hai	Bing Wu	Bing Zi	Ding Wei	Wu Yin	Wu Shen	Ji Mao	Ji You
11	Bing Zi	Ding Wei	Yi Hai	Bing Wu	Bing Zi	Ding Wei	Ding Chou	Wu Shen	Ji Mao	Ji You	Geng Chen	Geng Shu
12	Ding Chou	Wu Shen	Bing Zi	Ding Wei	Ding Chou	Wu Shen	Wu Yin	Ji You	Geng Chen	Geng Shu	Xin Si	Xin Hai
13	Wu Yin	Ji You	Ding Chou	Wu Shen	Wu Yin	Ji You	Ji Mao	Geng Shu	Xin Si	Xin Hai	Ren Wu	Ren Zi
14	Ji Mao	Geng Shu	Wu Yin	Ji You	Ji Mao	Geng Shu	Geng Chen	Xin Hai	Ren Wu	Ren Zi	Kui Wei	Kui Chou
15	Geng Chen	Xin Hai	Ji Mao	Geng Shu	Geng Chen	Xin Hai	Xin Si	Ren Zi	Kui Wei	Kui Chou	Jia Shen	Jia yin
16	Xin Si	Ren Zi	Geng Chen	Xin Hai	Xin Si	Ren Zi	Ren Wu	Kui Chou	Jia Shen	Jia yin	Yi You	Yi Mao
17	Ren Wu	Kui Chou	Xin Si	Ren Zi	Ren Wu	Kui Chou	Kui Wei	Jia yin	Yi You	Yi Mao	Bing Shu	Bing Chen
18	Kui Wei	Jia yin	Ren Wu	Kui Chou	Kui Wei	Jia yin	Jia Shen	Yi Mao	Bing Shu	Bing Chen	Ding Hai	Ding Si
19	Jia Shen	Yi Mao	Kui Wei	Jia yin	Jia Shen	Yi Mao	Yi You	Bing Chen	Ding Hai	Ding Si	Wu Zi	Wu Wu
20	Yi You	Bing Chen	Jia Shen	Yi Mao	Yi You	Bing Chen	Bing Shu	Ding Si	Wu Zi	Wu Wu	Ji Chou	Ji Wei
21	Bing Shu	Ding Si	Yi You	Bing Chen	Bing Shu	Ding Si	Ding Hai	Wu Wu	Ji Chou	Ji Wei	Geng Yin	Geng Shen
22	Ding Hai	Wu Wu	Bing Shu	Ding Si	Ding Hai	Wu Wu	Wu Zi	Ji Wei	Geng Yin	Geng Shen	Xin Mao	Xin You
23	Wu Zi	Ji Wei	Ding Hai	Wu Wu	Wu Zi	Ji Wei	Ji Chou	Geng Shen	Xin Mao	Xin You	Ren Chen	Ren Shu
24	Ji Chou	Geng Shen	Wu Zi	Ji Wei	Ji Chou	Geng Shen	Geng Yin	Xin You	Ren Chen	Ren Shu	Kui Si	Kui Hai
25	Geng Yin	Xin You	Ji Chou	Geng Shen	Geng Yin	Xin You	Xin Mao	Ren Shu	Kui Si	Kui Hai	Jia Wu	Jia Zi
26	Xin Mao	Ren Shu	Geng Yin	Xin You	Xin Mao	Ren Shu	Ren Chen	Kui Hai	Jia Wu	Jia Zi	Yi Wei	Yi Chou
27	Ren Chen	Kui Hai	Xin Mao	Ren Shu	Ren Chen	Kui Hai	Kui Si	Jia Zi	Yi Wei	Yi Chou	Bing Shen	Bing Yin
28	Kui Si	Jia Zi	Ren Chen	Kui Hai	Kui Si	Jia Zi	Jia Wu	Yi Chou	Bing Shen	Bing Yin	Ding You	Ding Mao
29	Jia Wu		Kui Si	Jia Zi	Jia Wu	Yi Chou	Yi Wei	Bing Yin	Ding You	Ding Mao	Wu Shu	Wu Chen
30	Yi Wei		Jia Wu	Yi Chou	Yi Wei	Bing Yin	Bing Shen	Ding Mao	Wu Shu	Wu Chen	Ji Hai	Ji Si
31	Bing Shen		Yi Wei		Bing Shen		Ding You	Wu Chen		Ji Si		Geng Wu

1991 The Year of the Sheep (Xin Wei)

Month pillar (pre- / post-solar-term), solar-term date and time:

	JAN	FEB	MAR	APR	MAY	JUNE	JULY	AUG	SEPT	OCT	NOV	DEC
Pillar	Wu Zi	Ji Chou	Geng Yin	Xin Mao	Ren Chen	Kui Si	Jia Wu	Yi Wei	Bing Shen	Ding You	Wu Shu	Ji Hai
Pillar	Ji Chou	Geng Yin	Xin Mao	Ren Chen	Kui Si	Jia Wu	Yi Wei	Bing Shen	Ding You	Wu Shu	Ji Hai	Geng Zi
Term	1/6 5:01	2/4 16:04	3/6 10:14	4/5 15:17	5/6 8:51	6/6 13:14	7/7 23:37	8/8 9:20	9/8 12:04	10/9 3:28	11/8 7:39	12/8 0:08

Day	JAN	FEB	MAR	APR	MAY	JUNE	JULY	AUG	SEPT	OCT	NOV	DEC
1	Xin Wei	Ren Yin	Geng Wu	Yi Wei	Yi Chou	Bing Shen	Bing Yin	Ding You	Wu Chen	Wu Shu	Ji Si	Ji Hai
2	Ren Shen	Kui Mao	Xin Wei	Bing Shen	Bing Yin	Ding You	Ding Mao	Wu Shu	Ji Si	Ji Hai	Geng Wu	Geng Zi
3	Kui You	Jia Chen	Ren Shen	Ding You	Ding Mao	Wu Shu	Wu Chen	Ji Hai	Geng Wu	Geng Zi	Xin Wei	Xin Chou
4	Jia Shu	Yi Si	Kui You	Wu Shu	Wu Chen	Ji Hai	Ji Si	Geng Zi	Xin Wei	Xin Chou	Ren Shen	Ren Yin
5	Yi Hai	Bing Wu	Jia Shu	Ji Hai	Ji Si	Geng Zi	Geng Wu	Xin Chou	Ren Shen	Ren Yin	Kui You	Kui Mao
6	Bing Zi	Ding Wei	Yi Hai	Geng Zi	Geng Wu	Xin Chou	Xin Wei	Ren Yin	Kui You	Kui Mao	Jia Shu	Jia Chen
7	Ding Chou	Wu Shen	Bing Zi	Xin Chou	Xin Wei	Ren Yin	Ren Shen	Kui Mao	Jia Shu	Jia Chen	Yi Hai	Yi Si
8	Wu Yin	Ji You	Ding Chou	Ren Yin	Ren Shen	Kui Mao	Kui You	Jia Chen	Yi Hai	Yi Si	Bing Zi	Bing Wu
9	Ji Mao	Geng Shu	Wu Yin	Kui Mao	Kui You	Jia Chen	Jia Shu	Yi Si	Bing Zi	Bing Wu	Ding Chou	Ding Wei
10	Geng Chen	Xin Hai	Ji Mao	Jia Chen	Jia Shu	Yi Si	Yi Hai	Bing Wu	Ding Chou	Ding Wei	Wu Yin	Wu Shen
11	Xin Si	Ren Zi	Geng Chen	Yi Si	Yi Hai	Bing Wu	Bing Zi	Ding Wei	Wu Yin	Wu Shen	Ji Mao	Ji You
12	Ren Wu	Kui Chou	Xin Si	Bing Wu	Bing Zi	Ding Wei	Ding Chou	Wu Shen	Ji Mao	Ji You	Geng Chen	Geng Shu
13	Kui Wei	Jia Yin	Ren Wu	Ding Wei	Ding Chou	Wu Shen	Wu Yin	Ji You	Geng Chen	Geng Shu	Xin Si	Xin Hai
14	Jia Shen	Yi Mao	Kui Wei	Wu Shen	Wu Yin	Ji You	Ji Mao	Geng Shu	Xin Si	Xin Hai	Ren Wu	Ren Zi
15	Yi You	Bing Chen	Jia Shen	Ji You	Ji Mao	Geng Shu	Geng Chen	Xin Hai	Ren Wu	Ren Zi	Kui Wei	Kui Chou
16	Bing Shu	Ding Si	Yi You	Geng Shu	Geng Chen	Xin Hai	Xin Si	Ren Zi	Kui Wei	Kui Chou	Jia Shen	Jia Yin
17	Ding Hai	Wu Wu	Bing Shu	Xin Hai	Xin Si	Ren Zi	Ren Wu	Kui Chou	Jia Shen	Jia Yin	Yi You	Yi Mao
18	Wu Zi	Ji Wei	Ding Hai	Ren Zi	Ren Wu	Kui Chou	Kui Wei	Jia Yin	Yi You	Yi Mao	Bing Shu	Bing Chen
19	Ji Chou	Geng Shen	Wu Zi	Kui Chou	Kui Wei	Jia Yin	Jia Shen	Yi Mao	Bing Shu	Bing Chen	Ding Hai	Ding Si
20	Geng Yin	Xin You	Ji Chou	Jia Yin	Jia Shen	Yi Mao	Yi You	Bing Chen	Ding Hai	Ding Si	Wu Zi	Wu Wu
21	Xin Mao	Ren Shu	Geng Yin	Yi Mao	Yi You	Bing Chen	Bing Shu	Ding Si	Wu Zi	Wu Wu	Ji Chou	Ji Wei
22	Ren Chen	Kui Hai	Xin Mao	Bing Chen	Bing Shu	Ding Si	Ding Hai	Wu Wu	Ji Chou	Ji Wei	Geng Yin	Geng Shen
23	Kui Si	Jia Zi	Ren Chen	Ding Si	Ding Hai	Wu Wu	Wu Zi	Ji Wei	Geng Yin	Geng Shen	Xin Mao	Xin You
24	Jia Wu	Yi Chou	Kui Si	Wu Wu	Wu Zi	Ji Wei	Ji Chou	Geng Shen	Xin Mao	Xin You	Ren Chen	Ren Shu
25	Yi Wei	Bing Yin	Jia Wu	Ji Wei	Ji Chou	Geng Shen	Geng Yin	Xin You	Ren Chen	Ren Shu	Kui Si	Kui Hai
26	Bing Shen	Ding Mao	Yi Wei	Geng Shen	Geng Yin	Xin You	Xin Mao	Ren Shu	Kui Si	Kui Hai	Jia Wu	Jia Zi
27	Ding You	Wu Chen	Bing Shen	Xin You	Xin Mao	Ren Shu	Ren Chen	Kui Hai	Jia Wu	Jia Zi	Yi Wei	Yi Chou
28	Wu Shu	Ji Si	Ding You	Ren Shu	Ren Chen	Kui Hai	Kui Si	Jia Zi	Yi Wei	Yi Chou	Bing Shen	Bing Yin
29	Ji Hai		Wu Shu	Kui Hai	Kui Si	Jia Zi	Jia Wu	Yi Chou	Bing Shen	Bing Yin	Ding You	Ding Mao
30	Geng Zi		Ji Hai	Jia Zi	Jia Wu	Yi Chou	Yi Wei	Bing Yin	Ding You	Ding Mao	Wu Shu	Wu Chen
31	Xin Chou		Geng Zi		Yi Wei		Bing Shen	Ding Mao		Wu Chen		Ji Si

1992 The Year of the Monkey (Ren Shen)

Day	JAN	FEB	MAR	APR	MAY	JUNE	JULY	AUG	SEPT	OCT	NOV	DEC
(month pillar)	Geng Zi	Xin Chou	Ren Yin	Kui Mao	Jia Chen	Yi Si	Bing Wu	Ding Wei	Wu Shen	Ji You	Geng Shu	Xin Hai
(month pillar)	Xin Chou	Ren Yin	Kui Mao	Jia Chen	Yi Si	Bing Wu	Ding Wei	Wu Shen	Ji You	Geng Shu	Xin Hai	Ren Zi
(date)	1/6	2/4	3/5	4/4	5/5	6/5	7/7	8/7	9/7	10/8	11/7	12/7
(time)	10:12	21:54	16:04	20:57	14:41	18:52	5:26	15:09	17:53	9:17	13:28	5:58
1	Bing Zi	Ding Wei	Bing Zi	Ding Wei	Ding Chou	Wu Shen	Wu Yin	Ji You	Geng Chen	Geng Shu	Xin Si	Xin Hai
2	Ding Chou	Wu Shen	Ding Chou	Wu Shen	Wu Yin	Ji You	Ji Mao	Geng Shu	Xin Si	Xin Hai	Ren Wu	Ren Zi
3	Wu Yin	Ji You	Wu Yin	Ji You	Ji Mao	Geng Shu	Geng Chen	Xin Hai	Ren Wu	Ren Zi	Kui Wei	Kui Chou
4	Ji Mao	Geng Shu	Ji Mao	Geng Shu	Geng Chen	Xin Hai	Xin Si	Ren Zi	Kui Wei	Kui Chou	Jia Shen	Jia Yin
5	Geng Chen	Xin Hai	Geng Chen	Xin Hai	Xin Si	Ren Zi	Ren Wu	Kui Chou	Jia Shen	Jia Yin	Yi You	Yi Mao
6	Xin Si	Ren Zi	Xin Si	Ren Zi	Ren Wu	Kui Chou	Kui Wei	Jia Yin	Yi You	Yi Mao	Bing Shu	Bing Chen
7	Ren Wu	Kui Chou	Ren Wu	Kui Chou	Kui Wei	Jia yin	Jia Shen	Yi Mao	Bing Shu	Bing Chen	Ding Hai	Ding Si
8	Kui Wei	Jia yin	Kui Wei	Jia Yin	Jia Shen	Yi Mao	Yi You	Bing Chen	Ding Hai	Ding Si	Wu Zi	Wu Wu
9	Jia Shen	Yi Mao	Jia Shen	Yi Mao	Yi You	Bing Chen	Bing Shu	Ding Si	Wu Zi	Wu Wu	Ji Wei	Ji Wei
10	Yi You	Bing Chen	Yi You	Bing Chen	Bing Shu	Ding Si	Ding Hai	Wu Wu	Ji Chou	Ji Wei	Geng Yin	Geng Shen
11	Bing Shu	Ding Si	Bing Shu	Ding Si	Ding Hai	Wu Wu	Wu Zi	Ji Wei	Geng Yin	Geng Shen	Xin Mao	Xin You
12	Ding Hai	Wu Wu	Ding Hai	Wu Wu	Wu Zi	Ji Wei	Ji Chou	Geng Shen	Xin Mao	Xin You	Ren Chen	Ren Shu
13	Wu Zi	Ji Wei	Wu Zi	Ji Wei	Ji Chou	Geng Shen	Geng Yin	Xin You	Ren Chen	Ren Shu	Kui Si	Kui Hai
14	Ji Chou	Geng Shen	Ji Chou	Geng Shen	Geng Yin	Xin You	Xin Mao	Ren Shu	Kui Si	Kui Hai	Jia Wu	Jia Zi
15	Geng Yin	Xin You	Geng Yin	Xin You	Xin Mao	Ren Shu	Ren Chen	Kui Hai	Jia Wu	Jia Zi	Yi Wei	Yi Chou
16	Xin Mao	Ren Shu	Xin Mao	Ren Shu	Ren Chen	Kui Hai	Kui Si	Jia Zi	Yi Wei	Yi Chou	Bing Shen	Bing Yin
17	Ren Chen	Kui Hai	Ren Chen	Kui Hai	Kui Si	Jia Zi	Jia Wu	Yi Chou	Bing Shen	Bing Yin	Ding You	Ding Mao
18	Kui Si	Jia Zi	Kui Si	Jia Zi	Jia Wu	Yi Chou	Yi Wei	Bing Yin	Ding You	Ding Mao	Wu Shu	Wu Chen
19	Jia Wu	Yi Chou	Jia Wu	Yi Chou	Yi Wei	Bing Yin	Bing Shen	Ding Mao	Wu Shu	Wu Chen	Ji Hai	Ji Si
20	Yi Wei	Bing Yin	Yi Wei	Bing Yin	Bing Shen	Ding Mao	Ding You	Wu Chen	Ji Hai	Ji Si	Geng Zi	Geng Wu
21	Bing Shen	Ding Mao	Bing Shen	Ding Mao	Ding You	Wu Chen	Wu Shu	Ji Si	Geng Zi	Geng Wu	Xin Chou	Xin Wei
22	Ding You	Wu Chen	Ding You	Wu Chen	Wu Shu	Ji Si	Ji Hai	Geng Wu	Xin Chou	Xin Wei	Ren Yin	Ren Shen
23	Wu Shu	Ji Si	Wu Shu	Ji Si	Ji Hai	Geng Wu	Geng Zi	Xin Wei	Ren Yin	Ren Shen	Kui Mao	Kui You
24	Ji Hai	Geng Wu	Ji Hai	Geng Wu	Geng Zi	Xin Wei	Xin Chou	Ren Shen	Kui Mao	Kui You	Jia Chen	Jia Shu
25	Geng Zi	Xin Wei	Geng Zi	Xin Wei	Xin Chou	Ren Shen	Ren Yin	Kui You	Jia Chen	Jia Shu	Yi Si	Yi Hai
26	Xin Chou	Ren Shen	Xin Chou	Ren Shen	Ren Yin	Kui You	Kui Mao	Jia Shu	Yi Si	Yi Hai	Bing Wu	Bing Zi
27	Ren Yin	Kui You	Ren Yin	Kui You	Kui Mao	Jia Shu	Jia Chen	Yi Hai	Bing Wu	Bing Zi	Ding Wei	Ding Chou
28	Kui Mao	Jia Shu	Kui Mao	Jia Shu	Jia Chen	Yi Hai	Yi Si	Bing Zi	Ding Wei	Ding Chou	Wu Shen	Wu Yin
29	Jia Chen	Yi Hai	Jia Chen	Yi Hai	Yi Si	Bing Zi	Bing Wu	Ding Chou	Wu Shen	Wu Yin	Ji You	Ji Mao
30	Yi Si		Yi Si	Bing Zi	Bing Wu	Ding Chou	Ding Wei	Wu Yin	Ji You	Ji Mao	Geng Shu	Geng Chen
31	Bing Wu		Bing Wu		Ding Wei		Wu Shen	Ji Mao		Geng Chen		Xin Si

192

1993 The Year of the Rooster (Kui You)

The Best Feng Shui Alignment

Ren Zi	Kui Chou	Jia Yin	Yi Mao	Bing Chen	Ding Si	Wu Wu	Ji Wei	Geng Shen	Xin You	Ren Shu	Kui Hai	Jia Zi
	JAN 1/5 16:01	**FEB** 2/4 3:43	**MAR** 3/5 21:53	**APR** 4/5 2:56	**MAY** 5/5 20:30	**JUNE** 6/6 23:40	**JULY** 7/7 11:15	**AUG** 8/7 21:10	**SEPT** 9/8 0:20	**OCT** 10/8 15:07	**NOV** 11/7 19:17	**DEC** 12/7 11:47
Ren Wu	Kui Chou	Jia Shen	Ren Zi	Kui Wei	Kui Chou	Jia Shen	Jia Yin	Yi You	Bing Chen	Bing Shu	Ding Si	Ding Hai
Kui Wei	Jia Yin	Yi You	Kui Chou	Jia Shen	Jia Yin	Yi You	Yi Mao	Bing Shu	Ding Si	Ding Hai	Wu Wu	Wu Zi
Jia Shen	Yi Mao	Bing Shu	Jia Yin	Yi You	Yi Mao	Bing Shu	Bing Chen	Ding Hai	Wu Wu	Wu Zi	Ji Wei	Ji Chou
Yi You	Bing Chen	Ding Hai	Yi Mao	Bing Shu	Bing Chen	Ding Hai	Ding Si	Wu Zi	Ji Wei	Ji Chou	Geng Shen	Geng Yin
Bing Shu	Ding Si	Wu Zi	Bing Chen	Ding Hai	Ding Si	Wu Zi	Wu Wu	Ji Chou	Geng Shen	Geng Yin	Xin You	Xin Mao
Ding Hai	Wu Wu	Ji Chou	Ding Si	Wu Zi	Wu Wu	Ji Chou	Ji Wei	Geng Yin	Xin You	Xin Mao	Ren Shu	Ren Chen
Wu Zi	Ji Wei	Geng Yin	Wu Wu	Ji Chou	Ji Wei	Geng Yin	Geng Shen	Xin Mao	Ren Shu	Ren Chen	Kui Hai	Kui Si
Ji Chou	Geng Shen	Xin Mao	Ji Wei	Geng Yin	Geng Shen	Xin Mao	Xin You	Ren Chen	Kui Hai	Kui Si	Jia Zi	Jia Wu
Geng Yin	Xin You	Ren Chen	Geng Shen	Xin Mao	Xin You	Ren Chen	Ren Shu	Kui Si	Jia Zi	Jia Wu	Yi Chou	Yi Wei
Xin Mao	Ren Shu	Kui Si	Xin You	Ren Chen	Ren Shu	Kui Si	Kui Hai	Jia Wu	Yi Chou	Yi Wei	Bing Yin	Bing Shen
Ren Chen	Kui Hai	Jia Wu	Ren Shu	Kui Si	Kui Hai	Jia Wu	Jia Zi	Yi Wei	Bing Yin	Bing Shen	Ding Mao	Ding You
Kui Si	Jia Zi	Yi Wei	Kui Hai	Jia Wu	Jia Zi	Yi Wei	Yi Chou	Bing Shen	Ding Mao	Ding You	Wu Chen	Wu Shu
Jia Wu	Yi Chou	Bing Shen	Jia Zi	Yi Wei	Yi Chou	Bing Shen	Bing Yin	Ding You	Wu Chen	Wu Shu	Ji Si	Ji Hai
Yi Wei	Bing Yin	Ding You	Yi Chou	Bing Shen	Bing Yin	Ding You	Ding Mao	Wu Shu	Ji Si	Ji Hai	Geng Wu	Geng Zi
Bing Shen	Ding Mao	Wu Shu	Bing Yin	Ding You	Ding Mao	Wu Shu	Wu Chen	Ji Hai	Geng Wu	Geng Zi	Xin Wei	Xin Chou
Ding You	Wu Chen	Ji Hai	Ding Mao	Wu Shu	Wu Chen	Ji Hai	Ji Si	Geng Zi	Xin Wei	Xin Chou	Ren Shen	Ren Yin
Wu Shu	Ji Si	Geng Zi	Wu Chen	Ji Hai	Ji Si	Geng Zi	Geng Wu	Xin Chou	Ren Shen	Ren Yin	Kui You	Kui Mao
Ji Hai	Geng Wu	Xin Chou	Ji Si	Geng Zi	Geng Wu	Xin Chou	Xin Wei	Ren Yin	Kui You	Kui Mao	Jia Shu	Jia Chen
Geng Zi	Xin Wei	Ren Yin	Geng Wu	Xin Chou	Xin Wei	Ren Yin	Ren Shen	Kui Mao	Jia Shu	Jia Chen	Yi Hai	Yi Si
Xin Chou	Ren Shen	Kui Mao	Xin Wei	Ren Yin	Ren Shen	Kui Mao	Kui You	Jia Chen	Yi Hai	Yi Si	Bing Zi	Bing Wu
Ren Yin	Kui You	Jia Chen	Ren Shen	Kui Mao	Kui You	Jia Chen	Jia Shu	Yi Si	Bing Zi	Bing Wu	Ding Chou	Ding Wei
Kui Mao	Jia Shu	Yi Si	Kui You	Jia Chen	Jia Shu	Yi Si	Yi Hai	Bing Wu	Ding Chou	Ding Wei	Wu Yin	Wu Shen
Jia Chen	Yi Hai	Bing Wu	Jia Shu	Yi Si	Yi Hai	Bing Wu	Bing Zi	Ding Wei	Wu Yin	Wu Shen	Ji Mao	Ji You
Yi Si	Bing Zi	Ding Wei	Yi Hai	Bing Wu	Bing Zi	Ding Wei	Ding Chou	Wu Shen	Ji Mao	Ji You	Geng Chen	Geng Shu
Bing Wu	Ding Chou	Wu Shen	Bing Zi	Ding Wei	Ding Chou	Wu Shen	Wu Yin	Ji You	Geng Chen	Geng Shu	Xin Si	Xin Hai
Ding Wei	Wu Yin	Ji You	Ding Chou	Wu Shen	Wu Yin	Ji You	Ji Mao	Geng Shu	Xin Si	Xin Hai	Ren Wu	Ren Zi
Wu Shen	Ji Mao	Geng Shu	Wu Yin	Ji You	Ji Mao	Geng Shu	Geng Chen	Xin Hai	Ren Wu	Ren Zi	Kui Wei	Kui Chou
Ji You	Geng Chen	Xin Hai	Ji Mao	Geng Shu	Geng Chen	Xin Hai	Xin Si	Ren Zi	Kui Wei	Kui Chou	Jia Shen	Jia Yin
Geng Shu	Xin Si		Geng Chen	Xin Hai	Xin Si	Ren Zi	Ren Wu	Kui Chou	Jia Shen	Jia Yin	Yi You	Yi Mao
Xin Hai	Ren Wu		Xin Si	Ren Zi	Ren Wu	Kui Chou	Kui Wei	Jia Yin	Yi You	Yi Mao	Bing Shu	Bing Chen
Ren Zi	Kui Wei		Ren Wu		Kui Wei		Jia Shen	Yi Mao		Bing Chen		Ding Si

1994 The Year of the Dog (Jia Shu)

	JAN	FEB	MAR	APR	MAY	JUNE	JULY	AUG	SEPT	OCT	NOV	DEC
	Jia Zi	Yi Chou	Bing Yin	Ding Mao	Wu Chen	Ji Si	Geng Wu	Xin Wei	Ren Shen	Kui You	Jia Shu	Yi Hai
	Yi Chou	Bing Yin	Ding Mao	Wu Chen	Ji Si	Geng Wu	Xin Wei	Ren Shen	Kui You	Jia Shu	Yi Hai	Bing Zi
	1/5 21:57	2/4 9:33	3/6 3:43	4/5 8:46	5/6 2:20	6/6 6:43	7/7 16:55	8/8 2:50	9/8 5:34	10/8 22:00	11/8 1:06	12/7 17:36
1	Ding Hai	Wu Wu	Bing Shu	Ding Si	Ding Hai	Wu Wu	Wu Zi	Ji Wei	Geng Yin	Geng Shen	Xin Mao	Xin You
2	Wu Zi	Ji Wei	Ding Hai	Wu Wu	Wu Zi	Ji Wei	Ji Chou	Geng Shen	Xin Mao	Xin You	Ren Chen	Ren Shu
3	Ji Chou	Geng Shen	Wu Zi	Ji Wei	Ji Chou	Geng Shen	Geng Yin	Xin You	Ren Chen	Ren Shu	Kui Si	Kui Hai
4	Geng Yin	Xin You	Ji Chou	Geng Shen	Geng Yin	Xin You	Xin Mao	Ren Shu	Kui Si	Kui Hai	Jia Wu	Jia Zi
5	Xin Mao	Ren Shu	Geng Yin	Xin You	Xin Mao	Ren Shu	Ren Chen	Kui Hai	Jia Wu	Jia Zi	Yi Wei	Yi Chou
6	Ren Chen	Kui Hai	Xin Mao	Ren Shu	Ren Chen	Kui Hai	Kui Si	Jia Zi	Yi Wei	Yi Chou	Bing Shen	Bing Yin
7	Kui Si	Jia Zi	Ren Chen	Kui Hai	Kui Si	Jia Zi	Jia Wu	Yi Chou	Bing Shen	Bing Yin	Ding You	Ding Mao
8	Jia Wu	Yi Chou	Kui Si	Jia Zi	Jia Wu	Yi Chou	Yi Wei	Bing Yin	Ding You	Ding Mao	Wu Shu	Wu Chen
9	Yi Wei	Bing Yin	Jia Wu	Yi Chou	Yi Wei	Bing Yin	Bing Shen	Ding Mao	Wu Shu	Wu Chen	Ji Hai	Ji Si
10	Bing Shen	Ding Mao	Yi Wei	Bing Yin	Bing Shen	Ding Mao	Ding You	Wu Chen	Ji Hai	Ji Si	Geng Zi	Geng Wu
11	Ding You	Wu Chen	Bing Shen	Ding Mao	Ding You	Wu Chen	Wu Shu	Ji Si	Geng Zi	Geng Wu	Xin Chou	Xin Wei
12	Wu Shu	Ji Si	Ding You	Wu Chen	Wu Shu	Ji Si	Ji Hai	Geng Wu	Xin Chou	Xin Wei	Ren Yin	Ren Shen
13	Ji Hai	Geng Wu	Wu Shu	Ji Si	Ji Hai	Geng Wu	Geng Zi	Xin Wei	Ren Yin	Ren Shen	Kui Mao	Kui You
14	Geng Zi	Xin Wei	Ji Hai	Geng Wu	Geng Zi	Xin Wei	Xin Chou	Ren Shen	Kui Mao	Kui You	Jia Chen	Jia Shu
15	Xin Chou	Ren Shen	Geng Zi	Xin Wei	Xin Chou	Ren Shen	Ren Yin	Kui You	Jia Chen	Jia Shu	Yi Si	Yi Hai
16	Ren Yin	Kui You	Xin Chou	Ren Shen	Ren Yin	Kui You	Kui Mao	Jia Shu	Yi Si	Yi Hai	Bing Wu	Bing Zi
17	Kui Mao	Jia Shu	Ren Yin	Kui You	Kui Mao	Jia Shu	Jia Chen	Yi Hai	Bing Wu	Bing Zi	Ding Wei	Ding Chou
18	Jia Chen	Yi Hai	Kui Mao	Jia Shu	Jia Chen	Yi Hai	Yi Si	Bing Zi	Ding Wei	Ding Chou	Wu Shen	Wu Yin
19	Yi Si	Bing Zi	Jia Chen	Yi Hai	Yi Si	Bing Zi	Bing Wu	Ding Chou	Wu Shen	Wu Yin	Ji You	Ji Mao
20	Bing Wu	Ding Chou	Yi Si	Bing Zi	Bing Wu	Ding Chou	Ding Wei	Wu Yin	Ji You	Ji Mao	Geng Shu	Geng Chen
21	Ding Wei	Wu Yin	Bing Wu	Ding Chou	Ding Wei	Wu Yin	Wu Shen	Ji Mao	Geng Shu	Geng Chen	Xin Hai	Xin Si
22	Wu Shen	Ji Mao	Ding Wei	Wu Yin	Wu Shen	Ji Mao	Ji You	Geng Chen	Xin Hai	Xin Si	Ren Zi	Ren Wu
23	Ji You	Geng Chen	Wu Shen	Ji Mao	Ji You	Geng Chen	Geng Shu	Xin Si	Ren Zi	Ren Wu	Kui Chou	Kui Wei
24	Geng Shu	Xin Si	Ji You	Geng Chen	Geng Shu	Xin Si	Xin Hai	Ren Wu	Kui Chou	Kui Wei	Jia yin	Jia Shen
25	Xin Hai	Ren Wu	Geng Shu	Xin Si	Xin Hai	Ren Wu	Ren Zi	Kui Wei	Jia yin	Jia Shen	Yi Mao	Yi You
26	Ren Zi	Kui Wei	Xin Hai	Ren Wu	Ren Zi	Kui Wei	Kui Chou	Jia Shen	Yi Mao	Yi You	Bing Chen	Bing Shu
27	Kui Chou	Jia Shen	Ren Zi	Kui Wei	Kui Chou	Jia Shen	Jia yin	Yi You	Bing Chen	Bing Shu	Ding Si	Ding Hai
28	Jia yin	Yi You	Kui Chou	Jia Shen	Jia yin	Yi You	Yi Mao	Bing Shu	Ding Si	Ding Hai	Wu Wu	Wu Zi
29	Yi Mao		Jia yin	Yi You	Yi Mao	Bing Shu	Bing Chen	Ding Hai	Wu Wu	Wu Zi	Ji Wei	Ji Chou
30	Bing Chen		Yi Mao	Bing Shu	Bing Chen	Ding Hai	Ding Si	Wu Zi	Ji Wei	Ji Chou	Geng Shen	Geng Yin
31	Ding Si		Bing Chen		Ding Si		Wu Wu	Ji Chou		Geng Yin		Xin Mao

194

	JAN	FEB	MAR	APR	MAY	JUNE	JULY	AUG	SEPT	OCT	NOV	DEC
Pillar	Bing Zi	Bing Chou	Wu Yin	Ji Mao	Geng Chen	Xin Si	Ren Wu	Kui Wei	Jia Shen	Yi You	Bing Shu	Ding Hai
Pillar	Bing Chou	Wu Yin	Ji Mao	Geng Chen	Xin Si	Ren Wu	Kui Wei	Jia Shen	Yi You	Bing Shu	Ding Hai	Wu Zi
Date	1/6	2/4	3/6	4/5	5/6	6/6	7/7	8/8	9/8	10/9	11/8	12/7
Time	3:42	15:24	9:34	14:37	8:11	12:34	22:57	8:41	11:25	2:49	5:44	22:24

Day	JAN	FEB	MAR	APR	MAY	JUNE	JULY	AUG	SEPT	OCT	NOV	DEC
1	Ren Chen	Kui Hai	Xin Mao	Ren Shu	Ren Chen	Kui Hai	Kui Si	Jia Zi	Yi Wei	Yi Chou	Bing Shen	Bing Yin
2	Kui Si	Jia Zi	Ren Chen	Kui Hai	Kui Si	Jia Zi	Jia Wu	Yi Chou	Bing Shen	Bing Yin	Ding You	Ding Mao
3	Jia Wu	Yi Chou	Kui Si	Jia Zi	Jia Wu	Yi Chou	Yi Wei	Bing Yin	Ding You	Ding Mao	Wu Shu	Wu Chen
4	Yi Wei	Bing Yin	Jia Wu	Yi Chou	Yi Wei	Bing Yin	Bing Shen	Ding Mao	Wu Shu	Wu Chen	Ji Hai	Ji Si
5	Bing Shen	Ding Mao	Yi Wei	Bing Yin	Bing Shen	Ding Mao	Ding You	Wu Chen	Ji Hai	Ji Si	Geng Zi	Geng Wu
6	Ding You	Wu Chen	Bing Shen	Ding Mao	Ding You	Wu Chen	Wu Shu	Ji Si	Geng Zi	Geng Wu	Xin Chou	Xin Wei
7	Wu Shu	Ji Si	Ding You	Wu Chen	Wu Shu	Ji Si	Ji Hai	Geng Wu	Xin Chou	Xin Wei	Ren Yin	Ren Shen
8	Ji Hai	Geng Wu	Wu Shu	Ji Si	Ji Hai	Geng Wu	Geng Zi	Xin Wei	Ren Yin	Ren Shen	Kui Mao	Kui You
9	Geng Zi	Xin Wei	Ji Hai	Geng Wu	Geng Zi	Xin Wei	Xin Chou	Ren Shen	Kui Mao	Kui You	Jia Chen	Jia Shu
10	Xin Chou	Ren Shen	Geng Zi	Xin Wei	Xin Chou	Ren Shen	Ren Yin	Kui You	Jia Chen	Jia Shu	Yi Si	Yi Hai
11	Ren Yin	Kui You	Xin Chou	Ren Shen	Ren Yin	Kui You	Kui Mao	Jia Shu	Yi Si	Yi Hai	Bing Wu	Bing Zi
12	Kui Mao	Jia Shu	Ren Yin	Kui You	Kui Mao	Jia Shu	Jia Chen	Yi Hai	Bing Wu	Bing Zi	Ding Wei	Ding Chou
13	Jia Chen	Yi Hai	Kui Mao	Jia Shu	Jia Chen	Yi Hai	Yi Si	Bing Zi	Ding Wei	Ding Chou	Wu Shen	Wu Yin
14	Yi Si	Bing Zi	Jia Chen	Yi Hai	Yi Si	Bing Zi	Bing Wu	Ding Chou	Wu Shen	Wu Yin	Ji You	Ji Mao
15	Bing Wu	Ding Chou	Yi Si	Bing Zi	Bing Wu	Ding Chou	Ding Wei	Wu Yin	Ji You	Ji Mao	Geng Shu	Geng Chen
16	Ding Wei	Wu Yin	Bing Wu	Ding Chou	Ding Wei	Wu Yin	Wu Shen	Ji Mao	Geng Shu	Geng Chen	Xin Hai	Xin Si
17	Wu Shen	Ji Mao	Ding Wei	Wu Yin	Wu Shen	Ji Mao	Ji You	Geng Chen	Xin Hai	Xin Si	Ren Zi	Ren Wu
18	Ji You	Geng Chen	Wu Shen	Ji Mao	Ji You	Geng Chen	Geng Shu	Xin Si	Ren Zi	Ren Wu	Kui Chou	Kui Wei
19	Geng Shu	Xin Si	Ji You	Geng Chen	Geng Shu	Xin Si	Xin Hai	Ren Wu	Kui Chou	Kui Wei	Jia Yin	Jia Shen
20	Xin Hai	Ren Wu	Geng Shu	Xin Si	Xin Hai	Ren Wu	Ren Zi	Kui Wei	Jia Yin	Jia Shen	Yi Mao	Yi You
21	Ren Zi	Kui Wei	Xin Hai	Ren Wu	Ren Zi	Kui Wei	Kui Chou	Jia Shen	Yi Mao	Yi You	Bing Chen	Bing Shu
22	Kui Chou	Jia Shen	Ren Zi	Kui Wei	Kui Chou	Jia Shen	Jia Yin	Yi You	Bing Chen	Bing Shu	Ding Si	Ding Hai
23	Jia Yin	Yi You	Kui Chou	Jia Shen	Jia Yin	Yi You	Yi Mao	Bing Shu	Ding Si	Ding Hai	Wu Wu	Wu Zi
24	Yi Mao	Bing Shu	Jia Yin	Yi You	Yi Mao	Bing Shu	Bing Chen	Ding Hai	Wu Wu	Wu Zi	Ji Wei	Ji Chou
25	Bing Chen	Ding Hai	Yi Mao	Bing Shu	Bing Chen	Ding Hai	Ding Si	Wu Zi	Ji Wei	Ji Chou	Geng Shen	Geng Yin
26	Ding Si	Wu Zi	Bing Chen	Ding Hai	Ding Si	Wu Zi	Wu Wu	Ji Chou	Geng Shen	Geng Yin	Xin You	Xin Mao
27	Wu Wu	Ji Chou	Ding Si	Wu Zi	Wu Wu	Ji Chou	Ji Wei	Geng Yin	Xin You	Xin Mao	Ren Shu	Ren Chen
28	Ji Wei	Geng Yin	Wu Wu	Ji Chou	Ji Wei	Geng Yin	Geng Shen	Xin Mao	Ren Shu	Ren Chen	Kui Hai	Kui Si
29	Geng Shen		Ji Wei	Geng Yin	Geng Shen	Xin Mao	Xin You	Ren Chen	Kui Hai	Kui Si	Jia Zi	Jia Wu
30	Xin You		Geng Shen	Xin Mao	Xin You	Ren Chen	Ren Shu	Kui Si	Jia Zi	Jia Wu	Yi Chou	Yi Wei
31	Ren Shu		Xin You		Ren Shu		Kui Hai	Jia Wu		Yi Wei		Bing Shen

1996 The Year of the Rat (Bing Zi)

	JAN	FEB	MAR	APR	MAY	JUNE	JULY	AUG	SEPT	OCT	NOV	DEC
	Wu Zi	Ji Chou	Geng Yin	Xin Mao	Ren Chen	Kui Si	Jia Wu	Yi Wei	Bing Shen	Ding You	Wu Shu	Ji Hai
	Ji Chou	Geng Yin	Xin Mao	Ren Chen	Kui Si	Jia Wu	Yi Wei	Bing Shen	Ding You	Wu Shu	Ji Hai	Geng Zi
	1/6	2/4	3/5	4/4	5/4	6/5	7/7	8/7	9/7	10/8	11/7	12/7
	9:33	21:15	15:25	20:28	14:02	18:24	4:47	14:30	17:14	8:38	11:33	4:13
1	Ding You	Wu Chen	Ding You	Wu Chen	Wu Shu	Ji Si	Ji Hai	Geng Wu	Xin Chou	Xin Wei	Ren Yin	Ren Shen
2	Wu Shu	Ji Si	Wu Shu	Ji Si	Ji Hai	Geng Wu	Geng Zi	Xin Wei	Ren Yin	Ren Shen	Kui Mao	Kui You
3	Ji Hai	Geng Wu	Ji Hai	Geng Wu	Geng Zi	Xin Wei	Xin Chou	Ren Shen	Kui Mao	Kui You	Jia Chen	Jia Shu
4	Geng Zi	Xin Wei	Geng Zi	Xin Wei	Xin Chou	Ren Shen	Ren Yin	Kui You	Jia Chen	Jia Shu	Yi Si	Yi Hai
5	Xin Chou	Ren Shen	Xin Chou	Ren Shen	Ren Yin	Kui You	Kui Mao	Jia Shu	Yi Si	Yi Hai	Bing Wu	Bing Zi
6	Ren Yin	Kui You	Ren Yin	Kui You	Kui Mao	Jia Shu	Jia Chen	Yi Hai	Bing Wu	Bing Zi	Ding Wei	Ding Chou
7	Kui Mao	Jia Shu	Kui Mao	Jia Shu	Jia Chen	Yi Hai	Yi Si	Bing Zi	Ding Wei	Ding Chou	Wu Shen	Wu Yin
8	Jia Chen	Yi Hai	Jia Chen	Yi Hai	Yi Si	Bing Zi	Bing Wu	Ding Chou	Wu Shen	Wu Yin	Ji You	Ji Mao
9	Yi Si	Bing Zi	Yi Si	Bing Zi	Bing Wu	Ding Chou	Ding Wei	Wu Yin	Ji You	Ji Mao	Geng Shu	Geng Chen
10	Bing Wu	Ding Chou	Bing Wu	Ding Chou	Ding Wei	Wu Yin	Wu Shen	Ji Mao	Geng Shu	Geng Chen	Xin Hai	Xin Si
11	Ding Wei	Wu Yin	Ding Wei	Wu Yin	Wu Shen	Ji Mao	Ji You	Geng Chen	Xin Hai	Xin Si	Ren Zi	Ren Wu
12	Wu Shen	Ji Mao	Wu Shen	Ji Mao	Ji You	Geng Chen	Geng Shu	Xin Si	Ren Zi	Ren Wu	Kui Chou	Kui Wei
13	Ji You	Geng Chen	Ji You	Geng Chen	Geng Shu	Xin Si	Xin Hai	Ren Wu	Kui Chou	Kui Wei	Jia Yin	Jia Shen
14	Geng Shu	Xin Si	Geng Shu	Xin Si	Xin Hai	Ren Wu	Ren Zi	Kui Wei	Jia yin	Jia Shen	Yi Mao	Yi You
15	Xin Hai	Ren Wu	Xin Hai	Ren Wu	Ren Zi	Kui Wei	Kui Chou	Jia Shen	Yi Mao	Yi You	Bing Chen	Bing Shu
16	Ren Zi	Kui Wei	Ren Zi	Kui Wei	Kui Chou	Jia Shen	Jia yin	Yi You	Bing Chen	Bing Shu	Ding Si	Ding Hai
17	Kui Chou	Jia Shen	Kui Chou	Jia Shen	Jia yin	Yi You	Yi Mao	Bing Shu	Ding Si	Ding Hai	Wu Wu	Wu Zi
18	Jia yin	Yi You	Jia yin	Yi You	Yi Mao	Bing Shu	Bing Chen	Ding Hai	Wu Wu	Wu Zi	Ji Wei	Ji Chou
19	Yi Mao	Bing Shu	Yi Mao	Bing Shu	Bing Chen	Ding Hai	Ding Si	Wu Zi	Ji Wei	Ji Chou	Geng Shen	Geng Yin
20	Bing Chen	Ding Hai	Bing Chen	Ding Hai	Ding Si	Wu Zi	Wu Wu	Ji Chou	Geng Shen	Geng Yin	Xin You	Xin Mao
21	Ding Si	Wu Zi	Ding Si	Wu Zi	Wu Wu	Ji Chou	Ji Wei	Geng Yin	Xin You	Xin Mao	Ren Shu	Ren Chen
22	Wu Wu	Ji Chou	Wu Wu	Ji Chou	Ji Wei	Geng Yin	Geng Shen	Xin Mao	Ren Shu	Ren Chen	Kui Hai	Kui Si
23	Ji Wei	Geng Yin	Ji Wei	Geng Yin	Geng Shen	Xin Mao	Xin You	Ren Chen	Kui Hai	Kui Si	Jia Zi	Jia Wu
24	Geng Shen	Xin Mao	Geng Shen	Xin Mao	Xin You	Ren Chen	Ren Shu	Kui Si	Jia Zi	Jia Wu	Yi Chou	Yi Wei
25	Xin You	Ren Chen	Xin You	Ren Chen	Ren Shu	Kui Si	Kui Hai	Jia Wu	Yi Chou	Yi Wei	Bing Yin	Bing Shen
26	Ren Shu	Kui Si	Ren Shu	Kui Si	Kui Hai	Jia Wu	Jia Zi	Yi Wei	Bing Yin	Bing Shen	Ding Mao	Ding You
27	Kui Hai	Jia Wu	Kui Hai	Jia Wu	Jia Zi	Yi Wei	Yi Chou	Bing Shen	Ding Mao	Ding You	Wu Chen	Wu Shu
28	Jia Zi	Yi Wei	Jia Zi	Yi Wei	Yi Chou	Bing Shen	Bing Yin	Ding You	Wu Chen	Wu Shu	Ji Si	Ji Hai
29	Yi Chou	Bing Shen	Yi Chou	Bing Shen	Bing Yin	Ding You	Ding Mao	Wu Shu	Ji Si	Ji Hai	Geng Wu	Geng Zi
30	Bing Yin		Bing Yin	Ding You	Ding Mao	Wu Shu	Wu Chen	Ji Hai	Geng Wu	Geng Zi	Xin Wei	Xin Chou
31	Ding Mao		Ding Mao		Wu Chen		Ji Si	Geng Zi		Xin Chou		Ren Yin

196

1997 The Year of the Ox (Ding Chou)

	JAN	FEB	MAR	APR	MAY	JUNE	JULY	AUG	SEPT	OCT	NOV	DEC
	Geng Zi	Xin Chou	Ren Yin	Kui Mao	Jia Chen	Yi Si	Bing Wu	Ding Wei	Wu Shen	Ji You	Geng Shu	Xin Hai
	Xin Chou	Ren Yin	Kui Mao	Jia Chen	Yi Si	Bing Wu	Ding Wei	Wu Shen	Ji You	Geng Shu	Xin Hai	Ren Zi
	1/5 15:22	2/4 3:04	3/5 21:14	4/5 2:17	5/5 19:51	6/5 0:13	7/7 10:36	8/7 20:19	9/7 23:03	10/8 14:27	11/7 17:22	12/7 10:02
1	Kui Mao	Jia Shu	Ren Yin	Kui You	Kui Mao	Jia Shu	Jia Chen	Yi Hai	Bing Wu	Bing Zi	Ding Wei	Ding Chou
2	Jia Chen	Yi Hai	Kui Mao	Jia Shu	Jia Chen	Yi Hai	Yi Si	Bing Zi	Ding Wei	Ding Chou	Wu Shen	Wu Yin
3	Yi Si	Bing Zi	Jia Chen	Yi Hai	Yi Si	Bing Zi	Bing Wu	Ding Chou	Wu Shen	Wu Yin	Ji You	Ji Mao
4	Bing Wu	Ding Chou	Yi Si	Bing Zi	Bing Wu	Ding Chou	Ding Wei	Wu Yin	Ji You	Ji Mao	Geng Shu	Geng Chen
5	Ding Wei	Wu Yin	Bing Wu	Ding Chou	Ding Wei	Wu Yin	Wu Shen	Ji Mao	Geng Shu	Geng Chen	Xin Hai	Xin Si
6	Wu Shen	Ji Mao	Ding Wei	Wu Yin	Wu Shen	Ji Mao	Ji You	Geng Chen	Xin Hai	Xin Si	Ren Zi	Ren Wu
7	Ji You	Geng Chen	Wu Shen	Ji Mao	Ji You	Geng Chen	Geng Shu	Xin Si	Ren Zi	Ren Wu	Kui Chou	Kui Wei
8	Geng Shu	Xin Si	Ji You	Geng Chen	Geng Shu	Xin Si	Xin Hai	Ren Wu	Kui Chou	Kui Wei	Jia Yin	Jia Shen
9	Xin Hai	Ren Wu	Geng Shu	Xin Si	Xin Hai	Ren Wu	Ren Zi	Kui Wei	Jia Yin	Jia Shen	Yi Mao	Yi You
10	Ren Zi	Kui Wei	Xin Hai	Ren Wu	Ren Zi	Kui Wei	Kui Chou	Jia Shen	Yi Mao	Yi You	Bing Chen	Bing Shu
11	Kui Chou	Jia Shen	Ren Zi	Kui Wei	Kui Chou	Jia Shen	Jia Yin	Yi You	Bing Chen	Bing Shu	Ding Si	Ding Hai
12	Jia Yin	Yi You	Kui Chou	Jia Shen	Jia Yin	Yi You	Yi Mao	Bing Shu	Ding Si	Ding Hai	Wu Wu	Wu Zi
13	Yi Mao	Bing Shu	Jia Yin	Yi You	Yi Mao	Bing Shu	Bing Chen	Ding Hai	Wu Wu	Wu Zi	Ji Wei	Ji Chou
14	Bing Chen	Ding Hai	Yi Mao	Bing Shu	Bing Chen	Ding Hai	Ding Si	Wu Zi	Ji Wei	Ji Chou	Geng Shen	Geng Yin
15	Ding Si	Wu Zi	Bing Chen	Ding Hai	Ding Si	Wu Zi	Wu Wu	Ji Chou	Geng Shen	Geng Yin	Xin You	Xin Mao
16	Wu Wu	Ji Chou	Ding Si	Wu Zi	Wu Wu	Ji Chou	Ji Wei	Geng Yin	Xin You	Xin Mao	Ren Shu	Ren Chen
17	Ji Wei	Geng Yin	Wu Wu	Ji Chou	Ji Wei	Geng Yin	Geng Shen	Xin Mao	Ren Shu	Ren Chen	Kui Hai	Kui Si
18	Geng Shen	Xin Mao	Ji Wei	Geng Yin	Geng Shen	Xin Mao	Xin You	Ren Chen	Kui Hai	Kui Si	Jia Zi	Jia Wu
19	Xin You	Ren Chen	Geng Shen	Xin Mao	Xin You	Ren Chen	Ren Shu	Kui Si	Jia Zi	Jia Wu	Yi Chou	Yi Wei
20	Ren Shu	Kui Si	Xin You	Ren Chen	Ren Shu	Kui Si	Kui Hai	Jia Wu	Yi Chou	Yi Wei	Bing Yin	Bing Shen
21	Kui Hai	Jia Wu	Ren Shu	Kui Si	Kui Hai	Jia Wu	Jia Zi	Yi Wei	Bing Yin	Bing Shen	Ding Mao	Ding You
22	Jia Zi	Yi Wei	Kui Hai	Jia Wu	Jia Zi	Yi Wei	Yi Chou	Bing Shen	Ding Mao	Ding You	Wu Chen	Wu Shu
23	Yi Chou	Bing Shen	Jia Zi	Yi Wei	Yi Chou	Bing Shen	Bing Yin	Ding You	Wu Chen	Wu Shu	Ji Si	Ji Hai
24	Bing Yin	Ding You	Yi Chou	Bing Shen	Bing Yin	Ding You	Ding Mao	Wu Shu	Ji Si	Ji Hai	Geng Wu	Geng Zi
25	Ding Mao	Wu Shu	Bing Yin	Ding You	Ding Mao	Wu Shu	Wu Chen	Ji Hai	Geng Wu	Geng Zi	Xin Wei	Xin Chou
26	Wu Chen	Ji Hai	Ding Mao	Wu Shu	Wu Chen	Ji Hai	Ji Si	Geng Zi	Xin Wei	Xin Chou	Ren Shen	Ren Yin
27	Ji Si	Geng Zi	Wu Chen	Ji Hai	Ji Si	Geng Zi	Geng Wu	Xin Chou	Ren Shen	Ren Yin	Kui You	Kui Mao
28	Geng Wu	Xin Chou	Ji Si	Geng Zi	Geng Wu	Xin Chou	Xin Wei	Ren Yin	Kui You	Kui Mao	Jia Shu	Jia Chen
29	Xin Wei		Geng Wu	Xin Chou	Xin Wei	Ren Yin	Ren Shen	Kui Mao	Jia Shu	Jia Chen	Yi Hai	Yi Si
30	Ren Shen		Xin Wei	Ren Yin	Ren Shen	Kui Mao	Kui You	Jia Chen	Yi Hai	Yi Si	Bing Zi	Bing Wu
31	Kui You		Ren Shen		Kui You		Jia Shu	Yi Si		Bing Wu		Ding Wei

1998 The Year of the Tiger (Wu Yin)

	JAN	FEB	MAR	APR	MAY	JUNE	JULY	AUG	SEPT	OCT	NOV	DEC
Month pillar	Ren Zi	Kui Chou	Jia Yin	Yi Mao	Bing Chen	Ding Si	Wu Wu	Ji Wei	Geng Shen	Xin You	Ren Shu	Kui Hai
Solar term	Kui Chou	Jia Yin	Yin Mao	Bing Chen	Ding Si	Wu Wu	Ji Wei	Geng Shen	Xin You	Ren Shu	Kui Hai	Jia Zi
Date	1/5	2/4	3/6	4/5	5/6	6/6	7/7	8/8	9/8	10/8	11/7	12/7
Time	21:11	8:53	3:03	8:06	1:40	6:02	16:25	2:08	4:52	20:16	23:11	15:51
1	Wu Shen	Ji Mao	Ding Wei	Wu Yin	Wu Shen	Ji Mao	Ji You	Geng Chen	Xin Hai	Xin Si	Ren Wu	Ren Zi
2	Ji You	Geng Chen	Wu Shen	Ji Mao	Ji You	Geng Chen	Geng Shu	Xin Si	Ren Zi	Ren Wu	Kui Wei	Kui Chou
3	Geng Shu	Xin Si	Ji You	Geng Chen	Geng Shu	Xin Si	Xin Hai	Ren Wu	Kui Chou	Kui Wei	Jia Shen	Jia Yin
4	Xin Hai	Ren Wu	Geng Shu	Xin Si	Xin Hai	Ren Wu	Ren Zi	Kui Wei	Jia Yin	Jia Shen	Yi You	Yi Mao
5	Ren Zi	Kui Wei	Xin Hai	Ren Wu	Ren Zi	Kui Wei	Kui Chou	Jia Shen	Yi Mao	Yi You	Bing Shu	Bing Chen
6	Kui Chou	Jia Shen	Ren Zi	Kui Wei	Kui Chou	Jia Shen	Jia Yin	Yi You	Bing Chen	Bing Shu	Ding Hai	Ding Si
7	Jia Yin	Yi You	Kui Chou	Jia Shen	Jia Yin	Yi You	Yi Mao	Bing Shu	Ding Si	Ding Hai	Wu Zi	Wu Wu
8	Yi Mao	Bing Shu	Jia Yin	Yi You	Yi Mao	Bing Shu	Bing Chen	Ding Hai	Wu Wu	Wu Zi	Ji Chou	Ji Wei
9	Bing Chen	Ding Hai	Yi Mao	Bing Shu	Bing Chen	Ding Hai	Ding Si	Wu Zi	Ji Wei	Ji Chou	Geng Yin	Geng Shen
10	Ding Si	Wu Zi	Bing Chen	Ding Hai	Ding Si	Wu Zi	Wu Wu	Ji Chou	Geng Shen	Geng Yin	Xin Mao	Xin You
11	Wu Wu	Ji Chou	Ding Si	Wu Zi	Wu Wu	Ji Chou	Ji Wei	Geng Yin	Xin You	Xin Mao	Ren Chen	Ren Shu
12	Ji Wei	Geng Yin	Wu Wu	Ji Chou	Ji Wei	Geng Yin	Geng Shen	Xin Mao	Ren Shu	Ren Chen	Kui Si	Kui Hai
13	Geng Shen	Xin Mao	Ji Wei	Geng Yin	Geng Shen	Xin Mao	Xin You	Ren Chen	Kui Hai	Kui Si	Jia Wu	Jia Zi
14	Xin You	Ren Chen	Geng Shen	Xin Mao	Xin You	Ren Chen	Ren Shu	Kui Si	Jia Zi	Jia Wu	Yi Wei	Yi Chou
15	Ren Shu	Kui Si	Xin You	Ren Chen	Ren Shu	Kui Si	Kui Hai	Jia Wu	Yi Chou	Yi Wei	Bing Shen	Bing Yin
16	Kui Hai	Jia Wu	Ren Shu	Kui Si	Kui Hai	Jia Wu	Jia Zi	Yi Wei	Bing Yin	Bing Shen	Ding You	Ding Mao
17	Jia Zi	Yi Wei	Kui Hai	Jia Wu	Jia Zi	Yi Wei	Yi Chou	Bing Shen	Ding Mao	Ding You	Wu Shu	Wu Chen
18	Yi Chou	Bing Shen	Jia Zi	Yi Wei	Yi Chou	Bing Shen	Bing Yin	Ding You	Wu Chen	Wu Shu	Ji Hai	Ji Si
19	Bing Yin	Ding You	Yi Chou	Bing Shen	Bing Yin	Ding You	Ding Mao	Wu Shu	Ji Si	Ji Hai	Geng Zi	Geng Wu
20	Ding Mao	Wu Shu	Bing Yin	Ding You	Ding Mao	Wu Shu	Wu Chen	Ji Hai	Geng Wu	Geng Zi	Xin Chou	Xin Wei
21	Wu Chen	Ji Hai	Ding Mao	Wu Shu	Wu Chen	Ji Hai	Ji Si	Geng Zi	Xin Wei	Xin Chou	Ren Yin	Ren Shen
22	Ji Si	Geng Zi	Wu Chen	Ji Hai	Ji Si	Geng Zi	Geng Wu	Xin Chou	Ren Shen	Ren Yin	Kui Mao	Kui You
23	Geng Wu	Xin Chou	Ji Si	Geng Zi	Geng Wu	Xin Chou	Xin Wei	Ren Yin	Kui You	Kui Mao	Jia Chen	Jia Shu
24	Xin Wei	Ren Yin	Geng Wu	Xin Chou	Xin Wei	Ren Yin	Ren Shen	Kui Mao	Jia Shu	Jia Chen	Yi Si	Yi Hai
25	Ren Shen	Kui Mao	Xin Wei	Ren Yin	Ren Shen	Kui Mao	Kui You	Jia Chen	Yi Hai	Yi Si	Bing Wu	Bing Zi
26	Kui You	Jia Chen	Ren Shen	Kui Mao	Kui You	Jia Chen	Jia Shu	Yi Si	Bing Zi	Bing Wu	Ding Wei	Ding Chou
27	Jia Shu	Yi Si	Kui You	Jia Chen	Jia Shu	Yi Si	Yi Hai	Bing Wu	Ding Chou	Ding Wei	Wu Shen	Wu Yin
28	Yi Hai	Bing Wu	Jia Shu	Yi Si	Yi Hai	Bing Wu	Bing Zi	Ding Wei	Wu Yin	Wu Shen	Ji You	Ji Mao
29	Bing Zi		Yi Hai	Bing Wu	Bing Zi	Ding Wei	Ding Chou	Wu Shen	Ji Mao	Ji You	Geng Shu	Geng Chen
30	Ding Chou		Bing Zi	Ding Wei	Ding Chou	Wu Shen	Wu Yin	Ji You	Geng Chen	Geng Shu	Xin Hai	Xin Si
31	Wu Yin		Ding Chou		Wu Yin		Ji Mao	Geng Shu		Xin Hai		Ren Wu

1999 The Year of the Rabbit (Ji Mao)

Day	JAN	FEB	MAR	APR	MAY	JUNE	JULY	AUG	SEPT	OCT	NOV	DEC
	Jia Zi	Yi Chou	Bing Yin	Ding Mao	Wu Chen	Ji Si	Geng Wu	Xin Wei	Ren Shen	Kui You	Jia Shu	Yi Hai
	Yi Chou	Bing Yin	Ding Mao	Wu Chen	Ji Si	Geng Wu	Xin Wei	Ren Shen	Kui You	Jia Shu	Yi Hai	Bing Zi
	1/6	2/4	3/6	4/5	5/6	6/6	7/7	8/8	9/8	10/9	11/8	12/7
	3:00	14:42	8:52	13:55	7:29	11:51	22:14	7:57	10:41	2:05	6:14	21:14
1	Kui Chou	Jia Shen	Ren Zi	Kui Wei	Kui Chou	Jia Shen	Jia Yin	Yi You	Bing Chen	Bing Shu	Ding Si	Ding Hai
2	Jia yin	Yi You	Kui Chou	Jia Shen	Jia yin	Yi You	Yi Mao	Bing Shu	Ding Si	Ding Hai	Wu Wu	Wu Zi
3	Yi Mao	Bing Shu	Jia yin	Yi You	Yi Mao	Bing Shu	Bing Chen	Ding Hai	Wu Wu	Wu Zi	Ji Wei	Ji Chou
4	Bing Chen	Ding Hai	Yi Mao	Bing Shu	Bing Chen	Ding Hai	Ding Si	Wu Zi	Ji Wei	Ji Chou	Geng Shen	Geng Yin
5	Ding Si	Wu Zi	Bing Chen	Ding Hai	Ding Si	Wu Zi	Wu Wu	Ji Chou	Geng Shen	Geng Yin	Xin You	Xin Mao
6	Wu Wu	Ji Chou	Ding Si	Wu Zi	Wu Wu	Ji Chou	Ji Wei	Geng Yin	Xin You	Xin Mao	Ren Shu	Ren Chen
7	Ji Wei	Geng Yin	Wu Wu	Ji Chou	Ji Wei	Geng Yin	Geng Shen	Xin Mao	Ren Shu	Ren Chen	Kui Hai	Kui Si
8	Geng Shen	Xin Mao	Ji Wei	Geng Yin	Geng Shen	Xin Mao	Xin You	Ren Chen	Kui Hai	Kui Si	Jia Zi	Jia Wu
9	Xin You	Ren Chen	Geng Shen	Xin Mao	Xin You	Ren Chen	Ren Shu	Kui Si	Jia Zi	Jia Wu	Yi Chou	Yi Wei
10	Ren Shu	Kui Si	Xin You	Ren Chen	Ren Shu	Kui Si	Kui Hai	Jia Wu	Yi Chou	Yi Wei	Bing Yin	Bing Shen
11	Kui Hai	Jia Wu	Ren Shu	Kui Si	Kui Hai	Jia Wu	Jia Zi	Yi Wei	Bing Yin	Bing Shen	Ding Mao	Ding You
12	Jia Zi	Yi Wei	Kui Hai	Jia Wu	Jia Zi	Yi Wei	Yi Chou	Bing Shen	Ding Mao	Ding You	Wu Chen	Wu Shu
13	Yi Chou	Bing Shen	Jia Zi	Yi Wei	Yi Chou	Bing Shen	Bing Yin	Ding You	Wu Chen	Wu Shu	Ji Si	Ji Hai
14	Bing Yin	Ding You	Yi Chou	Bing Shen	Bing Yin	Ding You	Ding Mao	Wu Shu	Ji Si	Ji Hai	Geng Wu	Geng Zi
15	Ding Mao	Wu Shu	Bing Yin	Ding You	Ding Mao	Wu Shu	Wu Chen	Ji Hai	Geng Wu	Geng Zi	Xin Wei	Xin Chou
16	Wu Chen	Ji Hai	Ding Mao	Wu Shu	Wu Chen	Ji Hai	Ji Si	Geng Zi	Xin Wei	Xin Chou	Ren Shen	Ren Yin
17	Ji Si	Geng Zi	Wu Chen	Ji Hai	Ji Si	Geng Zi	Geng Wu	Xin Chou	Ren Shen	Ren Yin	Kui You	Kui Mao
18	Geng Wu	Xin Chou	Ji Si	Geng Zi	Geng Wu	Xin Chou	Xin Wei	Ren Yin	Kui You	Kui Mao	Jia Shu	Jia Chen
19	Xin Wei	Ren Yin	Geng Wu	Xin Chou	Xin Wei	Ren Yin	Ren Shen	Kui Mao	Jia Shu	Jia Chen	Yi Hai	Yi Si
20	Ren Shen	Kui Mao	Xin Wei	Ren Yin	Ren Shen	Kui Mao	Kui You	Jia Chen	Yi Hai	Yi Si	Bing Zi	Bing Wu
21	Kui You	Jia Chen	Ren Shen	Kui Mao	Kui You	Jia Chen	Jia Shu	Yi Si	Bing Zi	Bing Wu	Ding Chou	Ding Wei
22	Jia Shu	Yi Si	Kui You	Jia Chen	Jia Shu	Yi Si	Yi Hai	Bing Wu	Ding Chou	Ding Wei	Wu Yin	Wu Shen
23	Yi Hai	Bing Wu	Jia Shu	Yi Si	Yi Hai	Bing Wu	Bing Zi	Ding Wei	Wu Yin	Wu Shen	Ji Mao	Ji You
24	Bing Zi	Ding Wei	Yi Hai	Bing Wu	Bing Zi	Ding Wei	Ding Chou	Wu Shen	Ji Mao	Ji You	Geng Chen	Geng Shu
25	Ding Chou	Wu Shen	Bing Zi	Ding Wei	Ding Chou	Wu Shen	Wu Yin	Ji You	Geng Chen	Geng Shu	Xin Si	Xin Hai
26	Wu Yin	Ji You	Ding Chou	Wu Shen	Wu Yin	Ji You	Ji Mao	Geng Shu	Xin Si	Xin Hai	Ren Wu	Ren Zi
27	Ji Mao	Geng Shu	Wu Yin	Ji You	Ji Mao	Geng Shu	Geng Chen	Xin Hai	Ren Wu	Ren Zi	Kui Wei	Kui Chou
28	Geng Chen	Xin Hai	Ji Mao	Geng Shu	Geng Chen	Xin Hai	Xin Si	Ren Zi	Kui Wei	Kui Chou	Jia Shen	Jia Yin
29	Xin Si		Geng Chen	Xin Hai	Xin Si	Ren Zi	Ren Wu	Kui Chou	Jia Shen	Jia Yin	Yi You	Yi Mao
30	Ren Wu		Xin Si	Ren Zi	Ren Wu	Kui Chou	Kui Wei	Jia Yin	Yi You	Yi Mao	Bing Shu	Bing Chen
31	Kui Wei		Ren Wu		Kui Wei		Jia Shen	Yi Mao		Bing Chen		Ding Si

2000 The Year of the Dragon (Geng Chen)

Month	Month Pillar	Solar Term Pillar (Date / Time)
JAN	Bing Zi	Ding Chou — 1/6 — 8:50
FEB	Ding Chou	Wu Yin — 2/4 — 20:32
MAR	Wu Yin	Ji Mao — 3/5 — 14:42
APR	Ji Mao	Geng Chen — 4/4 — 19:45
MAY	Geng Chen	Xin Si — 5/5 — 13:19
JUNE	Xin Si	Ren Wu — 6/5 — 17:41
JULY	Ren Wu	Kui Wei — 7/7 — 4:04
AUG	Kui Wei	Jia Shen — 8/7 — 13:36
SEPT	Jia Shen	Yi You — 9/7 — 16:30
OCT	Yi You	Bing Shu — 10/8 — 7:54
NOV	Bing Shu	Ding Hai — 11/7 — 10:49
DEC	Ding Hai	Wu Zi — 12/7 — 3:29

Day	JAN	FEB	MAR	APR	MAY	JUNE	JULY	AUG	SEPT	OCT	NOV	DEC
1	Wu Wu	Ji Chou	Wu Wu	Ji Chou	Ji Wei	Geng Yin	Geng Shen	Xin Mao	Ren Shu	Ren Chen	Kui Hai	Kui Si
2	Ji Wei	Geng Yin	Ji Wei	Geng Yin	Geng Shen	Xin Mao	Xin You	Ren Chen	Kui Hai	Kui Si	Jia Zi	Jia Wu
3	Geng Shen	Xin Mao	Geng Shen	Xin Mao	Xin You	Ren Chen	Ren Shu	Kui Si	Jia Zi	Jia Wu	Yi Chou	Yi Wei
4	Xin You	Ren Chen	Xin You	Ren Chen	Ren Shu	Kui Si	Kui Hai	Jia Wu	Yi Chou	Yi Wei	Bing Yin	Bing Shen
5	Ren Shu	Kui Si	Ren Shu	Kui Si	Kui Hai	Jia Wu	Jia Zi	Yi Wei	Bing Yin	Bing Shen	Ding Mao	Ding You
6	Kui Hai	Jia Wu	Kui Hai	Jia Wu	Jia Zi	Yi Wei	Yi Chou	Bing Shen	Ding Mao	Ding You	Wu Chen	Wu Shu
7	Jia Zi	Yi Wei	Jia Zi	Yi Wei	Yi Chou	Bing Shen	Bing Yin	Ding You	Wu Chen	Wu Shu	Ji Si	Ji Hai
8	Yi Chou	Bing Shen	Yi Chou	Bing Shen	Bing Yin	Ding You	Ding Mao	Wu Shu	Ji Si	Ji Hai	Geng Wu	Geng Zi
9	Bing Yin	Ding You	Bing Yin	Ding You	Ding Mao	Wu Shu	Wu Chen	Ji Hai	Geng Wu	Geng Zi	Xin Wei	Xin Chou
10	Ding Mao	Wu Shu	Ding Mao	Wu Shu	Wu Chen	Ji Hai	Ji Si	Geng Zi	Xin Wei	Xin Chou	Ren Shen	Ren Yin
11	Wu Chen	Ji Hai	Wu Chen	Ji Hai	Ji Si	Geng Zi	Geng Wu	Xin Chou	Ren Shen	Ren Yin	Kui You	Kui Mao
12	Ji Si	Geng Zi	Ji Si	Geng Zi	Geng Wu	Xin Chou	Xin Wei	Ren Yin	Kui You	Kui Mao	Jia Shu	Jia Chen
13	Geng Wu	Xin Chou	Geng Wu	Xin Chou	Xin Wei	Ren Yin	Ren Shen	Kui Mao	Jia Shu	Jia Chen	Yi Hai	Yi Si
14	Xin Wei	Ren Yin	Xin Wei	Ren Yin	Ren Shen	Kui Mao	Kui You	Jia Chen	Yi Hai	Yi Si	Bing Zi	Bing Wu
15	Ren Shen	Kui Mao	Ren Shen	Kui Mao	Kui You	Jia Chen	Jia Shu	Yi Si	Bing Zi	Bing Wu	Ding Chou	Ding Wei
16	Kui You	Jia Chen	Kui You	Jia Chen	Jia Shu	Yi Si	Yi Hai	Bing Wu	Ding Chou	Ding Wei	Wu Yin	Wu Shen
17	Jia Shu	Yi Si	Jia Shu	Yi Si	Yi Hai	Bing Wu	Bing Zi	Ding Wei	Wu Yin	Wu Shen	Ji Mao	Ji You
18	Yi Hai	Bing Wu	Yi Hai	Bing Wu	Bing Zi	Ding Wei	Ding Chou	Wu Shen	Ji Mao	Ji You	Geng Chen	Geng Shu
19	Bing Zi	Ding Wei	Bing Zi	Ding Wei	Ding Chou	Wu Shen	Wu Yin	Ji You	Geng Chen	Geng Shu	Xin Si	Xin Hai
20	Ding Chou	Wu Shen	Ding Chou	Wu Shen	Wu Yin	Ji You	Ji Mao	Geng Shu	Xin Si	Xin Hai	Ren Wu	Ren Zi
21	Wu Yin	Ji You	Wu Yin	Ji You	Ji Mao	Geng Shu	Geng Chen	Xin Hai	Ren Wu	Ren Zi	Kui Wei	Kui Chou
22	Ji Mao	Geng Shu	Ji Mao	Geng Shu	Geng Chen	Xin Hai	Xin Si	Ren Zi	Kui Wei	Kui Chou	Jia Shen	Jia Yin
23	Geng Chen	Xin Hai	Geng Chen	Xin Hai	Xin Si	Ren Zi	Ren Wu	Kui Chou	Jia Shen	Jia Yin	Yi You	Yi Mao
24	Xin Si	Ren Zi	Xin Si	Ren Zi	Ren Wu	Kui Chou	Kui Wei	Jia Yin	Yi You	Yi Mao	Bing Shu	Bing Chen
25	Ren Wu	Kui Chou	Ren Wu	Kui Chou	Kui Wei	Jia Yin	Jia Shen	Yi Mao	Bing Shu	Bing Chen	Ding Hai	Ding Si
26	Kui Wei	Jia Yin	Kui Wei	Jia Yin	Jia Shen	Yi Mao	Yi You	Bing Chen	Ding Hai	Ding Si	Wu Zi	Wu Wu
27	Jia Shen	Yi Mao	Jia Shen	Yi Mao	Yi You	Bing Chen	Bing Shu	Ding Si	Wu Zi	Wu Wu	Ji Chou	Ji Wei
28	Yi You	Bing Chen	Yi You	Bing Chen	Bing Shu	Ding Si	Ding Hai	Wu Wu	Ji Chou	Ji Wei	Geng Yin	Geng Shen
29	Bing Shu	Ding Si	Bing Shu	Ding Si	Ding Hai	Wu Wu	Wu Zi	Ji Wei	Geng Yin	Geng Shen	Xin Mao	Xin You
30	Ding Hai		Ding Hai	Wu Wu	Wu Zi	Ji Wei	Ji Chou	Geng Shen	Xin Mao	Xin You	Ren Chen	Ren Shu
31	Wu Zi		Wu Zi		Ji Chou		Geng Yin	Xin You		Ren Shu		Kui Hai

200

2001 The Year of the Snake (Xin Si)

Month	Stems	Date	Time
JAN	Wu Zi / Ji Chou	1/5	14:38
FEB	Ji Chou / Geng Yin	2/4	2:20
MAR	Geng Yin / Xin Mao	3/5	20:30
APR	Xin Mao / Ren Chen	4/5	1:33
MAY	Ren Chen / Kui Si	5/5	19:07
JUNE	Kui Si / Jia Wu	6/5	23:29
JULY	Jia Wu / Yi Wei	7/7	9:52
AUG	Yi Wei / Bing Shen	8/7	19:34
SEPT	Bing Shen / Ding You	9/7	22:18
OCT	Ding You / Wu Shu	10/8	13:42
NOV	Wu Shu / Ji Hai	11/7	16:37
DEC	Ji Hai / Geng Zi	12/7	9:17

Day	JAN	FEB	MAR	APR	MAY	JUNE	JULY	AUG	SEPT	OCT	NOV	DEC
1	Jia Zi	Yi Wei	Kui Hai	Jia Wu	Jia Zi	Yi Wei	Yi Chou	Bing Shen	Ding Mao	Ding You	Wu Chen	Wu Shu
2	Yi Chou	Bing Shen	Jia Zi	Yi Wei	Yi Chou	Bing Shen	Bing Yin	Ding You	Wu Chen	Wu Shu	Ji Si	Ji Hai
3	Bing Yin	Ding You	Yi Chou	Bing Shen	Bing Yin	Ding You	Ding Mao	Wu Shu	Ji Si	Ji Hai	Geng Wu	Geng Zi
4	Ding Mao	Wu Shu	Bing Yin	Ding You	Ding Mao	Wu Shu	Wu Chen	Ji Hai	Geng Wu	Geng Zi	Xin Wei	Xin Chou
5	Wu Chen	Ji Hai	Ding Mao	Wu Shu	Wu Chen	Ji Hai	Ji Si	Geng Zi	Xin Wei	Xin Chou	Ren Shen	Ren Yin
6	Ji Si	Geng Zi	Wu Chen	Ji Hai	Ji Si	Geng Zi	Geng Wu	Xin Chou	Ren Shen	Ren Yin	Kui You	Kui Mao
7	Geng Wu	Xin Chou	Ji Si	Geng Zi	Geng Wu	Xin Chou	Xin Wei	Ren Yin	Kui You	Kui Mao	Jia Shu	Jia Chen
8	Xin Wei	Ren Yin	Geng Wu	Xin Chou	Xin Wei	Ren Yin	Ren Shen	Kui Mao	Jia Shu	Jia Chen	Yi Hai	Yi Si
9	Ren Shen	Kui Mao	Xin Wei	Ren Yin	Ren Shen	Kui Mao	Kui You	Jia Chen	Yi Hai	Yi Si	Bing Zi	Bing Wu
10	Kui You	Jia Chen	Ren Shen	Kui Mao	Kui You	Jia Chen	Jia Shu	Yi Si	Bing Zi	Bing Wu	Ding Chou	Ding Wei
11	Jia Shu	Yi Si	Kui You	Jia Chen	Jia Shu	Yi Si	Yi Hai	Bing Wu	Ding Chou	Ding Wei	Wu Yin	Wu Shen
12	Yi Hai	Bing Wu	Jia Shu	Yi Si	Yi Hai	Bing Wu	Bing Zi	Ding Wei	Wu Yin	Wu Shen	Ji Mao	Ji You
13	Bing Zi	Ding Wei	Yi Hai	Bing Wu	Bing Zi	Ding Wei	Ding Chou	Wu Shen	Ji Mao	Ji You	Geng Chen	Geng Shu
14	Ding Chou	Wu Shen	Bing Zi	Ding Wei	Ding Chou	Wu Shen	Wu Yin	Ji You	Geng Chen	Geng Shu	Xin Si	Xin Hai
15	Wu Yin	Ji You	Ding Chou	Wu Shen	Wu Yin	Ji You	Ji Mao	Geng Shu	Xin Si	Xin Hai	Ren Wu	Ren Zi
16	Ji Mao	Geng Shu	Wu Yin	Ji You	Ji Mao	Geng Shu	Geng Chen	Xin Hai	Ren Wu	Ren Zi	Kui Wei	Kui Chou
17	Geng Chen	Xin Hai	Ji Mao	Geng Shu	Geng Chen	Xin Hai	Xin Si	Ren Zi	Kui Wei	Kui Chou	Jia Shen	Jia Yin
18	Xin Si	Ren Zi	Geng Chen	Xin Hai	Xin Si	Ren Zi	Ren Wu	Kui Chou	Jia Shen	Jia Yin	Yi You	Yi Mao
19	Ren Wu	Kui Chou	Xin Si	Ren Zi	Ren Wu	Kui Chou	Kui Wei	Jia Yin	Yi You	Yi Mao	Bing Shu	Bing Chen
20	Kui Wei	Jia yin	Ren Wu	Kui Chou	Kui Wei	Jia yin	Jia Shen	Yi Mao	Bing Shu	Bing Chen	Ding Hai	Ding Si
21	Jia Shen	Yi Mao	Kui Wei	Jia yin	Jia Shen	Yi Mao	Yi You	Bing Chen	Ding Hai	Ding Si	Wu Zi	Wu Wu
22	Yi You	Bing Chen	Jia Shen	Yi Mao	Yi You	Bing Chen	Bing Shu	Ding Si	Wu Zi	Wu Wu	Ji Chou	Ji Wei
23	Bing Shu	Ding Si	Yi You	Bing Chen	Bing Shu	Ding Si	Ding Hai	Wu Wu	Ji Chou	Ji Wei	Geng Yin	Geng Shen
24	Ding Hai	Wu Wu	Bing Shu	Ding Si	Ding Hai	Wu Wu	Wu Zi	Ji Wei	Geng Yin	Geng Shen	Xin Mao	Xin You
25	Wu Zi	Ji Wei	Ding Hai	Wu Wu	Wu Zi	Ji Wei	Ji Chou	Geng Shen	Xin Mao	Xin You	Ren Chen	Ren Shu
26	Ji Chou	Geng Shen	Wu Zi	Ji Wei	Ji Chou	Geng Shen	Geng Yin	Xin You	Ren Chen	Ren Shu	Kui Si	Kui Hai
27	Geng Yin	Xin You	Ji Chou	Geng Shen	Geng Yin	Xin You	Xin Mao	Ren Shu	Kui Si	Kui Hai	Jia Wu	Jia Zi
28	Xin Mao	Ren Shu	Geng Yin	Xin You	Xin Mao	Ren Shu	Ren Chen	Kui Hai	Jia Wu	Jia Zi	Yi Wei	Yi Chou
29	Ren Chen		Xin Mao	Ren Shu	Ren Chen	Kui Hai	Kui Si	Jia Zi	Yi Wei	Yi Chou	Bing Shen	Bing Yin
30	Kui Si		Ren Chen	Kui Hai	Kui Si	Jia Zi	Jia Wu	Yi Chou	Bing Shen	Bing Yin	Ding You	Ding Mao
31	Jia Wu		Kui Si		Jia Wu		Yi Wei	Bing Yin		Ding Mao		Wu Chen

The Best Feng Shui Alignment

2002 The Year of the Horse (Ren Wu)

	Geng Zi	Xin Chou	Ren Yin	Kui Mao	Jia Chen	Yi Si	Bing Wu	Ding Wei	Wu Shen	Ji You	Geng Shu	Xin Hai
	Xin Chou 1/5 20:26	Ren Yin 2/4 8:08	Kui Mao 3/6 2:18	Jia Chen 4/5 7:21	Yi Si 5/6 0:55	Bing Wu 6/6 5:17	Ding Wei 7/7 15:40	Wu Shen 8/8 1:23	Ji You 9/8 4:07	Geng Shu 10/8 19:31	Xin Hai 11/7 22:26	Ren Zi 12/7 15:06
	JAN	FEB	MAR	APR	MAY	JUNE	JULY	AUG	SEPT	OCT	NOV	DEC
1	Ji Si	Geng Zi	Wu Chen	Ji Hai	Ji Si	Geng Zi	Geng Wu	Xin Chou	Ren Shen	Ren Yin	Kui You	Kui Mao
2	Geng Wu	Xin Chou	Ji Si	Geng Zi	Geng Wu	Xin Chou	Xin Wei	Ren Yin	Kui You	Kui Mao	Jia Shu	Jia Chen
3	Xin Wei	Ren Yin	Geng Wu	Xin Chou	Xin Wei	Ren Yin	Ren Shen	Kui Mao	Jia Shu	Jia Chen	Yi Hai	Yi Si
4	Ren Shen	Kui Mao	Xin Wei	Ren Yin	Ren Shen	Kui Mao	Kui You	Jia Chen	Yi Hai	Yi Si	Bing Zi	Bing Wu
5	Kui You	Jia Chen	Ren Shen	Kui Mao	Kui You	Jia Chen	Jia Shu	Yi Si	Bing Zi	Bing Wu	Ding Chou	Ding Wei
6	Jia Shu	Yi Si	Kui You	Jia Chen	Jia Shu	Yi Si	Yi Hai	Bing Wu	Ding Chou	Ding Wei	Wu Yin	Wu Shen
7	Yi Hai	Bing Wu	Jia Shu	Yi Si	Yi Hai	Bing Wu	Bing Zi	Ding Wei	Wu Yin	Wu Shen	Ji Mao	Ji You
8	Bing Zi	Ding Wei	Yi Hai	Bing Wu	Bing Zi	Ding Wei	Ding Chou	Wu Shen	Ji Mao	Ji You	Geng Chen	Geng Shu
9	Ding Chou	Wu Shen	Bing Zi	Ding Wei	Ding Chou	Wu Shen	Wu Yin	Ji You	Geng Chen	Geng Shu	Xin Si	Xin Hai
10	Wu Yin	Ji You	Ding Chou	Wu Shen	Wu Yin	Ji You	Ji Mao	Geng Shu	Xin Si	Xin Hai	Ren Wu	Ren Zi
11	Ji Mao	Geng Shu	Wu Yin	Ji You	Ji Mao	Geng Shu	Geng Chen	Xin Hai	Ren Wu	Ren Zi	Kui Wei	Kui Chou
12	Geng Chen	Xin Hai	Ji Mao	Geng Shu	Geng Chen	Xin Hai	Xin Si	Ren Zi	Kui Wei	Kui Chou	Jia Shen	Jia yin
13	Xin Si	Ren Zi	Geng Chen	Xin Hai	Xin Si	Ren Zi	Ren Wu	Kui Chou	Jia Shen	Jia yin	Yi You	Yi Mao
14	Ren Wu	Kui Chou	Xin Si	Ren Zi	Ren Wu	Kui Chou	Kui Wei	Jia yin	Yi You	Yi Mao	Bing Shu	Bing Chen
15	Kui Wei	Jia yin	Ren Wu	Kui Chou	Kui Wei	Jia yin	Jia Shen	Yi Mao	Bing Shu	Bing Chen	Ding Hai	Ding Si
16	Jia Shen	Yi Mao	Kui Wei	Jia yin	Jia Shen	Yi Mao	Yi You	Bing Chen	Ding Hai	Ding Si	Wu Zi	Wu Wu
17	Yi You	Bing Chen	Jia Shen	Yi Mao	Yi You	Bing Chen	Bing Shu	Ding Si	Wu Zi	Wu Wu	Ji Chou	Ji Wei
18	Bing Shu	Ding Si	Yi You	Bing Chen	Bing Shu	Ding Si	Ding Hai	Wu Wu	Ji Chou	Ji Wei	Geng Yin	Geng Shen
19	Ding Hai	Wu Wu	Bing Shu	Ding Si	Ding Hai	Wu Wu	Wu Zi	Ji Wei	Geng Yin	Geng Shen	Xin Mao	Xin You
20	Wu Zi	Ji Wei	Ding Hai	Wu Wu	Wu Zi	Ji Wei	Ji Chou	Geng Shen	Xin Mao	Xin You	Ren Chen	Ren Shu
21	Ji Chou	Geng Shen	Wu Zi	Ji Wei	Ji Chou	Geng Shen	Geng Yin	Xin You	Ren Chen	Ren Shu	Kui Si	Kui Hai
22	Geng Yin	Xin You	Ji Chou	Geng Shen	Geng Yin	Xin You	Xin Mao	Ren Shu	Kui Si	Kui Hai	Jia Wu	Jia Zi
23	Xin Mao	Ren Shu	Geng Yin	Xin You	Xin Mao	Ren Shu	Ren Chen	Kui Hai	Jia Wu	Jia Zi	Yi Wei	Yi Chou
24	Ren Chen	Kui Hai	Xin Mao	Ren Shu	Ren Chen	Kui Hai	Kui Si	Jia Zi	Yi Wei	Yi Chou	Bing Shen	Bing Yin
25	Kui Si	Jia Zi	Ren Chen	Kui Hai	Kui Si	Jia Zi	Jia Wu	Yi Chou	Bing Shen	Bing Yin	Ding You	Ding Mao
26	Jia Wu	Yi Chou	Kui Si	Jia Zi	Jia Wu	Yi Chou	Yi Wei	Bing Yin	Ding You	Ding Mao	Wu Shu	Wu Chen
27	Yi Wei	Bing Yin	Jia Wu	Yi Chou	Yi Wei	Bing Yin	Bing Shen	Ding Mao	Wu Shu	Wu Chen	Ji Hai	Ji Si
28	Bing Shen	Ding Mao	Yi Wei	Bing Yin	Bing Shen	Ding Mao	Ding You	Wu Chen	Ji Hai	Ji Si	Geng Zi	Geng Wu
29	Ding You		Bing Shen	Ding Mao	Ding You	Wu Chen	Wu Shu	Ji Si	Geng Zi	Geng Wu	Xin Chou	Xin Wei
30	Wu Shu		Ding You	Wu Chen	Wu Shu	Ji Si	Ji Hai	Geng Wu	Xin Chou	Xin Wei	Ren Yin	Ren Shen
31	Ji Hai		Wu Shu		Ji Hai		Geng Zi	Xin Wei		Ren Shen		Kui You

2003 The Year of the Sheep (Kui Wei)

Month pillars / solar terms:

- JAN: Ren Zi / Kui Chou — 1/6 2:15
- FEB: Jia Yin — 2/4 13:57
- MAR: Yi Mao — 3/6 8:07
- APR: Bing Chen — 4/5 13:10
- MAY: Ding Si — 5/6 6:44
- JUNE: Wu Wu — 6/6 11:06
- JULY: Ji Wei — 7/7 21:29
- AUG: Geng Shen — 8/8 7:12
- SEPT: Xin You — 9/8 9:56
- OCT: Ren Shu — 10/9 1:20
- NOV: Kui Hai — 11/8 4:15
- DEC: Jia Zi — 12/7 20:55

Day	JAN	FEB	MAR	APR	MAY	JUNE	JULY	AUG	SEPT	OCT	NOV	DEC
1	Jia Shu	Yi Si	Kui You	Jia Chen	Jia Shu	Yi Si	Yi Hai	Bing Wu	Ding Chou	Ding Wei	Wu Yin	Wu Shen
2	Yi Hai	Bing Wu	Jia Shu	Yi Si	Yi Hai	Bing Wu	Bing Zi	Ding Wei	Wu Yin	Wu Shen	Ji Mao	Ji You
3	Bing Zi	Ding Wei	Yi Hai	Bing Wu	Bing Zi	Ding Wei	Ding Chou	Wu Shen	Ji Mao	Ji You	Geng Chen	Geng Shu
4	Ding Chou	Wu Shen	Bing Zi	Ding Wei	Ding Chou	Wu Shen	Wu Yin	Ji You	Geng Chen	Geng Shu	Xin Si	Xin Hai
5	Wu Yin	Ji You	Ding Chou	Wu Shen	Wu Yin	Ji You	Ji Mao	Geng Shu	Xin Si	Xin Hai	Ren Wu	Ren Zi
6	Ji Mao	Geng Shu	Wu Yin	Ji You	Ji Mao	Geng Shu	Geng Chen	Xin Hai	Ren Wu	Ren Zi	Kui Wei	Kui Chou
7	Geng Chen	Xin Hai	Ji Mao	Geng Shu	Geng Chen	Xin Hai	Xin Si	Ren Zi	Kui Wei	Kui Chou	Jia Shen	Jia Yin
8	Xin Si	Ren Zi	Geng Chen	Xin Hai	Xin Si	Ren Zi	Ren Wu	Kui Chou	Jia Shen	Jia Yin	Yi You	Yi Mao
9	Ren Wu	Kui Chou	Xin Si	Ren Zi	Ren Wu	Kui Chou	Kui Wei	Jia Yin	Yi You	Yi Mao	Bing Shu	Bing Chen
10	Kui Wei	Jia yin	Ren Wu	Kui Chou	Kui Wei	Jia Yin	Jia Shen	Yi Mao	Bing Shu	Bing Chen	Ding Hai	Ding Si
11	Jia Shen	Yi Mao	Kui Wei	Jia Yin	Jia Shen	Yi Mao	Yi You	Bing Chen	Ding Hai	Ding Si	Wu Zi	Wu Wu
12	Yi You	Bing Chen	Jia Shen	Yi Mao	Yi You	Bing Chen	Bing Shu	Ding Si	Wu Zi	Wu Wu	Ji Chou	Ji Wei
13	Bing Shu	Ding Si	Yi You	Bing Chen	Bing Shu	Ding Si	Ding Hai	Wu Wu	Ji Chou	Ji Wei	Geng Yin	Geng Shen
14	Ding Hai	Wu Wu	Bing Shu	Ding Si	Ding Hai	Wu Wu	Wu Zi	Ji Wei	Geng Yin	Geng Shen	Xin Mao	Xin You
15	Wu Zi	Ji Wei	Ding Hai	Wu Wu	Wu Zi	Ji Wei	Ji Chou	Geng Shen	Xin Mao	Xin You	Ren Chen	Ren Shu
16	Ji Chou	Geng Shen	Wu Zi	Ji Wei	Ji Chou	Geng Shen	Geng Yin	Xin You	Ren Chen	Ren Shu	Kui Si	Kui Hai
17	Geng Yin	Xin You	Ji Chou	Geng Shen	Geng Yin	Xin You	Xin Mao	Ren Shu	Kui Si	Kui Hai	Jia Wu	Jia Zi
18	Xin Mao	Ren Shu	Geng Yin	Xin You	Xin Mao	Ren Shu	Ren Chen	Kui Hai	Jia Wu	Jia Zi	Yi Wei	Yi Chou
19	Ren Chen	Kui Hai	Xin Mao	Ren Shu	Ren Chen	Kui Hai	Kui Si	Jia Zi	Yi Wei	Yi Chou	Bing Shen	Bing Yin
20	Kui Si	Jia Zi	Ren Chen	Kui Hai	Kui Si	Jia Zi	Jia Wu	Yi Chou	Bing Shen	Bing Yin	Ding You	Ding Mao
21	Jia Wu	Yi Chou	Kui Si	Jia Zi	Jia Wu	Yi Chou	Yi Wei	Bing Yin	Ding You	Ding Mao	Wu Shu	Wu Chen
22	Yi Wei	Bing Yin	Jia Wu	Yi Chou	Yi Wei	Bing Yin	Bing Shen	Ding Mao	Wu Shu	Wu Chen	Ji Hai	Ji Si
23	Bing Shen	Ding Mao	Yi Wei	Bing Yin	Bing Shen	Ding Mao	Ding You	Wu Chen	Ji Hai	Ji Si	Geng Zi	Geng Wu
24	Ding You	Wu Chen	Bing Shen	Ding Mao	Ding You	Wu Chen	Wu Shu	Ji Si	Geng Zi	Geng Wu	Xin Chou	Xin Wei
25	Wu Shu	Ji Si	Ding You	Wu Chen	Wu Shu	Ji Si	Ji Hai	Geng Wu	Xin Chou	Xin Wei	Ren Yin	Ren Shen
26	Ji Hai	Geng Wu	Wu Shu	Ji Si	Ji Hai	Geng Wu	Geng Zi	Xin Wei	Ren Yin	Ren Shen	Kui Mao	Kui You
27	Geng Zi	Xin Wei	Ji Hai	Geng Wu	Geng Zi	Xin Wei	Xin Chou	Ren Shen	Kui Mao	Kui You	Jia Chen	Jia Shu
28	Xin Chou	Ren Shen	Geng Zi	Xin Wei	Xin Chou	Ren Shen	Ren Yin	Kui You	Jia Chen	Jia Shu	Yi Si	Yi Hai
29	Ren Yin		Xin Chou	Ren Shen	Ren Yin	Kui You	Kui Mao	Jia Shu	Yi Si	Yi Hai	Bing Wu	Bing Zi
30	Kui Mao		Ren Yin	Kui You	Kui Mao	Jia Shu	Jia Chen	Yi Hai	Bing Wu	Bing Zi	Ding Wei	Ding Chou
31	Jia Chen		Kui Mao		Jia Chen		Yi Si	Bing Zi		Ding Chou		Wu Yin

The Best Feng Shui Alignment

2004 The Year of the Monkey (Jia Shen)

Day	JAN	FEB	MAR	APR	MAY	JUNE	JULY	AUG	SEPT	OCT	NOV	DEC
month pillar	Jia Zi	Bing Yin	Ding Mao	Wu Chen	Wu Chen	Ji Si	Geng Wu	Xin Wei	Ren Shen	Kui You	Jia Shu	Yi Hai
term	Yi Chou 1/6 8:04	Bing Yin 2/4 19:46	Ding Mao 3/5 13:56	Wu Chen 4/4 18:59	Ji Si 5/5 12:33	Geng Wu 6/5 16:55	Xin Wei 7/7 3:18	Ren Shen 8/7 12:59	Kui You 9/7 15:44	Jia Shu 10/8 7:08	Yi Hai 11/7 10:03	Bing Zi 12/7 2:43
1	Ji Mao	Geng Shu	Ji Mao	Geng Shu	Geng Chen	Xin Hai	Xin Si	Ren Zi	Kui Wei	Kui Chou	Jia Shen	Jia yin
2	Geng Chen	Xin Hai	Geng Chen	Xin Hai	Xin Si	Ren Zi	Ren Wu	Kui Chou	Jia Shen	Jia yin	Yi You	Yi Mao
3	Xin Si	Ren Zi	Xin Si	Ren Zi	Ren Wu	Kui Chou	Kui Wei	Jia yin	Yi You	Yi Mao	Bing Shu	Bing Chen
4	Ren Wu	Kui Chou	Ren Wu	Kui Chou	Kui Wei	Jia yin	Jia Shen	Yi Mao	Bing Shu	Bing Chen	Ding Hai	Ding Si
5	Kui Wei	Jia yin	Kui Wei	Jia yin	Jia Shen	Yi Mao	Yi You	Bing Chen	Ding Hai	Ding Si	Wu Zi	Wu Wu
6	Jia Shen	Yi Mao	Jia Shen	Yi Mao	Yi You	Bing Chen	Bing Shu	Ding Si	Wu Zi	Wu Wu	Ji Chou	Ji Wei
7	Yi You	Bing Chen	Yi You	Bing Chen	Bing Shu	Ding Si	Ding Hai	Wu Wu	Ji Chou	Ji Wei	Geng Yin	Geng Shen
8	Bing Shu	Ding Si	Bing Shu	Ding Si	Ding Hai	Wu Wu	Wu Zi	Ji Wei	Geng Yin	Geng Shen	Xin Mao	Xin You
9	Ding Hai	Wu Wu	Ding Hai	Wu Wu	Wu Zi	Ji Wei	Ji Chou	Geng Shen	Xin Mao	Xin You	Ren Chen	Ren Shu
10	Wu Zi	Ji Wei	Wu Zi	Ji Wei	Ji Chou	Geng Shen	Geng Yin	Xin You	Ren Chen	Ren Shu	Kui Si	Kui Hai
11	Ji Chou	Geng Shen	Ji Chou	Geng Shen	Geng Yin	Xin You	Xin Mao	Ren Shu	Kui Si	Kui Hai	Jia Wu	Jia Zi
12	Geng Yin	Xin You	Geng Yin	Xin You	Xin Mao	Ren Shu	Ren Chen	Kui Hai	Jia Wu	Jia Zi	Yi Wei	Yi Chou
13	Xin Mao	Ren Shu	Xin Mao	Ren Shu	Ren Chen	Kui Hai	Kui Si	Jia Zi	Yi Wei	Yi Chou	Bing Shen	Bing Yin
14	Ren Chen	Kui Hai	Ren Chen	Kui Hai	Kui Si	Jia Zi	Jia Wu	Yi Chou	Bing Shen	Bing Yin	Ding You	Ding Mao
15	Kui Si	Jia Zi	Kui Si	Jia Zi	Jia Wu	Yi Chou	Yi Wei	Bing Yin	Ding You	Ding Mao	Wu Shu	Wu Chen
16	Jia Wu	Yi Chou	Jia Wu	Yi Chou	Yi Wei	Bing Yin	Bing Shen	Ding Mao	Wu Shu	Wu Chen	Ji Hai	Ji Si
17	Yi Wei	Bing Yin	Yi Wei	Bing Yin	Bing Shen	Ding Mao	Ding You	Wu Chen	Ji Hai	Ji Si	Geng Zi	Geng Wu
18	Bing Shen	Ding Mao	Bing Shen	Ding Mao	Ding You	Wu Chen	Wu Shu	Ji Si	Geng Zi	Geng Wu	Xin Chou	Xin Wei
19	Ding You	Wu Chen	Ding You	Wu Chen	Wu Shu	Ji Si	Ji Hai	Geng Wu	Xin Chou	Xin Wei	Ren Yin	Ren Shen
20	Wu Shu	Ji Si	Wu Shu	Ji Si	Ji Hai	Geng Wu	Geng Zi	Xin Wei	Ren Yin	Ren Shen	Kui Mao	Kui You
21	Ji Hai	Geng Wu	Ji Hai	Geng Wu	Geng Zi	Xin Wei	Xin Chou	Ren Shen	Kui Mao	Kui You	Jia Chen	Jia Shu
22	Geng Zi	Xin Wei	Geng Zi	Xin Wei	Xin Chou	Ren Shen	Ren Yin	Kui You	Jia Chen	Jia Shu	Yi Si	Yi Hai
23	Xin Chou	Ren Shen	Xin Chou	Ren Shen	Ren Yin	Kui You	Kui Mao	Jia Shu	Yi Si	Yi Hai	Bing Wu	Bing Zi
24	Ren Yin	Kui You	Ren Yin	Kui You	Kui Mao	Jia Shu	Jia Chen	Yi Hai	Bing Wu	Bing Zi	Ding Wei	Ding Chou
25	Kui Mao	Jia Shu	Kui Mao	Jia Shu	Jia Chen	Yi Hai	Yi Si	Bing Zi	Ding Wei	Ding Chou	Wu Shen	Wu Yin
26	Jia Chen	Yi Hai	Jia Chen	Yi Hai	Yi Si	Bing Zi	Bing Wu	Ding Chou	Wu Shen	Wu Yin	Ji You	Ji Mao
27	Yi Si	Bing Zi	Yi Si	Bing Zi	Bing Wu	Ding Chou	Ding Wei	Wu Yin	Ji You	Ji Mao	Geng Shu	Geng Chen
28	Bing Wu	Ding Chou	Bing Wu	Ding Chou	Ding Wei	Wu Yin	Wu Shen	Ji Mao	Geng Shu	Geng Chen	Xin Hai	Xin Si
29	Ding Wei	Wu Yin	Ding Wei	Wu Yin	Wu Shen	Ji Mao	Ji You	Geng Chen	Xin Hai	Xin Si	Ren Zi	Ren Wu
30	Wu Shen		Wu Shen	Ji Mao	Ji You	Geng Chen	Geng Shu	Xin Si	Ren Zi	Ren Wu	Kui Chou	Kui Wei
31	Ji You		Ji You		Geng Shu		Xin Hai	Ren Wu		Kui Wei		Jia Shen

2005 The Year of the Rooster (Yi You)

	JAN	FEB	MAR	APR	MAY	JUNE	JULY	AUG	SEPT	OCT	NOV	DEC
(Year pillar)	Bing Zi	Ding Chou	Wu Yin	Ji Mao	Geng Chen	Xin Si	Ren Wu	Kui Wei	Jia Shen	Yi You	Bing Shu	Ding Hai
(Month pillar)	Ding Chou	Wu Yin	Ji Mao	Geng Chen	Xin Si	Ren Wu	Kui Wei	Jia Shen	Yi You	Bing Shu	Ding Hai	Wu Zi
(Solar term date)	1/5	2/4	3/5	4/5	5/5	6/5	7/7	8/7	9/7	10/8	11/7	12/7
(Time)	13:52	1:34	19:45	0:48	18:23	22:45	9:08	18:51	21:35	12:59	15:54	8:34
1	Yi You	Bing Chen	Jia Shen	Yi Mao	Yi You	Bing Chen	Bing Shu	Ding Si	Wu Zi	Wu Wu	Ji Chou	Ji Wei
2	Bing Shu	Ding Si	Yi You	Bing Chen	Bing Shu	Ding Si	Ding Hai	Wu Wu	Ji Chou	Ji Wei	Geng Yin	Geng Shen
3	Ding Hai	Wu Wu	Bing Shu	Ding Si	Ding Hai	Wu Wu	Wu Zi	Ji Wei	Geng Yin	Geng Shen	Xin Mao	Xin You
4	Wu Zi	Ji Wei	Ding Hai	Wu Wu	Wu Zi	Ji Wei	Ji Chou	Geng Shen	Xin Mao	Xin You	Ren Chen	Ren Shu
5	Ji Chou	Geng Shen	Wu Zi	Ji Wei	Ji Chou	Geng Shen	Geng Yin	Xin You	Ren Chen	Ren Shu	Kui Si	Kui Hai
6	Geng Yin	Xin You	Ji Chou	Geng Shen	Geng Yin	Xin You	Xin Mao	Ren Shu	Kui Si	Kui Hai	Jia Wu	Jia Zi
7	Xin Mao	Ren Shu	Geng Yin	Xin You	Xin Mao	Ren Shu	Ren Chen	Kui Hai	Jia Wu	Jia Zi	Yi Wei	Yi Chou
8	Ren Chen	Kui Hai	Xin Mao	Ren Shu	Ren Chen	Kui Hai	Kui Si	Jia Zi	Yi Wei	Yi Chou	Bing Shen	Bing Yin
9	Kui Si	Jia Zi	Ren Chen	Kui Hai	Kui Si	Jia Zi	Jia Wu	Yi Chou	Bing Shen	Bing Yin	Ding You	Ding Mao
10	Jia Wu	Yi Chou	Kui Si	Jia Zi	Jia Wu	Yi Chou	Yi Wei	Bing Yin	Ding You	Ding Mao	Wu Shu	Wu Chen
11	Yi Wei	Bing Yin	Jia Wu	Yi Chou	Yi Wei	Bing Yin	Bing Shen	Ding Mao	Wu Shu	Wu Chen	Ji Hai	Ji Si
12	Bing Shen	Ding Mao	Yi Wei	Bing Yin	Bing Shen	Ding Mao	Ding You	Wu Chen	Ji Hai	Ji Si	Geng Zi	Geng Wu
13	Ding You	Wu Chen	Bing Shen	Ding Mao	Ding You	Wu Chen	Wu Shu	Ji Si	Geng Zi	Geng Wu	Xin Chou	Xin Wei
14	Wu Shu	Ji Si	Ding You	Wu Chen	Wu Shu	Ji Si	Ji Hai	Geng Wu	Xin Chou	Xin Wei	Ren Yin	Ren Shen
15	Ji Hai	Geng Wu	Wu Shu	Ji Si	Ji Hai	Geng Wu	Geng Zi	Xin Wei	Ren Yin	Ren Shen	Kui Mao	Kui You
16	Geng Zi	Xin Wei	Ji Hai	Geng Wu	Geng Zi	Xin Wei	Xin Chou	Ren Shen	Kui Mao	Kui You	Jia Chen	Jia Shu
17	Xin Chou	Ren Shen	Geng Zi	Xin Wei	Xin Chou	Ren Shen	Ren Yin	Kui You	Jia Chen	Jia Shu	Yi Si	Yi Hai
18	Ren Yin	Kui You	Xin Chou	Ren Shen	Ren Yin	Kui You	Kui Mao	Jia Shu	Yi Si	Yi Hai	Bing Wu	Bing Zi
19	Kui Mao	Jia Shu	Ren Yin	Kui You	Kui Mao	Jia Shu	Jia Chen	Yi Hai	Bing Wu	Bing Zi	Ding Wei	Ding Chou
20	Jia Chen	Yi Hai	Kui Mao	Jia Shu	Jia Chen	Yi Hai	Yi Si	Bing Zi	Ding Wei	Ding Chou	Wu Shen	Wu Yin
21	Yi Si	Bing Zi	Jia Chen	Yi Hai	Yi Si	Bing Zi	Bing Wu	Ding Chou	Wu Shen	Wu Yin	Ji You	Ji Mao
22	Bing Wu	Ding Chou	Yi Si	Bing Zi	Bing Wu	Ding Chou	Ding Wei	Wu Yin	Ji You	Ji Mao	Geng Shu	Geng Chen
23	Ding Wei	Wu Yin	Bing Wu	Ding Chou	Ding Wei	Wu Yin	Wu Shen	Ji Mao	Geng Shu	Geng Chen	Xin Hai	Xin Si
24	Wu Shen	Ji Mao	Ding Wei	Wu Yin	Wu Shen	Ji Mao	Ji You	Geng Chen	Xin Hai	Xin Si	Ren Zi	Ren Wu
25	Ji You	Geng Chen	Wu Shen	Ji Mao	Ji You	Geng Chen	Geng Shu	Xin Si	Ren Zi	Ren Wu	Kui Chou	Kui Wei
26	Geng Shu	Xin Si	Ji You	Geng Chen	Geng Shu	Xin Si	Xin Hai	Ren Wu	Kui Chou	Kui Wei	Jia Yin	Jia Shen
27	Xin Hai	Ren Wu	Geng Shu	Xin Si	Xin Hai	Ren Wu	Ren Zi	Kui Wei	Jia Yin	Jia Shen	Yi Mao	Yi You
28	Ren Zi	Kui Wei	Xin Hai	Ren Wu	Ren Zi	Kui Wei	Kui Chou	Jia Shen	Yi Mao	Yi You	Bing Chen	Bing Shu
29	Kui Chou		Ren Zi	Kui Wei	Kui Chou	Jia Shen	Jia Yin	Yi You	Bing Chen	Bing Shu	Ding Si	Ding Hai
30	Jia Yin		Kui Chou	Jia Shen	Jia Yin	Yi You	Yi Mao	Bing Shu	Ding Si	Ding Hai	Wu Wu	Wu Zi
31	Yi Mao		Jia Yin		Yi Mao		Bing Chen	Ding Hai		Wu Zi		Ji Chou

	JAN	FEB	MAR	APR	MAY	JUNE	JULY	AUG	SEPT	OCT	NOV	DEC
Month pillar (from)	Wu Zi	Ji Chou	Geng Yin	Xin Mao	Ren Chen	Kui Si	Jia Wu	Yi Wei	Bing Shen	Ding You	Wu Shu	Ji Hai
Month pillar (to)	Ji Chou	Geng Yin	Xin Mao	Ren Chen	Kui Si	Jia Wu	Yi Wei	Bing Shen	Ding You	Wu Shu	Ji Hai	Geng Zi
Date	1/5	2/4	3/6	4/5	5/6	6/6	7/7	8/8	9/8	10/8	11/7	12/7
Time	9:43	7:25	1:35	6:38	0:12	4:34	14:57	0:40	3:24	18:48	21:43	14:23
1	Geng Yin	Xin You	Ji Chou	Geng Shen	Geng Yin	Xin You	Xin Mao	Ren Shu	Kui Si	Kui Hai	Jia Wu	Jia Zi
2	Xin Mao	Ren Shu	Geng Yin	Xin You	Xin Mao	Ren Shu	Ren Chen	Kui Hai	Jia Wu	Jia Zi	Yi Wei	Yi Chou
3	Ren Chen	Kui Hai	Xin Mao	Ren Shu	Ren Chen	Kui Hai	Kui Si	Jia Zi	Yi Wei	Yi Chou	Bing Shen	Bing Yin
4	Kui Si	Jia Zi	Ren Chen	Kui Hai	Kui Si	Jia Zi	Jia Wu	Yi Chou	Bing Shen	Bing Yin	Ding You	Ding Mao
5	Jia Wu	Yi Chou	Kui Si	Jia Zi	Jia Wu	Yi Chou	Yi Wei	Bing Yin	Ding You	Ding Mao	Wu Shu	Wu Chen
6	Yi Wei	Bing Yin	Jia Wu	Yi Chou	Yi Wei	Bing Yin	Bing Shen	Ding Mao	Wu Shu	Wu Chen	Ji Hai	Ji Si
7	Bing Shen	Ding Mao	Yi Wei	Bing Yin	Bing Shen	Ding Mao	Ding You	Wu Chen	Ji Hai	Ji Si	Geng Zi	Geng Wu
8	Ding You	Wu Chen	Bing Shen	Ding Mao	Ding You	Wu Chen	Wu Shu	Ji Si	Geng Zi	Geng Wu	Xin Chou	Xin Wei
9	Wu Shu	Ji Si	Ding You	Wu Chen	Wu Shu	Ji Si	Ji Hai	Geng Wu	Xin Chou	Xin Wei	Ren Yin	Ren Shen
10	Ji Hai	Geng Wu	Wu Shu	Ji Si	Ji Hai	Geng Wu	Geng Zi	Xin Wei	Ren Yin	Ren Shen	Kui Mao	Kui You
11	Geng Zi	Xin Wei	Ji Hai	Geng Wu	Geng Zi	Xin Wei	Xin Chou	Ren Shen	Kui Mao	Kui You	Jia Chen	Jia Shu
12	Xin Chou	Ren Shen	Geng Zi	Xin Wei	Xin Chou	Ren Shen	Ren Yin	Kui You	Jia Chen	Jia Shu	Yi Si	Yi Hai
13	Ren Yin	Kui You	Xin Chou	Ren Shen	Ren Yin	Kui You	Kui Mao	Jia Shu	Yi Si	Yi Hai	Bing Wu	Bing Zi
14	Kui Mao	Jia Shu	Ren Yin	Kui You	Kui Mao	Jia Shu	Jia Chen	Yi Hai	Bing Wu	Bing Zi	Ding Wei	Ding Chou
15	Jia Chen	Yi Hai	Kui Mao	Jia Shu	Jia Chen	Yi Hai	Yi Si	Bing Zi	Ding Wei	Ding Chou	Wu Shen	Wu Yin
16	Yi Si	Bing Zi	Jia Chen	Yi Hai	Yi Si	Bing Zi	Bing Wu	Ding Chou	Wu Shen	Wu Yin	Ji You	Ji Mao
17	Bing Wu	Ding Chou	Yi Si	Bing Zi	Bing Wu	Ding Chou	Ding Wei	Wu Yin	Ji You	Ji Mao	Geng Shu	Geng Chen
18	Ding Wei	Wu Yin	Bing Wu	Ding Chou	Ding Wei	Wu Yin	Wu Shen	Ji Mao	Geng Shu	Geng Chen	Xin Hai	Xin Si
19	Wu Shen	Ji Mao	Ding Wei	Wu Yin	Wu Shen	Ji Mao	Ji You	Geng Chen	Xin Hai	Xin Si	Ren Zi	Ren Wu
20	Ji You	Geng Chen	Wu Shen	Ji Mao	Ji You	Geng Chen	Geng Shu	Xin Si	Ren Zi	Ren Wu	Kui Chou	Kui Wei
21	Geng Shu	Xin Si	Ji You	Geng Chen	Geng Shu	Xin Si	Xin Hai	Ren Wu	Kui Chou	Kui Wei	Jia Yin	Jia Shen
22	Xin Hai	Ren Wu	Geng Shu	Xin Si	Xin Hai	Ren Wu	Ren Zi	Kui Wei	Jia Yin	Jia Shen	Yi Mao	Yi You
23	Ren Zi	Kui Wei	Xin Hai	Ren Wu	Ren Zi	Kui Wei	Kui Chou	Jia Shen	Yi Mao	Yi You	Bing Chen	Bing Shu
24	Kui Chou	Jia Shen	Ren Zi	Kui Wei	Kui Chou	Jia Shen	Jia Yin	Yi You	Bing Chen	Bing Shu	Ding Si	Ding Hai
25	Jia Yin	Yi You	Kui Chou	Jia Shen	Jia Yin	Yi You	Yi Mao	Bing Shu	Ding Si	Ding Hai	Wu Wu	Wu Zi
26	Yi Mao	Bing Shu	Jia Yin	Yi You	Yi Mao	Bing Shu	Bing Chen	Ding Hai	Wu Wu	Wu Zi	Ji Wei	Ji Chou
27	Bing Chen	Ding Hai	Yi Mao	Bing Shu	Bing Chen	Ding Hai	Ding Si	Wu Zi	Ji Wei	Ji Chou	Geng Shen	Geng Yin
28	Ding Si	Wu Zi	Bing Chen	Ding Hai	Ding Si	Wu Zi	Wu Wu	Ji Chou	Geng Shen	Geng Yin	Xin You	Xin Mao
29	Wu Wu		Ding Si	Wu Zi	Wu Wu	Ji Chou	Ji Wei	Geng Yin	Xin You	Xin Mao	Ren Shu	Ren Chen
30	Ji Wei		Wu Wu	Ji Chou	Ji Wei	Geng Yin	Geng Shen	Xin Mao	Ren Shu	Ren Chen	Kui Hai	Kui Si
31	Geng Shen		Ji Wei		Geng Shen		Xin You	Ren Chen		Kui Si		Jia Wu

2007 The Year of the Boar (Ding Hai)

	JAN	FEB	MAR	APR	MAY	JUNE	JULY	AUG	SEPT	OCT	NOV	DEC
	Geng Zi	Xin Chou	Ren Yin	Kui Mao	Jia Chen	Yi Si	Bing Wu	Ding Wei	Wu Shen	Ji You	Geng Shu	Xin Hai
	Xin Chou	Ren Yin	Kui Mao	Jia Chen	Yi Si	Bing Wu	Ding Wei	Wu Shen	Ji You	Geng Shu	Xin Hai	Ren Zi
	1/6	2/4	3/6	4/5	5/6	6/6	7/7	8/8	9/8	10/9	11/8	12/7
	1:32	13:14	7:24	12:27	6:01	10:23	20:46	6:29	9:13	6:37	3:32	20:12
1	Yi Wei	Bing Yin	Jia Wu	Yi Chou	Yi Wei	Bing Yin	Bing Shen	Ding Mao	Wu Shu	Wu Chen	Ji Hai	Ji Si
2	Bing Shen	Ding Mao	Yi Wei	Bing Yin	Bing Shen	Ding Mao	Ding You	Wu Chen	Ji Hai	Ji Si	Geng Zi	Geng Wu
3	Ding You	Wu Chen	Bing Shen	Ding Mao	Ding You	Wu Chen	Wu Shu	Ji Si	Geng Zi	Geng Wu	Xin Chou	Xin Wei
4	Wu Shu	Ji Si	Ding You	Wu Chen	Wu Shu	Ji Si	Ji Hai	Geng Wu	Xin Chou	Xin Wei	Ren Yin	Ren Shen
5	Ji Hai	Geng Wu	Wu Shu	Ji Si	Ji Hai	Geng Wu	Geng Zi	Xin Wei	Ren Yin	Ren Shen	Kui Mao	Kui You
6	Geng Zi	Xin Wei	Ji Hai	Geng Wu	Geng Zi	Xin Wei	Xin Chou	Ren Shen	Kui Mao	Kui You	Jia Chen	Jia Shu
7	Xin Chou	Ren Shen	Geng Zi	Xin Wei	Xin Chou	Ren Shen	Ren Yin	Kui You	Jia Chen	Jia Shu	Yi Si	Yi Hai
8	Ren Yin	Kui You	Xin Chou	Ren Shen	Ren Yin	Kui You	Kui Mao	Jia Shu	Yi Si	Yi Hai	Bing Wu	Bing Zi
9	Kui Mao	Jia Shu	Ren Yin	Kui You	Kui Mao	Jia Shu	Jia Chen	Yi Hai	Bing Wu	Bing Zi	Ding Wei	Ding Chou
10	Jia Chen	Yi Hai	Kui Mao	Jia Shu	Jia Chen	Yi Hai	Yi Si	Bing Zi	Ding Wei	Ding Chou	Wu Shen	Wu Yin
11	Yi Si	Bing Zi	Jia Chen	Yi Hai	Yi Si	Bing Zi	Bing Wu	Ding Chou	Wu Shen	Wu Yin	Ji You	Ji Mao
12	Bing Wu	Ding Chou	Yi Si	Bing Zi	Bing Wu	Ding Chou	Ding Wei	Wu Yin	Ji You	Ji Mao	Geng Shu	Geng Chen
13	Ding Wei	Wu Yin	Bing Wu	Ding Chou	Ding Wei	Wu Yin	Wu Shen	Ji Mao	Geng Shu	Geng Chen	Xin Hai	Xin Si
14	Wu Shen	Ji Mao	Ding Wei	Wu Yin	Wu Shen	Ji Mao	Ji You	Geng Chen	Xin Hai	Xin Si	Ren Zi	Ren Wu
15	Ji You	Geng Chen	Wu Shen	Ji Mao	Ji You	Geng Chen	Geng Shu	Xin Si	Ren Zi	Ren Wu	Kui Chou	Kui Wei
16	Geng Shu	Xin Si	Ji You	Geng Chen	Geng Shu	Xin Si	Xin Hai	Ren Wu	Kui Chou	Kui Wei	Jia Yin	Jia Shen
17	Xin Hai	Ren Wu	Geng Shu	Xin Si	Xin Hai	Ren Wu	Ren Zi	Kui Wei	Jia Yin	Jia Shen	Yi Mao	Yi You
18	Ren Zi	Kui Wei	Xin Hai	Ren Wu	Ren Zi	Kui Wei	Kui Chou	Jia Shen	Yi Mao	Yi You	Bing Chen	Bing Shu
19	Kui Chou	Jia Shen	Ren Zi	Kui Wei	Kui Chou	Jia Shen	Jia Yin	Yi You	Bing Chen	Bing Shu	Ding Si	Ding Hai
20	Jia yin	Yi You	Kui Chou	Jia Shen	Jia yin	Yi You	Yi Mao	Bing Shu	Ding Si	Ding Hai	Wu Wu	Wu Zi
21	Yi Mao	Bing Shu	Jia yin	Yi You	Yi Mao	Bing Shu	Bing Chen	Ding Hai	Wu Wu	Wu Zi	Ji Wei	Ji Chou
22	Bing Chen	Ding Hai	Yi Mao	Bing Shu	Bing Chen	Ding Hai	Ding Si	Wu Zi	Ji Wei	Ji Chou	Geng Shen	Geng Yin
23	Ding Si	Wu Zi	Bing Chen	Ding Hai	Ding Si	Wu Zi	Wu Wu	Ji Chou	Geng Shen	Geng Yin	Xin You	Xin Mao
24	Wu Wu	Ji Chou	Ding Si	Wu Zi	Wu Wu	Ji Chou	Ji Wei	Geng Yin	Xin You	Xin Mao	Ren Shu	Ren Chen
25	Ji Wei	Geng Yin	Wu Wu	Ji Chou	Ji Wei	Geng Yin	Geng Shen	Xin Mao	Ren Shu	Ren Chen	Kui Hai	Kui Si
26	Geng Shen	Xin Mao	Ji Wei	Geng Yin	Geng Shen	Xin Mao	Xin You	Ren Chen	Kui Hai	Kui Si	Jia Zi	Jia Wu
27	Xin You	Ren Chen	Geng Shen	Xin Mao	Xin You	Ren Chen	Ren Shu	Kui Si	Jia Zi	Jia Wu	Yi Chou	Yi Wei
28	Ren Shu	Kui Si	Xin You	Ren Chen	Ren Shu	Kui Si	Kui Hai	Jia Wu	Yi Chou	Yi Wei	Bing Yin	Bing Shen
29	Kui Hai		Ren Shu	Kui Si	Kui Hai	Jia Wu	Jia Zi	Yi Wei	Bing Yin	Bing Shen	Ding Mao	Ding You
30	Jia Zi		Kui Hai	Jia Wu	Jia Zi	Yi Wei	Yi Chou	Bing Shen	Ding Mao	Ding You	Wu Chen	Wu Shu
31	Yi Chou		Jia Zi		Yi Chou		Bing Yin	Ding You		Wu Shu		Ji Hai

2008 The Year of the Rat (Wu Zi)

Day	JAN (Kui Chou, 1/6, 7:21)	FEB (Jia Yin, 2/4, 19:03)	MAR (Yi Mao, 3/5, 13:13)	APR (Bing Chen, 4/4, 8:16)	MAY (Ding Si, 5/5, 11:50)	JUNE (Wu Wu, 6/5, 16:12)	JULY (Ji Wei, 7/7, 2:35)	AUG (Geng Shen, 8/7, 12:18)	SEPT (Xin You, 9/7, 15:02)	OCT (Ren Shu, 10/8, 7:26)	NOV (Kui Hai, 11/7, 9:21)	DEC (Jia Zi, 12/7, 3:13)
1	Geng Zi	Xin Wei	Geng Zi	Xin Wei	Xin Chou	Ren Shen	Ren Yin	Kui You	Jia Chen	Jia Shu	Yi Si	Yi Hai
2	Xin Chou	Ren Shen	Xin Chou	Ren Shen	Ren Yin	Kui You	Kui Mao	Jia Shu	Yi Si	Yi Hai	Bing Wu	Bing Zi
3	Ren Yin	Kui You	Ren Yin	Kui You	Kui Mao	Jia Shu	Jia Chen	Yi Hai	Bing Wu	Bing Zi	Ding Wei	Ding Chou
4	Kui Mao	Jia Shu	Kui Mao	Jia Shu	Jia Chen	Yi Hai	Yi Si	Bing Zi	Ding Wei	Ding Chou	Wu Shen	Wu Yin
5	Jia Chen	Yi Hai	Jia Chen	Yi Hai	Yi Si	Bing Zi	Bing Wu	Ding Chou	Wu Shen	Wu Yin	Ji You	Ji Mao
6	Yi Si	Bing Zi	Yi Si	Bing Zi	Bing Wu	Ding Chou	Ding Wei	Wu Yin	Ji You	Ji Mao	Geng Shu	Geng Chen
7	Bing Wu	Ding Chou	Bing Wu	Ding Chou	Ding Wei	Wu Yin	Wu Shen	Ji Mao	Geng Shu	Geng Chen	Xin Hai	Xin Si
8	Ding Wei	Wu Yin	Ding Wei	Wu Yin	Wu Shen	Ji Mao	Ji You	Geng Chen	Xin Hai	Xin Si	Ren Zi	Ren Wu
9	Wu Shen	Ji Mao	Wu Shen	Ji Mao	Ji You	Geng Chen	Geng Shu	Xin Si	Ren Zi	Ren Wu	Kui Chou	Kui Wei
10	Ji You	Geng Chen	Ji You	Geng Chen	Geng Shu	Xin Si	Xin Hai	Ren Wu	Kui Chou	Kui Wei	Jia Yin	Jia Shen
11	Geng Shu	Xin Si	Geng Shu	Xin Si	Xin Hai	Ren Wu	Ren Zi	Kui Wei	Jia Yin	Jia Shen	Yi Mao	Yi You
12	Xin Hai	Ren Wu	Xin Hai	Ren Wu	Ren Zi	Kui Wei	Kui Chou	Jia Shen	Yi Mao	Yi You	Bing Chen	Bing Shu
13	Ren Zi	Kui Wei	Ren Zi	Kui Wei	Kui Chou	Jia Shen	Jia Yin	Yi You	Bing Chen	Bing Shu	Ding Si	Ding Hai
14	Kui Chou	Jia Shen	Kui Chou	Jia Shen	Jia Yin	Yi You	Yi Mao	Bing Shu	Ding Si	Ding Hai	Wu Wu	Wu Zi
15	Jia yin	Yi You	Jia yin	Yi You	Yi Mao	Bing Shu	Bing Chen	Ding Hai	Wu Wu	Wu Zi	Ji Wei	Ji Chou
16	Yi Mao	Bing Shu	Yi Mao	Bing Shu	Bing Chen	Ding Hai	Ding Si	Wu Zi	Ji Wei	Ji Chou	Geng Shen	Geng Yin
17	Bing Chen	Ding Hai	Bing Chen	Ding Hai	Ding Si	Wu Zi	Wu Wu	Ji Chou	Geng Shen	Geng Yin	Xin You	Xin Mao
18	Ding Si	Wu Zi	Ding Si	Wu Zi	Wu Wu	Ji Chou	Ji Wei	Geng Yin	Xin You	Xin Mao	Ren Shu	Ren Chen
19	Wu Wu	Ji Chou	Wu Wu	Ji Chou	Ji Wei	Geng Yin	Geng Shen	Xin Mao	Ren Shu	Ren Chen	Kui Hai	Kui Si
20	Ji Wei	Geng Yin	Ji Wei	Geng Yin	Geng Shen	Xin Mao	Xin You	Ren Chen	Kui Hai	Kui Si	Jia Zi	Jia Wu
21	Geng Shen	Xin Mao	Geng Shen	Xin Mao	Xin You	Ren Chen	Ren Shu	Kui Si	Jia Zi	Jia Wu	Yi Chou	Yi Wei
22	Xin You	Ren Chen	Xin You	Ren Chen	Ren Shu	Kui Si	Kui Hai	Jia Wu	Yi Chou	Yi Wei	Bing Yin	Bing Shen
23	Ren Shu	Kui Si	Ren Shu	Kui Si	Kui Hai	Jia Wu	Jia Zi	Yi Wei	Bing Yin	Bing Shen	Ding Mao	Ding You
24	Kui Hai	Jia Wu	Kui Hai	Jia Wu	Jia Zi	Yi Wei	Yi Chou	Bing Shen	Ding Mao	Ding You	Wu Chen	Wu Shu
25	Jia Zi	Yi Wei	Jia Zi	Yi Wei	Yi Chou	Bing Shen	Bing Yin	Ding You	Wu Chen	Wu Shu	Ji Si	Ji Hai
26	Yi Chou	Bing Shen	Yi Chou	Bing Shen	Bing Yin	Ding You	Ding Mao	Wu Shu	Ji Si	Ji Hai	Geng Wu	Geng Zi
27	Bing Yin	Ding You	Bing Yin	Ding You	Ding Mao	Wu Shu	Wu Chen	Ji Hai	Geng Wu	Geng Zi	Xin Wei	Xin Chou
28	Ding Mao	Wu Shu	Ding Mao	Wu Shu	Wu Chen	Ji Hai	Ji Si	Geng Zi	Xin Wei	Xin Chou	Ren Shen	Ren Yin
29	Wu Chen	Ji Hai	Wu Chen	Ji Hai	Ji Si	Geng Zi	Geng Wu	Xin Chou	Ren Shen	Ren Yin	Kui You	Kui Mao
30	Ji Si		Ji Si	Geng Zi	Geng Wu	Xin Chou	Xin Wei	Ren Yin	Kui You	Kui Mao	Jia Shu	Jia Chen
31	Geng Wu		Geng Wu		Xin Wei		Ren Shen	Kui Mao		Jia Chen		Yi Si

208

2009 The Year of the Ox (Ji Chou)

Month	Pillar 1	Pillar 2	Date	Time
JAN	Jia Zi	Yi Chou	1/5	13:10
FEB	Yi Chou	Bing Yin	2/6	1:12
MAR	Bing Yin	Ding Mao	3/5	19:02
APR	Ding Mao	Wu Chen	4/4	23:49
MAY	Wu Chen	Ji Si	5/5	17:39
JUNE	Ji Si	Geng Wu	6/5	22:01
JULY	Geng Wu	Xin Wei	7/7	8:24
AUG	Xin Wei	Ren Shen	8/7	18:07
SEPT	Ren Shen	Kui You	9/7	21:18
OCT	Kui You	Jia Shu	10/8	13:15
NOV	Jia Shu	Yi Hai	11/7	15:10
DEC	Yi Hai	Bing Zi	12/7	9:03

Day	JAN	FEB	MAR	APR	MAY	JUNE	JULY	AUG	SEPT	OCT	NOV	DEC
1	Bing Wu	Ding Chou	Yi Si	Bing Zi	Bing Wu	Ding Chou	Ding Wei	Wu Yin	Ji You	Ji Mao	Geng Shu	Geng Chen
2	Ding Wei	Wu Yin	Bing Wu	Ding Chou	Ding Wei	Wu Yin	Wu Shen	Ji Mao	Geng Shu	Geng Chen	Xin Hai	Xin Si
3	Wu Shen	Ji Mao	Ding Wei	Wu Yin	Wu Shen	Ji Mao	Ji You	Geng Chen	Xin Hai	Xin Si	Ren Zi	Ren Wu
4	Ji You	Geng Chen	Wu Shen	Ji Mao	Ji You	Geng Chen	Geng Shu	Xin Si	Ren Zi	Ren Wu	Kui Chou	Kui Wei
5	Geng Shu	Xin Si	Ji You	Geng Chen	Geng Shu	Xin Si	Xin Hai	Ren Wu	Kui Chou	Kui Wei	Jia Yin	Jia Shen
6	Xin Hai	Ren Wu	Geng Shu	Xin Si	Xin Hai	Ren Wu	Ren Zi	Kui Wei	Jia Yin	Jia Shen	Yi Mao	Yi You
7	Ren Zi	Kui Wei	Xin Hai	Ren Wu	Ren Zi	Kui Wei	Kui Chou	Jia Shen	Yi Mao	Yi You	Bing Chen	Bing Shu
8	Kui Chou	Jia Shen	Ren Zi	Kui Wei	Kui Chou	Jia Shen	Jia Yin	Yi You	Bing Chen	Bing Shu	Ding Si	Ding Hai
9	Jia Yin	Yi You	Kui Chou	Jia Shen	Jia Yin	Yi You	Yi Mao	Bing Shu	Ding Si	Ding Hai	Wu Wu	Wu Zi
10	Yi Mao	Bing Shu	Jia Yin	Yi You	Yi Mao	Bing Shu	Bing Chen	Ding Hai	Wu Wu	Wu Zi	Ji Wei	Ji Chou
11	Bing Chen	Ding Hai	Yi Mao	Bing Shu	Bing Chen	Ding Hai	Ding Si	Wu Zi	Ji Wei	Ji Chou	Geng Shen	Geng Yin
12	Ding Si	Wu Zi	Bing Chen	Ding Hai	Ding Si	Wu Zi	Wu Wu	Ji Chou	Geng Shen	Geng Yin	Xin You	Xin Mao
13	Wu Wu	Ji Chou	Ding Si	Wu Zi	Wu Wu	Ji Chou	Ji Wei	Geng Yin	Xin You	Xin Mao	Ren Shu	Ren Chen
14	Ji Wei	Geng Yin	Wu Wu	Ji Chou	Ji Wei	Geng Yin	Geng Shen	Xin Mao	Ren Shu	Ren Chen	Kui Hai	Kui Si
15	Geng Shen	Xin Mao	Ji Wei	Geng Yin	Geng Shen	Xin Mao	Xin You	Ren Chen	Kui Hai	Kui Si	Jia Zi	Jia Wu
16	Xin You	Ren Chen	Geng Shen	Xin Mao	Xin You	Ren Chen	Ren Shu	Kui Si	Jia Zi	Jia Wu	Yi Chou	Yi Wei
17	Ren Shu	Kui Si	Xin You	Ren Chen	Ren Shu	Kui Si	Kui Hai	Jia Wu	Yi Chou	Yi Wei	Bing Yin	Bing Shen
18	Kui Hai	Jia Wu	Ren Shu	Kui Si	Kui Hai	Jia Wu	Jia Zi	Yi Wei	Bing Yin	Bing Shen	Ding Mao	Ding You
19	Jia Zi	Yi Wei	Kui Hai	Jia Wu	Jia Zi	Yi Wei	Yi Chou	Bing Shen	Ding Mao	Ding You	Wu Chen	Wu Shu
20	Yi Chou	Bing Shen	Jia Zi	Yi Wei	Yi Chou	Bing Shen	Bing Yin	Ding You	Wu Chen	Wu Shu	Ji Si	Ji Hai
21	Bing Yin	Ding You	Yi Chou	Bing Shen	Bing Yin	Ding You	Ding Mao	Wu Shu	Ji Si	Ji Hai	Geng Wu	Geng Zi
22	Ding Mao	Wu Shu	Bing Yin	Ding You	Ding Mao	Wu Shu	Wu Chen	Ji Hai	Geng Wu	Geng Zi	Xin Wei	Xin Chou
23	Wu Chen	Ji Hai	Ding Mao	Wu Shu	Wu Chen	Ji Hai	Ji Si	Geng Zi	Xin Wei	Xin Chou	Ren Shen	Ren Yin
24	Ji Si	Geng Zi	Wu Chen	Ji Hai	Ji Si	Geng Zi	Geng Wu	Xin Chou	Ren Shen	Ren Yin	Kui You	Kui Mao
25	Geng Wu	Xin Chou	Ji Si	Geng Zi	Geng Wu	Xin Chou	Xin Wei	Ren Yin	Kui You	Kui Mao	Jia Shu	Jia Chen
26	Xin Wei	Ren Yin	Geng Wu	Xin Chou	Xin Wei	Ren Yin	Ren Shen	Kui Mao	Jia Shu	Jia Chen	Yi Hai	Yi Si
27	Ren Shen	Kui Mao	Xin Wei	Ren Yin	Ren Shen	Kui Mao	Kui You	Jia Chen	Yi Hai	Yi Si	Bing Zi	Bing Wu
28	Kui You	Jia Chen	Ren Shen	Kui Mao	Kui You	Jia Chen	Jia Shu	Yi Si	Bing Zi	Bing Wu	Ding Chou	Ding Wei
29	Jia Shu		Kui You	Jia Chen	Jia Shu	Yi Si	Yi Hai	Bing Wu	Ding Chou	Ding Wei	Wu Yin	Wu Shen
30	Yi Hai		Jia Shu	Yi Si	Yi Hai	Bing Wu	Bing Zi	Ding Wei	Wu Yin	Wu Shen	Ji Mao	Ji You
31	Bing Zi		Yi Hai		Bing Zi		Ding Chou	Wu Shen		Ji You		Geng Shu

2010 The Year of the Tiger (Geng Yin)

Month solar-term pillar headers:

Month	Early pillar	Later pillar	Date	Time
JAN	Bing Zi	Ding Chou	1/5	19:00
FEB	Ding Chou	Wu Yin	2/4	7:01
MAR	Wu Yin	Ji Mao	3/6	0:35
APR	Ji Mao	Geng Chen	4/5	5:55
MAY	Geng Chen	Xin Si	5/5	23:29
JUNE	Xin Si	Ren Wu	6/6	3:51
JULY	Ren Wu	Kui Wei	7/7	14:14
AUG	Kui Wei	Jia Shen	8/7	23:57
SEPT	Jia Shen	Yi You	9/8	3:04
OCT	Yi You	Bing Shu	10/8	19:04
NOV	Bing Shu	Ding Hai	11/7	21:01
DEC	Ding Hai	Wu Zi	12/7	13:41

Day	JAN	FEB	MAR	APR	MAY	JUNE	JULY	AUG	SEPT	OCT	NOV	DEC
1	Xin Hai	Ren Wu	Geng Shu	Xin Si	Xin Hai	Ren Wu	Ren Zi	Kui Wei	Jia yin	Jia Shen	Yi Mao	Yi You
2	Ren Zi	Kui Wei	Xin Hai	Ren Wu	Ren Zi	Kui Wei	Kui Chou	Jia Shen	Yi Mao	Yi You	Bing Chen	Bing Shu
3	Kui Chou	Jia Shen	Ren Zi	Kui Wei	Kui Chou	Jia Shen	Jia yin	Yi You	Bing Chen	Bing Shu	Ding Si	Ding Hai
4	Jia yin	Yi You	Kui Chou	Jia Shen	Jia yin	Yi You	Yi Mao	Bing Shu	Ding Si	Ding Hai	Wu Wu	Wu Zi
5	Yi Mao	Bing Shu	Jia yin	Yi You	Yi Mao	Bing Shu	Bing Chen	Ding Hai	Wu Wu	Wu Zi	Ji Wei	Ji Chou
6	Bing Chen	Ding Hai	Yi Mao	Bing Shu	Bing Chen	Ding Hai	Ding Si	Wu Zi	Ji Wei	Ji Chou	Geng Shen	Geng Yin
7	Ding Si	Wu Zi	Bing Chen	Ding Hai	Ding Si	Wu Zi	Wu Wu	Ji Chou	Geng Shen	Geng Yin	Xin You	Xin Mao
8	Wu Wu	Ji Chou	Ding Si	Wu Zi	Wu Wu	Ji Chou	Ji Wei	Geng Yin	Xin You	Xin Mao	Ren Shu	Ren Chen
9	Ji Wei	Geng Yin	Wu Wu	Ji Chou	Ji Wei	Geng Yin	Geng Shen	Xin Mao	Ren Shu	Ren Chen	Kui Hai	Kui Si
10	Geng Shen	Xin Mao	Ji Wei	Geng Yin	Geng Shen	Xin Mao	Xin You	Ren Chen	Kui Hai	Kui Si	Jia Zi	Jia Wu
11	Xin You	Ren Chen	Geng Shen	Xin Mao	Xin You	Ren Chen	Ren Shu	Kui Si	Jia Zi	Jia Wu	Yi Chou	Yi Wei
12	Ren Shu	Kui Si	Xin You	Ren Chen	Ren Shu	Kui Si	Kui Hai	Jia Wu	Yi Chou	Yi Wei	Bing Yin	Bing Shen
13	Kui Hai	Jia Wu	Ren Shu	Kui Si	Kui Hai	Jia Wu	Jia Zi	Yi Wei	Bing Yin	Bing Shen	Ding Mao	Ding You
14	Jia Zi	Yi Wei	Kui Hai	Jia Wu	Jia Zi	Yi Wei	Yi Chou	Bing Shen	Ding Mao	Ding You	Wu Chen	Wu Shu
15	Yi Chou	Bing Shen	Jia Zi	Yi Wei	Yi Chou	Bing Shen	Bing Yin	Ding You	Wu Chen	Wu Shu	Ji Si	Ji Hai
16	Bing Yin	Ding You	Yi Chou	Bing Shen	Bing Yin	Ding You	Ding Mao	Wu Shu	Ji Si	Ji Hai	Geng Wu	Geng Zi
17	Ding Mao	Wu Shu	Bing Yin	Ding You	Ding Mao	Wu Shu	Wu Chen	Ji Hai	Geng Wu	Geng Zi	Xin Wei	Xin Chou
18	Wu Chen	Ji Hai	Ding Mao	Wu Shu	Wu Chen	Ji Hai	Ji Si	Geng Zi	Xin Wei	Xin Chou	Ren Shen	Ren Yin
19	Ji Si	Geng Zi	Wu Chen	Ji Hai	Ji Si	Geng Zi	Geng Wu	Xin Chou	Ren Shen	Ren Yin	Kui You	Kui Mao
20	Geng Wu	Xin Chou	Ji Si	Geng Zi	Geng Wu	Xin Chou	Xin Wei	Ren Yin	Kui You	Kui Mao	Jia Shu	Jia Chen
21	Xin Wei	Ren Yin	Geng Wu	Xin Chou	Xin Wei	Ren Yin	Ren Shen	Kui Mao	Jia Shu	Jia Chen	Yi Hai	Yi Si
22	Ren Shen	Kui Mao	Xin Wei	Ren Yin	Ren Shen	Kui Mao	Kui You	Jia Chen	Yi Hai	Yi Si	Bing Zi	Bing Wu
23	Kui You	Jia Chen	Ren Shen	Kui Mao	Kui You	Jia Chen	Jia Shu	Yi Si	Bing Zi	Bing Wu	Ding Chou	Ding Wei
24	Jia Shu	Yi Si	Kui You	Jia Chen	Jia Shu	Yi Si	Yi Hai	Bing Wu	Ding Chou	Ding Wei	Wu Yin	Wu Shen
25	Yi Hai	Bing Wu	Jia Shu	Yi Si	Yi Hai	Bing Wu	Bing Zi	Ding Wei	Wu Yin	Wu Shen	Ji Mao	Ji You
26	Bing Zi	Ding Wei	Yi Hai	Bing Wu	Bing Zi	Ding Wei	Ding Chou	Wu Shen	Ji Mao	Ji You	Geng Chen	Geng Shu
27	Ding Chou	Wu Shen	Bing Zi	Ding Wei	Ding Chou	Wu Shen	Wu Yin	Ji You	Geng Chen	Geng Shu	Xin Si	Xin Hai
28	Wu Yin	Ji You	Ding Chou	Wu Shen	Wu Yin	Ji You	Ji Mao	Geng Shu	Xin Si	Xin Hai	Ren Wu	Ren Zi
29	Ji Mao		Wu Yin	Ji You	Ji Mao	Geng Shu	Geng Chen	Xin Hai	Ren Wu	Ren Zi	Kui Wei	Kui Chou
30	Geng Chen		Ji Mao	Geng Shu	Geng Chen	Xin Hai	Xin Si	Ren Zi	Kui Wei	Kui Chou	Jia Shen	Jia yin
31	Xin Si		Geng Chen		Xin Si		Ren Wu	Kui Chou		Jia yin		Yi Mao

2011 The Year of the Rabbit (Xin Mao)

	JAN	FEB	MAR	APR	MAY	JUNE	JULY	AUG	SEPT	OCT	NOV	DEC
1	Bing Chen	Ding Hai	Yi Mao	Bing Shu	Bing Chen	Ding Hai	Ding Si	Wu Zi	Ji Wei	Ji Chou	Geng Shen	Geng Yin
2	Ding Si	Wu Zi	Bing Chen	Ding Hai	Ding Si	Wu Zi	Wu Wu	Ji Chou	Geng Shen	Geng Yin	Xin You	Xin Mao
3	Wu Wu	Ji Chou	Ding Si	Wu Zi	Wu Wu	Ji Chou	Ji Wei	Geng Yin	Xin You	Xin Mao	Ren Shu	Ren Chen
4	Ji Wei	Geng Yin	Wu Wu	Ji Chou	Ji Wei	Geng Yin	Geng Shen	Xin Mao	Ren Shu	Ren Chen	Kui Hai	Kui Si
5	Geng Shen	Xin Mao	Ji Wei	Geng Yin	Geng Shen	Xin Mao	Xin You	Ren Chen	Kui Hai	Kui Si	Jia Zi	Jia Wu
6	Xin You	Ren Chen	Geng Shen	Xin Mao	Xin You	Ren Chen	Ren Shu	Kui Si	Jia Zi	Jia Wu	Yi Chou	Yi Wei
7	Ren Shu	Kui Si	Xin You	Ren Chen	Ren Shu	Kui Si	Kui Hai	Jia Wu	Yi Chou	Yi Wei	Bing Yin	Bing Shen
8	Kui Hai	Jia Wu	Ren Shu	Kui Si	Kui Hai	Jia Wu	Jia Zi	Yi Wei	Bing Yin	Bing Shen	Ding Mao	Ding You
9	Jia Zi	Yi Wei	Kui Hai	Jia Wu	Jia Zi	Yi Wei	Yi Chou	Bing Shen	Ding Mao	Ding You	Wu Chen	Wu Shu
10	Yi Chou	Bing Shen	Jia Zi	Yi Wei	Yi Chou	Bing Shen	Bing Yin	Ding You	Wu Chen	Wu Shu	Ji Si	Ji Hai
11	Bing Yin	Ding You	Yi Chou	Bing Shen	Bing Yin	Ding You	Ding Mao	Wu Shu	Ji Si	Ji Hai	Geng Wu	Geng Zi
12	Ding Mao	Wu Shu	Bing Yin	Ding You	Ding Mao	Wu Shu	Wu Chen	Ji Hai	Geng Wu	Geng Zi	Xin Wei	Xin Chou
13	Wu Chen	Ji Hai	Ding Mao	Wu Shu	Wu Chen	Ji Hai	Ji Si	Geng Zi	Xin Wei	Xin Chou	Ren Shen	Ren Yin
14	Ji Si	Geng Zi	Wu Chen	Ji Hai	Ji Si	Geng Zi	Geng Wu	Xin Chou	Ren Shen	Ren Yin	Kui You	Kui Mao
15	Geng Wu	Xin Chou	Ji Si	Geng Zi	Geng Wu	Xin Chou	Xin Wei	Ren Yin	Kui You	Kui Mao	Jia Shu	Jia Chen
16	Xin Wei	Ren Yin	Geng Wu	Xin Chou	Xin Wei	Ren Yin	Ren Shen	Kui Mao	Jia Shu	Jia Chen	Yi Hai	Yi Si
17	Ren Shen	Kui Mao	Xin Wei	Ren Yin	Ren Shen	Kui Mao	Kui You	Jia Chen	Yi Hai	Yi Si	Bing Zi	Bing Wu
18	Kui You	Jia Chen	Ren Shen	Kui Mao	Kui You	Jia Chen	Jia Shu	Yi Si	Bing Zi	Bing Wu	Ding Chou	Ding Wei
19	Jia Shu	Yi Si	Kui You	Jia Chen	Jia Shu	Yi Si	Yi Hai	Bing Wu	Ding Chou	Ding Wei	Wu Yin	Wu Shen
20	Yi Hai	Bing Wu	Jia Shu	Yi Si	Yi Hai	Bing Wu	Bing Zi	Ding Wei	Wu Yin	Wu Shen	Ji Mao	Ji You
21	Bing Zi	Ding Wei	Yi Hai	Bing Wu	Bing Zi	Ding Wei	Ding Chou	Wu Shen	Ji Mao	Ji You	Geng Chen	Geng Shu
22	Ding Chou	Wu Shen	Bing Zi	Ding Wei	Ding Chou	Wu Shen	Wu Yin	Ji You	Geng Chen	Geng Shu	Xin Si	Xin Hai
23	Wu Yin	Ji You	Ding Chou	Wu Shen	Wu Yin	Ji You	Ji Mao	Geng Shu	Xin Si	Xin Hai	Ren Wu	Ren Zi
24	Ji Mao	Geng Shu	Wu Yin	Ji You	Ji Mao	Geng Shu	Geng Chen	Xin Hai	Ren Wu	Ren Zi	Kui Wei	Kui Chou
25	Geng Chen	Xin Hai	Ji Mao	Geng Shu	Geng Chen	Xin Hai	Xin Si	Ren Zi	Kui Wei	Kui Chou	Jia Shen	Jia Yin
26	Xin Si	Ren Zi	Geng Chen	Xin Hai	Xin Si	Ren Zi	Ren Wu	Kui Chou	Jia Shen	Jia Yin	Yi You	Yi Mao
27	Ren Wu	Kui Chou	Xin Si	Ren Zi	Ren Wu	Kui Chou	Kui Wei	Jia Yin	Yi You	Yi Mao	Bing Shu	Bing Chen
28	Kui Wei	Jia Yin	Ren Wu	Kui Chou	Kui Wei	Jia Yin	Jia Shen	Yi Mao	Bing Shu	Bing Chen	Ding Hai	Ding Si
29	Jia Shen		Kui Wei	Jia Yin	Jia Shen	Yi Mao	Yi You	Bing Chen	Ding Hai	Ding Si	Wu Zi	Wu Wu
30	Yi You		Jia Shen	Yi Mao	Yi You	Bing Chen	Bing Shu	Ding Si	Wu Zi	Wu Wu	Ji Chou	Ji Wei
31	Bing Shu		Yi You		Bing Shu		Ding Hai	Wu Wu		Ji Wei		Geng Shen

Index

B

Bagua, 18, 25, 26, 30, 74, 79, 80, 85, 87, 96, 108, 111, 114, 116, 119
Bing, 31, 32, 33, 41, 47, 48, 51, 58, 59, 60, 61, 62, 66, 68, 97, 108
binomial, 31, 33, 34, 35, 37, 39, 40, 41, 45, 66, 67, 105
branch pairs, 49

C

Chen, 18, 33, 34, 43, 47, 49, 50, 52, 58, 60, 63, 66, 69, 111, 119
Chia, 31, 32
Chien, 18, 114
Chou, 33, 34, 39, 40, 43, 47, 48, 49, 50, 52, 59, 60, 66, 111
clash, 47, 51, 52, 105

D

Day Master, 44, 54, 55, 57, 58, 59, 60, 61, 62, 63, 69, 90, 91, 96, 99
Ding, 31, 32, 33, 34, 39, 40, 41, 42, 44, 47, 48, 58, 60, 62, 63, 66, 69, 96, 97, 108

E

Earth, 3, 4, 5, 6, 7, 9, 10, 11, 29, 31, 32, 33, 34, 43, 44, 46, 47, 48, 49, 51, 54, 57, 58, 59, 60, 62, 63, 65, 66, 67, 68, 69, 70, 71, 85, 88, 89, 90, 91, 92, 93, 94, 98, 100, 101, 103, 104, 105, 109, 110, 111
Earth Completeness, 58, 60
earth energy, ix, 6, 13, 25, 28, 29, 51, 60, 70, 88, 92, 106, 109, 110
earthly branches, 31, 33, 34, 41, 66, 108, 114, 116, 119
Eastern Group, 73, 82

Eight Houses, 6, 71, 72, 82, 83, 84, 85, 88, 89
energy movement, 7, 9, 12, 46, 53, 64
Evil, 74

F

Fire, 3, 4, 5, 7, 9, 10, 11, 29, 31, 32, 33, 34, 43, 44, 46, 47, 48, 49, 50, 52, 54, 57, 58, 59, 60, 61, 62, 63, 66, 67, 68, 69, 82, 88, 89, 90, 91, 92, 93, 94, 96, 97, 100, 101, 103, 105, 106, 107, 108, 109
Fire Completeness, 58, 59
Four Pillars, ix, 2, 6, 28, 29, 30, 31, 34, 35, 43, 46, 48, 53, 67, 69, 82, 83, 84, 85, 88, 89, 90, 104
friction, 45, 47, 52, 53, 105

G

Geng, 31, 32, 33, 34, 39, 40, 41, 42, 44, 47, 58, 60, 62, 63, 69, 98, 104, 114
Good Luck, 22, 23, 24, 29, 30, 74, 79
grantor, 7, 10, 43, 44, 45, 46, 54, 59, 61, 62, 63, 67, 93, 94, 100, 103, 105, 106
Grantor Dominion, 61, 62
Group A, 43, 44, 54, 69, 100, 103
Group B, 43, 100, 101, 103
Gui, 32

H

Hai, 34, 43, 48, 49, 50, 52, 58, 59, 60, 62, 66, 80, 116
Harm, 74
Health, 74, 79, 95
heaven energy, 6, 30, 64, 66, 67, 104, 105

Heaven-Human-Earth Energy
  Alignment List, 54
heavenly stems, 31, 33, 41, 96, 111,
  114, 116, 119
House Gua, 74, 88
Hsin, 32
human energy, ix, 6, 14, 28, 29, 53,
  54

I

Illusion, 74, 79

J

Ji, 31, 32, 33, 47, 51, 59, 60, 62, 98,
  104, 111
Jia, 31, 32, 33, 34, 47, 49, 53, 58, 59,
  61, 66, 97, 119

K

Kan, 18, 30, 116
Ken, 18, 111
Keng, 32
kin, 9, 10, 45, 54, 61, 62
Kui, 58
Kun, 18, 111

L

Li, 18, 44, 108, 120
Life, 57, 74, 79, 81, 90
lunar hour, 31, 34, 35, 37, 42, 51, 72,
  73

M

Mao, 33, 34, 42, 48, 49, 50, 52, 58,
  59, 61, 63, 66, 95, 119
Metal, 3, 4, 5, 7, 9, 10, 11, 29, 31, 32,
  33, 34, 42, 44, 45, 46, 47, 48, 49,
  50, 52, 54, 58, 59, 60, 61, 62, 63,
  66, 67, 68, 87, 89, 91, 92, 93, 98,
  100, 102, 103, 104, 105, 112, 113,
  114

Metal Completeness, 58, 59
Ming Gua, 72, 73, 74, 81, 89
Mitigation, 8, 9, 103
mountain direction, 71, 72, 74, 82

N

natal chart, 28, 35, 43, 47, 48, 51, 52,
  53, 54, 55, 67, 84, 105
natal energy, ix, x, 6, 28, 29, 40, 42,
  45, 55, 64, 65, 82, 90, 99, 103

O

offspring, 7, 9, 10, 45, 46, 54, 58, 59,
  61, 62
Offspring Dominion, 58, 61, 62
outcome element, 47, 49, 50

P

Pillar Calendar, 32, 34, 35, 37, 43, 48,
  51, 57, 66, 68, 121
preliminary energy calculation, 42

Q

quartet, 47, 51, 60
Qui, 32

R

Ren, 58
ruler, 7, 8, 9, 11, 45, 46, 47, 51, 54,
  58, 59, 60, 61, 62, 63, 103
Ruler Dominion, 58, 61, 62

S

season change, 3, 48
seasonal modifications, 45, 50, 53
Self, 44, 58, 59, 61, 62, 97
Sha Chi, 25, 70
Shen, 26, 34, 41, 42, 43, 44, 45, 46,
  47, 49, 50, 52, 58, 59, 60, 66, 69,
  114
Shen Chi, 26

Shu, 34, 39, 40, 43, 47, 49, 52, 58, 60,
62, 63, 66, 111
Si, 5, 33, 34, 43, 48, 49, 50, 52, 58,
59, 60, 62, 63, 66, 91, 104, 105,
108
Sickness, 74, 80, 92, 93, 112, 117
special groups, 45, 58, 67, 107, 109,
112, 114
SSSPA, 65
Ssu, 33
stem pairs, 47, 48
subordinate, 7, 8, 9, 11, 45, 46, 47, 51,
52, 54, 58, 61, 62
Subordinate Dominion, 58, 61
Sun, 5, 12, 18, 33, 97, 106, 108, 119

T

Tai Chi, 3, 54
The Circle of Controlling, 7
The Circle of Nourishing, 7
The Current Energy Checklist, 99,
100
The Energy Requirement Chart, 54,
55, 57, 58, 69, 100, 106, 107, 109,
114
The Hour Binomial Chart, 40, 41
timing, 2, 27, 28, 66, 67, 90, 110, 112
Transformation Dominion, 58, 63
Trio Union, 49, 50, 58
Trios, 47, 50, 53, 58
Tui, 18, 114
Tzu, 33

V

Vigor, 74, 79, 81

W

Water, 2, 3, 4, 5, 7, 9, 10, 11, 13, 14,
15, 17, 19, 20, 21, 29, 31, 32, 33,
34, 42, 43, 44, 46, 47, 48, 49, 50,
52, 54, 55, 57, 58, 59, 60, 61, 62,
63, 65, 66, 67, 68, 69, 71, 87, 89,
91, 92, 93, 94, 99, 100, 101, 102,
103, 105, 107, 114, 115, 116
Water Completeness, 58, 60
Wei, 33, 34, 41, 42, 43, 44, 47, 49, 50,
52, 58, 59, 60, 66, 69, 79, 111
Western Group, 73, 82
Wood, 3, 4, 5, 7, 9, 10, 11, 29, 31, 32,
33, 34, 42, 43, 44, 46, 47, 48, 49,
50, 52, 53, 54, 57, 58, 59, 60, 61,
62, 63, 66, 67, 68, 69, 82, 87, 89,
91, 92, 93, 97, 100, 103, 104, 105,
116, 117, 118, 119
Wood Completeness, 58, 59
Worksheet, 34, 36, 40, 41, 43, 46, 50,
53
Wu, 31, 32, 33, 34, 43, 47, 48, 49, 50,
51, 52, 58, 59, 61, 62, 63, 66, 69,
79, 91, 98, 108, 111
Wuu, 33

X

Xin, 31, 32, 33, 34, 47, 48, 58, 59, 60,
62, 98, 104, 114

Y

Yang, 2, 3, 4, 12, 14, 18, 19, 23, 26,
29, 31, 32, 33, 34, 47, 51, 54, 55,
70, 81, 83, 92, 93, 94, 95, 96, 97,
98, 99, 108, 110, 116, 120
Yi, 31, 32, 33, 47, 49, 57, 58, 59, 60,
61, 62, 66, 79, 97, 119, 120
Yin, 2, 3, 4, 12, 18, 19, 26, 29, 31, 32,
33, 34, 40, 43, 47, 48, 49, 51, 52,
54, 55, 58, 59, 62, 66, 70, 72, 82,
92, 93, 95, 96, 97, 98, 99, 108, 110,
114, 116, 119
You, 2, 34, 41, 42, 44, 46, 47, 49, 50,
52, 58, 59, 62, 66, 69, 74, 79, 81,
85, 89, 96, 113, 114

Z

Zi, 31, 33, 34, 41, 42, 44, 48, 49, 50,
52, 58, 60, 62, 66, 69, 105, 116

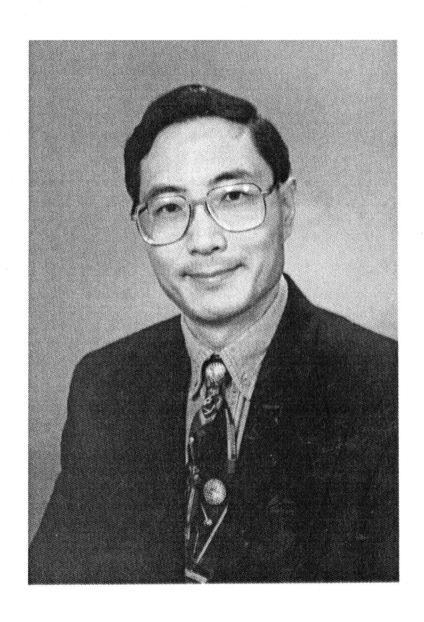

About the Author

Dr. Paul Yan was born and raised in China. After graduating from high school, he earned his diploma at Shanghai Medical College and received years of training in traditional medical and hospital environments and clinics in China. In America, Dr. Yan has a bachelor of science degree at Southeastern University and a doctorate at Nova College International. He is a registered naturopathic doctor and a Chinese herbal specialist in the Washington, D.C. area.

As the director and master instructor of **Yan's Professional Feng Shui Institute** in Fairfax County, Virginia, he has offered year-round training and life teaching to students since 1996. Out-of-state and foreign students can take a correspondence course or join workshops available in NC and New York. Dr. Yan began learning Feng Shui and the Eastern astrological systems when he was a teenager. After thirty-two years of research and practice in the field, his commitment to his work continues to grow. His experience has proven that the correlation between success and good Feng Shui alignment is profound. Drawing on his far-reaching family background in this field and and three decades of life experience, Dr. Yan has put the highest quality, most reliable information into the certification course that he offers. He has lectured at many major events, including *The Family Therapy Network Symposium* in Washington, D.C., (1999) and *The Summit of the Masters 2000* in Santa Fe, New Mexico (2000). He has been a featured speaker reguarding Feng Shui and Holistic Medicine on television (Maryland and Virginia) and radio (WBAI, New York). The **Washington Post** has referred to Dr. Yan as "one of the most famous Feng Shui specialists" (04/23/1996). He is the author of *Name and Destiny & How Can Everybody Improve It? (1996), Feng Shui 101 — A Comprehensive Guide to Different Feng Shui Styles (manual, 1999),* co-author of *Feng Shui From Insight to Action (2002),* and *East-West Survivors' Kit (2002).*

To contact Dr. Paul Yan: Web Site: www.fengshuicertification.com Email: DrYan8889@aol.com. Office Address: 7297-B Lee Highway, Falls Church, VA 22042, USA. Tel. 1-888-288-4170 or 703-237-6988. Natal energy analysis CD is available.

Printed in the United States
19799LVS00006B/46-54